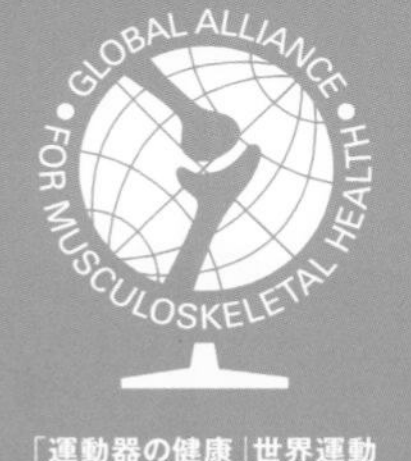

理学療法士のための

学校における 運動器疾患・障害予防教育マニュアル

認定スクールトレーナーの活動の手引き

| 監修 | 公益財団法人 **運動器の健康・日本協会** | 協力 | 公益社団法人 **日本理学療法士協会**

| 編集 | 武藤芳照　内尾祐司　稲垣克記　高橋敏明　吉井智晴　大工谷新一

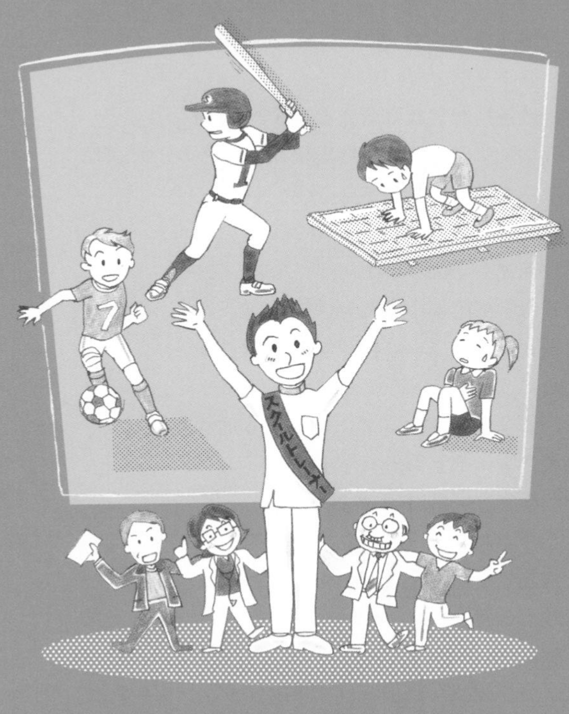

南江堂

執筆者一覧

■監　修

公益財団法人　運動器の健康・日本協会

■協　力

公益社団法人　日本理学療法士協会

■編　集

武藤　芳照　東京健康リハビリテーション総合研究所 所長／東京大学 名誉教授
内尾　祐司　島根大学医学部整形外科学 教授
稲垣　克記　昭和大学医学部整形外科学 客員教授
高橋　敏明　運動器の健康・日本協会学校保健委員会 委員長
吉井　智晴　東京医療学院大学保健医療学部 教授
大工谷新一　北陸大学医療保健学部 教授

■執　筆（執筆順）

内尾　祐司　島根大学医学部整形外科学 教授
衞藤　隆　東京大学 名誉教授
弓倉　整　日本学校保健会 専務理事／弓倉医院 院長
武藤　芳照　東京健康リハビリテーション総合研究所 所長／東京大学 名誉教授
高橋　敏明　運動器の健康・日本協会学校保健委員会 委員長
山中　龍宏　緑園こどもクリニック 院長
北村　光司　産業技術総合研究所 情報・人間工学領域 主任研究員
村井　伸子　全国養護教諭連絡協議会 顧問
望月浩一郎　パークス法律事務所 弁護士
安部　孝文　島根大学地域包括ケア教育研究センター 講師
鎌田　真光　東京大学大学院医学系研究科健康教育・社会学分野 講師
田中　千晶　東京家政学院大学人間栄養学部 教授
渡辺　哲司　文部科学省初等中等教育局 教科書調査官（体育）
三戸　和昭　北海道学校保健会 理事／清田小児科医院 院長
礒谷　由希　東京大学教育学部附属中等教育学校 養護教諭
米原　裕美　東京大学教育学部附属中等教育学校 養護教諭
森原　徹　丸太町リハビリテーションクリニック 院長
松井　知之　丸太町リハビリテーションクリニック 主席課長
渡辺　航太　慶應義塾大学医学部整形外科学 准教授
稲垣　克記　昭和大学医学部整形外科学 客員教授
佐藤　義文　札幌渓仁会リハビリテーション病院リハビリテーション部 部長
松浦　哲也　徳島大学病院リハビリテーション部 教授
渡邊　幹彦　東京城南整形外科
石井　斉　東京城南整形外科
鬼木　泰成　リハビリテーション・スポーツメディカルセンター熊本回生会病院 院長

立入　久和　たちいり整形外科 院長
吉井　智晴　東京医療学院大学保健医療学部 教授
大工谷新一　北陸大学医療保健学部 教授
坂本　雅昭　高崎健康福祉大学保健医療学部 理学療法学科 教授
中川　和昌　高崎健康福祉大学保健医療学部 理学療法学科 教授
菊山　直幸　日本中学校体育連盟 参与
櫻井　康史　晴海パートナーズ法律事務所 弁護士
板倉　尚子　東京都理学療法士協会スポーツ局 局長
鈴木　享之　東京都理学療法士協会スポーツ局 次長
中山　恭秀　東京慈恵会医科大学医学部医学科リハビリテーション医学講座 准教授
丸毛　啓史　東京慈恵会医科大学 特命教授
飯森　乃愛　中野区立南中野中学校 教諭
齊藤　光司　中野区教育委員会 指導室長
花井　大輔　中野区教育委員会 指導主事
三上　容司　横浜労災病院 院長
岩橋　輝明　東御市民病院 院長
岡田　真平　身体教育医学研究所 所長
田名部和裕　運動器の健康・日本協会 事務局長
門脇　　俊　島根大学医学部整形外科学 助教
西　　英明　雲南市立病院 院長
北湯口　純　身体教育医学研究所うんなん 副所長
浅見　豊子　佐賀大学医学部附属病院リハビリテーション科 診療教授
半田　秀一　身体教育医学研究所 研究部長
浦邉　幸夫　広島大学大学院医系科学研究科スポーツリハビリテーション学 教授
小宮　　諒　広島大学大学院医系科学研究科スポーツリハビリテーション学 助教
加藤　知生　横浜桐蔭大学スポーツ科学部 教授
加藤　弘貴　佐久平総合リハビリセンター 代表理事
小林　諭史　健康福祉広域支援協会

■表紙イラスト・カット

久保谷智子

■作成協力

芦田由可里　東京健康リハビリテーション総合研究所
山本　久子　東京健康リハビリテーション総合研究所
小川　　誠　東京健康リハビリテーション総合研究所
棟石　理実　東京健康リハビリテーション総合研究所

監修の言葉

少子高齢化が急速に進行するわが国においては，すべての世代の国民が運動器の健康を維持しながら自ら動き，社会参加をすることが社会の活力を維持するためにも極めて重要です．公益財団法人 運動器の健康・日本協会はその前身の「骨と関節の10年」日本委員会として2000年に発足して以来，運動器の健康・日本賞などの顕彰事業，季刊誌「Moving」発刊などの広報事業，成長期のスポーツ外傷予防啓発，脆弱性骨折予防・運動器外傷の救急医療，運動器疼痛対策など，全世代の国民の運動器の健康増進に資するさまざまな取り組みを行ってきました．

2014年に学校保健安全法施行規則の一部改正があり，2016年4月から学校での運動器検診が開始されました．児童生徒等の運動器には，運動不足に伴う運動能力の低下と，運動過多によるスポーツ外傷・障害という二極化した問題があります．児童生徒等のこれらの運動器の問題を，運動器検診などを通じて早期に発見し，運動器の専門家による適切な予防・治療につなげ，ひいては将来の社会を支える子どもの運動器の健康向上に資する取り組みを進める必要があります．

当協会は運動器医療・リハビリテーションに携わる理学療法士が学校現場で，学校医や整形外科医とも連携・協力をしながら地域一体となって児童生徒等の運動器に関する予防教育活動に従事する「認定スクールトレーナー制度」の構築を進めてきました．本制度は2023年には全国でモデル事業が行われ，2024年には内閣府公益認定等委員会において公益事業と認定され，同年に第1回目の養成講習会および認定試験を計画するなど，制度として本格的に始動することになりました．

理学療法士の方々が認定スクールトレーナーとして学校や地域の現場で活動するために役立てていただく手引きとして本書を刊行いたします．学校保健・学校健診，児童生徒等の運動器の健康，運動器検診，運動器疾患と障害の予防・診断・治療，理学療法士による学校保健における取り組みの5つの大項目を掲げ，それぞれ細項目を網羅的に設けて，各項目の現状と課題などを，医療，教育，法曹など各分野のエキスパートの方々が図表も用いながらわかりやすく解説する大変有意義な内容になっています．理学療法士をはじめとする小児の運動器の健康に携わるすべての方々に是非お読みいただければと思います．

本書を制作・刊行するにあたり，企画・編集に多大なるご尽力そしてご協力をいただいた当協会の皆様，公益社団法人 日本理学療法士協会をはじめとする関係各領域の皆様，編集作業を丁寧に進めていただいた株式会社南江堂の皆様に心より感謝を申し上げます．

令和6（2024）年5月

公益財団法人 運動器の健康・日本協会　理事長/慶應義塾大学病院　病院長
松本守雄

発刊に寄せて

公益財団法人 運動器の健康・日本協会（松本守雄理事長）監修による『理学療法士のための学校における運動器疾患・障害 予防教育マニュアル―認定スクールトレーナーの活動の手引き』の発刊について，公益社団法人 日本理学療法士協会を代表してお祝い申し上げます．また，私ども日本理学療法士協会が協力する機会をいただきましたこと御礼を申し上げます．

本書籍は，今年からはじまる「認定スクールトレーナー養成講習会」の参考書として活用されることが大いに期待されます．この講習会は，20年の年月をかけて運動器の健康・日本協会で構築された「認定スクールトレーナー制度」の肝になるものと理解しています．「認定スクールトレーナー制度」は，児童生徒等の運動器の健康増進と健全な成長・発達に寄与する担い手となる理学療法士の育成が目的であり，将来，全国の幼稚園，小学校，中学校，高等学校，特別支援学校4万6千あまりにスクールトレーナー®として理学療法士を配置し，約1,400万人の児童生徒等の運動器の健康を推進，心身の健全育成を図る事業を実践すると聞いています．本会としても，学校保健や予防の観点での理学療法士の社会実学・実装モデルと位置づけ，本制度に積極的に参画することをお約束しているところです．また，モデル事業を担った都道府県理学療法士会や会員から寄せられる声も日に日に増しているところです．

そうした機運の高まる中，本書籍の発刊はまさに機をとらえたものであります．5つの章（CHAPTER）と巻末資料で構成され，各章は，「Ⅰ．学校保健と学校健診の現状と課題」，「Ⅱ．児童生徒等の運動器の健康課題」，「Ⅲ．学校健診における運動器検診の現状と課題」，「Ⅳ．児童生徒等によく見られる主な運動器疾患・障害の診断・治療と予防のポイント」，「Ⅴ．理学療法士による学校での児童生徒等への運動器疾患・障害の予防教育の実践」という内容で，それぞれ4項目，6項目，5項目，5項目，7項目で構成されています．「Ⅴ．理学療法士による学校での児童生徒等への運動器疾患・障害の予防教育の実践」には11の予防教育の実践モデル事例が掲載されています．また14のコラムが織り交ぜられ，11の巻末資料が収載されています．今を彩る53名の執筆者による，約250ページのテキストの編集にあたられた6名の先生に敬意を表したいと思います．

最後に，児童生徒等の運動器の健康増進と運動器疾患・障害の予防に関わる教育・啓発や保健指導の支援・協力を行い，児童生徒等の心身の健全な成長・発達に寄与する担い手としての理学療法士のキャリアを形成する上で必携の1冊として，また，形式知と経験知で構成された「手引き書」が多くの理学療法士の手元に届くことを期待したいと思います．

むすびに，今回の発刊が児童生徒等の明るい未来につながることを祈念して，発刊に寄せた言葉を終わります．

令和6（2024）年5月

公益社団法人 日本理学療法士協会　会長
斉藤秀之

序　文

「運動器の10年」日本委員会（公益財団法人 運動器の健康・日本協会の前身）が，杉岡洋一委員長（当時）の下，「国の規則の1行を変えよう！」とのスローガンを掲げて，総力を挙げて取り組んだのが，日本委員会の3つの目標の1つ「運動器疾患・障害の早期発見と予防体制の確立」に関わり，「小児の運動機能障害，スポーツ障害」（世界運動の重点項目の1つ）であった．全国10地域（北海道，京都府，徳島県，島根県，新潟県，宮崎県，愛媛県，埼玉県，熊本県，大分県）での10年に及ぶ調査研究成果を基盤に，国の関係各所にさまざまな働きかけを積み重ね，2014年4月30日，「学校保健安全法施行規則の一部改正等について（通知）」（文部科学省/久保公人スポーツ・青少年局長）が，各都道府県知事等に発出された．

その切所は，2012年11月19日の文部科学省「今後の健康診断の在り方等に関する検討会」（有識者会議）であった．武藤芳照（東京大学教授，当時）と内尾祐司（島根大学教授）が，参考人として招かれ，学校健康診断における運動器検診の必要性とその期待される効果等について説明すると共に，各委員からの数多くの質問に対応した．その質疑応答の中で，児童生徒等への予防教育の一環として，当協会が「スクールトレーナー」の構想を有していることを，はじめて学校保健の関係者に披歴した．

そして，時は流れ，実際に「認定スクールトレーナー制度」が構築され，2024年8月に初の養成講習会が開催される運びとなり，それに先んじて本書が上梓されることになったのは，誠に喜ばしいと感じている．

大きな事業の成功には，「天地人」が大切とされる．すなわち，天の時，地の利，人の和が重なって，初めて計画したことが，うまく形を成す．「スクールトレーナー」の名称が特許庁の登録商標として認定されたのは，2013年3月．その後，いろいろ紆余曲折があったが，歴代の委員長・理事長（2000年より，初代：黒川髙秀氏，第2代：杉岡洋一氏，第3代：山本博司氏，第4代：河合伸也氏，第5代：岩本幸英氏，第6代：丸毛啓史氏，第7代・現在：松本守雄氏）以下関係者の熱意とたゆまぬ尽力とにより，今，その名称が形をなし機能を発揮することができる時を迎えたように思う．

少子高齢化がますます進展する日本であるが，いつの時代も，「子どもは国の宝」である．その子どもたちが，「動く喜び 動ける幸せ」を，生涯にわたって体感・実践できる社会となるように，本書が役立てば幸いである．

最後に，この事業に長年献身的に支援し続けていただいた田名部和裕事務局長他，事務局の方々，そして本書刊行に当たって緻密な作業を丁寧にこなしていただいた（株）南江堂の編集部・制作部の皆様他，ご協力いただいたすべての関係者に，厚く御礼申し上げます．

令和6（2024）年5月

編集代表　武藤芳照，内尾祐司

CONTENTS

CHAPTER Ⅰ

学校保健と学校健診の現状と課題 001

01 学校健診における運動器検診導入の経緯と意義・目的 …… 内尾祐司 002
02 学校保健の組織・体制と現状の課題 …… 衞藤 隆 007
03 学校医とは，その役割と課題 …… 弓倉 整 014
COLUMN 01 学校の「三師」とは 武藤芳照 019
04 児童生徒等の運動器疾患・障害の実態と予防の必要性 …… 高橋敏明 020
COLUMN 02 健診と検診 武藤芳照 025

CHAPTER Ⅱ

児童生徒等の運動器の健康課題 027

01 学校医から見た児童生徒等の運動器の健康課題 …… 山中龍宏，北村光司 028
02 保健室から見た児童生徒等の運動器の健康課題 …… 村井伸子 033
03 弁護士から見た児童生徒等の運動器の健康課題 …… 望月浩一郎 038
COLUMN 03 運動器と運動器具 武藤芳照 042
04 世界との比較から見た日本の児童生徒等の運動器の健康課題 …… 安部孝文，鎌田真光 043
05 子どもの身体活動促進に関する世界の動向と日本の現状 …… 田中千晶，渡辺哲司 048
COLUMN 04 略称の ScT 武藤芳照 052
06 児童生徒等の骨折の実態 …… 高橋敏明 053

CHAPTER Ⅲ

学校健診における運動器検診の現状と課題 061

01 学校健診の方法・内容と課題─学校医の立場から …… 三戸和昭 062
02 学校健診の方法・内容と課題─養護教諭の立場から …… 礒谷由希，米原裕美 066
COLUMN 05 学校健診時の衣服 武藤芳照 069
03 学校健診における運動器検診の事後措置と予防教育 …… 高橋敏明 070
COLUMN 06 疲労骨折の心理的背景 武藤芳照 077
04 運動器検診の質を高めるために─上肢・下肢の異常 …… 森原 徹，松井知之 078
05 運動器検診の質を高めるために─脊柱の異常 …… 渡辺航太 083

CHAPTER Ⅳ

児童生徒等によく見られる 主な運動器疾患・障害の診断・治療と予防のポイント 087

01 児童生徒等のスポーツ外傷・障害の動向と予防 …… 稲垣克記 088

COLUMN 07 知っておきたい「スポーツ基本法」 佐藤義文 090

02 スポーツ外傷・障害の予防―上肢 …… 松浦哲也 094

03 スポーツ外傷・障害の予防―体幹 …… 渡邊幹彦，石井 斉 100

04 スポーツ外傷・障害の予防―下肢 …… 鬼木泰成 106

05 いわゆる「運動器機能不全」 …… 立入久和 115

COLUMN 08 知っておきたい「こども基本法」 佐藤義文 119

CHAPTER Ⅴ

理学療法士による学校での児童生徒等への 運動器疾患・障害の予防教育の実践 121

01 理学療法士の現状と社会的使命 …… 吉井智晴 122

COLUMN 09 理学療法士と作業療法士 武藤芳照 128

02 日本理学療法士協会における学校保健への参画のとりくみの現状と課題 …… 大工谷新一 129

03 理学療法士による児童生徒等へのスポーツ外傷・障害の予防教育の基本 …… 坂本雅昭，中川和昌 134

COLUMN 10 学習指導要領 菊山直幸 141

04 学校保健・特別支援教育における理学療法士による支援のポイント …… 佐藤義文 142

COLUMN 11 専門用語を多用しないように気をつける 佐藤義文 149

COLUMN 12 運動中に水を飲むな！ 武藤芳照 149

05 学校での児童生徒等への教育方法のポイント（すべきこと，してはいけないこと，使ってはいけない言葉，教材作成のコツ等） …… 菊山直幸 150

COLUMN 13 スポーツ指導者の暴言・体罰例 武藤芳照 154

06 学校運動部活動におけるスポーツ・コンプライアンス教育のポイント …… 櫻井康史 155

07 予防教育の実践のモデル事例

―①東京都豊島区の事例 …… 板倉尚子，鈴木享之 159

―②東京都港区の事例 …… 中山恭秀，丸毛啓史 162

―③-1 東京都中野区の事例 1 …… 飯森乃愛 165

―③-2 東京都中野区の事例 2 …… 齊藤光司，花井大輔 168

―④神奈川県横浜市の事例 …… 三上容司 171

―⑤長野県東御市の事例 …… 岩橋輝明，岡田真平 174
COLUMN 14 公立学校の教員の義務 菊山直幸 176
―⑥京都府京都市の事例 …… 森原 徹，松井知之 177
―⑦兵庫県西宮市の事例 …… 田名部和裕 180
―⑧島根県飯石郡，出雲市，隠岐の島町，大田市の事例 …… 内尾祐司，門脇 俊 183
―⑨島根県雲南市の事例 …… 西 英明，北湯口 純 186
―⑩愛媛県西条市の事例 …… 高橋敏明 189
―⑪佐賀県神埼市の事例 …… 浅見豊子 194

巻末資料

01 ストレッチングの方法 …… 半田秀一 198
02 アイシングの方法 …… 半田秀一 204
03 学校で役立つ簡易なテーピング …… 浦邉幸夫，小宮 諒 208
04 RICE の原則（あ・れ・やった？） …… 浦邉幸夫，小宮 諒 211
05 歩行指導のポイント …… 加藤知生 213
06 椅子の座り方・姿勢指導のポイント …… 加藤弘貴 217
07 ランドセルの背負い方指導のポイント …… 小林論史 220
08 予防アプローチその他の方法 …… 渡邊幹彦，石井 斉 222
09 学校保健安全法，同施行令，同施行規則 …… 内尾祐司 225
10 スクールトレーナー商標登録証と内閣府の認定書 …… 武藤芳照 229
11 Q & A …… 武藤芳照 233

INDEX …… 237

CHAPTER

I

学校保健と学校健診の現状と課題

01 学校健診における運動器検診導入の経緯と意義・目的

A. 学校健診における運動器検診導入の経緯

近年，社会構造の急速な変化は日本に世界でも類をみない少子超高齢社会をもたらしている．このような中，小児の体格は父母の世代や祖父母の世代に比してかなり良好となり，より早熟化している．一方，その体力・運動能力は平成11（1999）年度からの長期傾向を見ると平成30（2018）年度前後から低下傾向にある．それは単に小児の運動量が減っているわけではなく，小児に運動過多と運動不足の二極化が生じていることが一因と考えられる．すなわち，運動している群では体力・運動能力が維持あるいは向上しているのにもかかわらず，運動不足の群では体力・運動能力が極端に低下しており，その群に引っ張られる形で全体としては低下していると推察する．この実態は，成長期に一方では運動過多による運動器障害が，他方では運動不足による運動器機能低下が生じる危険性をはらんでいる．このように小児の運動器あるいは運動器疾患・障害に関する様相は時代につれ変容しつつあると考えられる．しかし，学校における運動器疾患・障害を早期発見する仕組みである健康診断（健診）に四肢の運動器障害をスクリーニングする運動器検査（以降，運動器検診）が導入されるまでには長い時間と多くの人々の弛まぬ努力が必要であった．

学校における健診の法的根拠は昭和33（1958）年に制定された学校保健法である．本法は，「児童，生徒，学生及び幼児並びに職員の健康の保持増進を図り，もって学校教育の円滑な実施とその成果の確保に資すること」を目的に制定され，その条項と施行令および施行規則で健診と検査項目が定められた．制定時，国民病であった結核の早期発見のため「カリエスに注意すること」が付記されていた．その後，結核の制圧によって昭和53（1978）年に付記は「側わん症に注意する」に改正された．しかし，四肢の骨・関節の異常については平成6（1994）年になって文部省体育局長通知（平成6年12月8日付け文体学第168号文部省体育局長通知）による施行細則の補足事項として，「脊柱および胸郭の検査の際には合わせ骨・関節の異常及び四肢の状態にも注意すること」がはじめて加えられた．また，平成18（2006）年に日本学校保健会から発行された『児童生徒の健康診断マニュアル（改訂版）』では四肢の検査の目的と意義および四肢関節簡便検査法が示された[1]．しかし，これらによる法的強制力はほとんどなく，具体的基準が不明で実効性に乏しかった．また，健診には時間的制約があるとともに学校医の多くは内科・小児科医であって，運動器検診には不慣れであるために，実際の健診ではもっぱら側わん症の検診以外はなされていないか，側わん症の検診すらなされていなかった．その後，平成21（2009）年に学校保健法は安全管理に関する条項が加えられ，学校保健安全法に改正されたものの，学校健診の検査項目については学校保健法を踏襲するものであった．

学校における運動器疾患・障害の早期発見の重要性を最初に指摘したのは長年学校保健活動に従事されていた京都の学校医・小児科医である福田　潤医師（元京都府医師会副会長）であった[2]．福田医師から武藤芳照東京大学教授（当時）に「児童生徒の運動器疾患・障害を早期発見する国家的な仕組み作りが必要であり，それを目標にした事業をぜひ『運動器の10年』

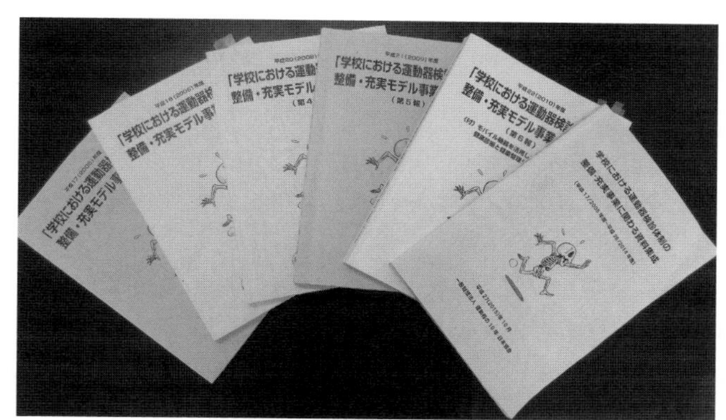

図 1 「運動器の 10 年」日本委員会『学校における運動器検診体制の整備・充実モデル事業』（平成 17［2005］年度～平成 22［2010］年度）および『学校における運動器検診体制の整備・充実事業に関わる資料集成』（平成 17［2005］年度～平成 26［2014］年度）

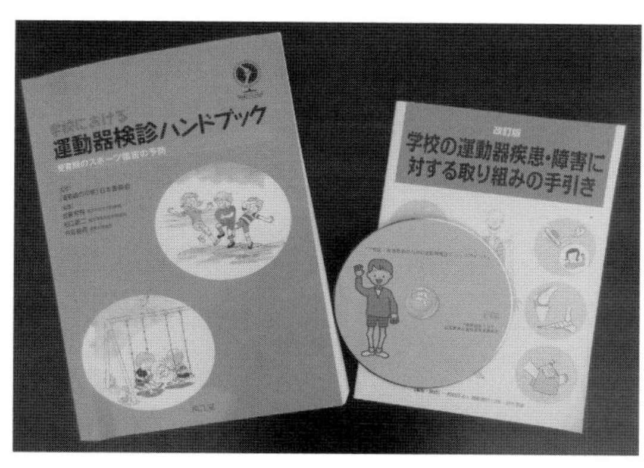

図 2 『学校における運動器検診ハンドブック―発育期のスポーツ障害の予防』と，「学校医・養護教諭のための運動器検診チェックポイント」の DVD，および『改訂版　学校の運動器疾患・障害に対する取り組みの手引き』

日本委員会として立ち上げられたい」との FAX が送られたことが学校健診に運動器検診が導入されるための法規改正にいたる嚆矢である．同委員会の故杉岡洋一委員長のもと，平成 17（2005）年度の正式事業の 1 つとして『学校における運動器検診体制の整備・充実モデル事業』（武藤芳照プロジェクト委員長）が発足し，平成 17（2005）年から北海道，京都府，徳島県，島根県，その後に新潟県，宮崎県，愛媛県，埼玉県，熊本県，大分県が加わって 10 道府県で学校における運動器疾患・障害の実態に関する調査研究が平成 22（2010）年まで行われた（**図 1**）[3]．その結果，学校における運動器検診の必要性と根拠が示され，実施にあたっての具体的方法や内容および啓発資材が検討・作成された（**図 2**）[4~6]．

また，同委員会は調査結果に基づいて健診検査項目に「運動器」を必須項目とする学校保健法（現・学校保健安全法）施行規則の一部改正を行うようにとの要望書を文部科学省（中央教育審議会を含む），日本医師会，および政権与党等へ提出した[3]．さらに，日本医師会学校保健委員会への参画を通して，その重要性を説き続けた．その結果，平成 20（2008）年に文部科学省中央教育審議会の「子どもの心身の健康を守り，安全安心を確保するために学校全体としての取組を進めるための方策について」において「過度な運動・スポーツによる運動器疾患・障害を抱える子どももみられる状況にある」との答申がなされた[7]．このときに脚注に，「『運動器』とは，骨・関節，筋肉，靱帯，腱，神経など身体を支えたり動かしたりする器官の名称（『運動器の10年』日本委員会)」と記載され，はじめて「運動器」が公文書の文言として認知された．平成23（2011）年に文部科学省の事業として「今後の健康診断の在り方に関する調査」が開始され，平成24（2012）～平成25（2013）年まで文部科学省「今後の健康診断の在り方等に関する検討会」で運動器検診の必要性が検討された（全9回）．平成24年度第4回検討会では武藤芳照と内尾祐司（筆者）が参考人として児童生徒等の運動器疾患・障害の実態と運動器検診の必要性を説明した[8]．平成25年12月に同検討会は検討結果をまとめ，「現代の子どもたちには，過剰な運動にかかわる問題や，運動が不足していることにかかわる問題など，運動器に関するさまざまな課題が増加している．これらの課題について，学校でも，何らかの対応をすることが求められており，その対応の1つとして，学校の健康診断において，運動器に関する検診を行うことが考えられる」と提言された[9]．

一方，日本医師会学校保健委員会の学校保健委員会答申においても運動器・運動器疾患・障害に関する実態に即した健診の在り方が検討され，平成24年度同委員会の答申では「脊柱側わん症や胸郭部異常を中心とした学校における定期健康診断を四肢の骨・関節異常を含めた運動器を健診する制度に改革する必要性」が述べられた[10]．同答申に基づき日本医師会（横倉義武会長）から文科省久保公人スポーツ・青年局長へ要望書が提出された[2]．

以上の経緯を経て，平成26（2014）年4月30日，「学校保健安全法施行規則の一部を改正する省令（平成26年文部科学省令第21号)」が公布され，平成28（2016）年4月から「四肢の状態」が定期健診での必須項目に加えられ，脊柱および胸郭の疾病および異常の有無ならびに四肢の状態となったのである．運動器の健康・日本協会の前身である『運動器の10年』日本委員会が本事業を開始してから「四肢の状態」の文言が入る法改正にいたるまでに実に10年以上が必要であった．

B. 運動器検診の意義

運動器が発育・発達の途上にある未熟な成長期において，過度な運動・スポーツによって運動器に疾患・障害が生じれば運動・スポーツができないだけでなく運動器の健全な発育・発達が阻害される可能性がある．さらに，青・壮年期の日常生活や就労にも影響を与え，ひいては高齢期におけるロコモティブシンドローム（運動器症候群）や運動器不安定症を招来する危険性がある．

一方，運動不足は体力・運動能力の低下を生じるだけでなく，身体が固くなり運動機能を十分に発揮できない，すなわち運動機能が低下した状態（いわゆる「運動器機能不全」）をもたらす．例えば運動不足による運動能力の低下が日常生活におけるけがの回避能力を低下させ，転倒時に手をつけず，顔面を負傷する割合が増加することや[3]，スポーツ傷害に罹患している生徒では下肢の関節可動域や踵殿距離も有意に低下し柔軟性が低い傾向にあるという[10]．また，スポーツ傷害予防に学校行事に柔軟体操を取り入れることによって柔軟性が優れスポーツ傷害が少なくなったという事例が報告されている[11]．さらに，運動不足ではなくとも不適切な肢位で同じ運動動作ばかりを続けることによって特定の筋疲労のために関節適合性や可動域が低下し，運動器機能不全となる場合もある．このような運動器機能不全は運動器疾患・障害とはいえないまでも放置していれば運動器疾患・障害を招来する危険性をはらんでおり，その早期発見のためにも運動器検診は有意義と考える．

加えて，成長期の運動器の健康を守ることは成人期における健全な運動器をもたらすだけでなく，全身持久力の向上に寄与することや脳の運動制御機能の発達促進につながること，および精神発達や知的能力の獲得に寄与し，成人における肥満やメタボリックシンドロームの予防にもつながる意義がある[12)]．

一方，医療経済的側面からも学校における運動器疾患・障害の早期発見は重要である．少子超高齢社会が顕現化した日本の介護費が13兆円を超える中，運動器疾患・障害が原因となる要支援・要介護サービスは受給者総数の23%，約160万人が受けている[13)]．また，運動器疾患・障害があることで就業や就労に困難を生じており，莫大な社会経済的損失が生じていると考えられる．したがって，小児の運動器疾患・障害を未然に防ぎ早期に発見できる，国家レベルで行われる“学校健診における運動器検診”は日本の将来を担う次世代を運動器の健康面から支える重要な制度であって，個人のみならず社会的にも運動器検診が果たす役割は大きいといえる．

C. 運動器検診の目的

学校における健診での運動器検診の目的は，運動器疾患・障害を早期発見し保健指導や専門機関への受診等の適切な事後措置ができるようにすることである．前出の「今後の健康診断の在り方等に関する検討会」では「運動器に関する検診の際には保健調査票等を活用し，家庭における観察を踏まえた上で，学校側がその内容を学校医に伝え，学校医が診察するという対応が適当であり，そこで異常が発見された場合には，保健指導や専門機関への受診等，適切な事後措置が求められる」と提言されている[9)]．学校保健安全法施行規則第十一条（保健調査）には，「法第十三条の健康診断を的確かつ円滑に実施するため，当該健康診断を行うに当たつては，小学校，中学校，高等学校及び高等専門学校においては全学年において，幼稚園及び大学においては必要と認めるときに，あらかじめ児童生徒等の発育，健康状態等に関する調査を行うものとする.」とあり，運動器検診においても保健調査票が用いられる．

したがって，健診に際し，まず保健調査票を用いて家庭で観察が行われる．次に健診で学校医が保健調査票の結果を参考にしながら児童生徒等を健康診断し，本人および保護者にその結果を通知するとともに，必要とされる措置（医療機関への受診指示，保健指導等）を行う．一方，整形外科医は専門医療機関として事後措置に関わり，学校医から紹介された児童生徒等に対して的確な診断と治療および適切な保健指導を行わなければならない．

また，前出の「今後の健康診断の在り方等に関する検討会」の答申[9)]では，「本制度の施行にあたり，運動器に関する検診の実施にあたっては，担任，保健体育の教諭，養護教諭，学校医等に対して，整形外科医等の専門的な立場から，研修等によって助言を得る機会を積極的に設けることが重要である」とされ，運動器疾患・障害にかかわる専門医療者は健診に携わる学校医や養護教諭に対して円滑に運動器検診ができるように運動器の専門家として啓発教育・指導を行う役割を担っている．本制度によって，学校における運動器疾患・障害が早期発見され，保健指導や専門機関への受診等の適切な事後措置ができるよう，一層の検診体制の充実が求められる．

文献

1) 文部科学省スポーツ・青少年局学校健康教育課（監）：児童生徒の健康診断マニュアル（改訂版），日本学校保健会，東京，2006
2) 武藤芳照：学校健診の動向．第89回日本整形外科学会学術総会講演資料，2016
3) 「運動器の10年」日本委員会：学校における運動器検診体制の整備・充実モデル事業．平成17〜22年度「学校における運動器検診体制の整備・充実モデル事業」報告書，2006〜2011
4) 武藤芳照，他：学校における運動器検診ハンドブック―発育期のスポーツ障害の予防，南江堂，東京，2007
5) 「運動器の10年」日本委員会島根県推進委員会：「学校医・養護教諭のための運動器検診チェックポイント」DVD，2008
6) 運動器の健康・日本協会（編）：改訂版　学校の運動器疾患・障害に対する取り組みの手引き，運動器の健康・日本協会，東京，2015
7) 文部科学省中央教育審議会：子どもの心身の健康を守り，安全・安心を確保するために学校全体としての取組を進めるための方策について（答申）<https://www.mext.go.jp/b_menu/shingi/chukyo/chukyo0/toushin/__icsFiles/afieldfile/2009/01/14/001_4.pdf>（最終確認：2024年5月14日）
8) 文部科学省：今後の健康診断の在り方等に関する検討会（第4回）議事録<https://warp.ndl.go.jp/info:ndljp/pid/11293659/www.mext.go.jp/b_menu/shingi/chousa/sports/013/shiryo/1330906.htm>（最終確認：2024年5月14日）
9) 文部科学省：今後の健康診断の在り方等に関する検討会．今後の健康診断の在り方等に関する意見<https://warp.ndl.go.jp/info:ndljp/pid/11293659/www.mext.go.jp/b_menu/shingi/chousa/sports/013/toushin/1343304.htm>（最終確認：2024年5月14日）
10) 日本医師会学校保健委員会：学校保健委員会答申．平成24年3月<https://www.med.or.jp/dl-med/teireikaiken/20120322_6.pdf>（最終確認：2024年5月14日）
11) 門脇　俊，他：学校における理学療法士による運動指導の効果―スクールトレーナー制度を見据えて．日臨スポーツ医会誌 **24**：438-442, 2016
12) 日本学術会議　健康・生活科学委員会健康・スポーツ科学分科会：子どもを元気にする運動・スポーツの適正実施のための基本指針　平成23年（2011年）8月16日<https://www.scj.go.jp ›pdf›kohyo-21-t130-5-1.pdf>（最終確認：2024年5月14日）
13) 厚生労働省：2022（令和4）年　国民生活基礎調査の概況<https://www.mhlw.go.jp/toukei/saikin/hw/k-tyosa/k-tyosa22/dl/14.pdf>（最終確認：2024年5月14日）

02 学校保健の組織・体制と現状の課題

A. 学校保健とは？

1 特 徴

学校保健は公衆衛生領域に属する一分野ではあるが，地域保健，産業保健，母子保健とは異なる特徴を有する．学校保健は教育の一環として位置づけられ，政府では文部科学省，地方自治体では教育委員会が管轄する領域である．明治時代の初頭に近代学校教育制度が設立された比較的早くの時期から，児童生徒等の健康問題（当時はトラホームなどの目の病気等）への対処が課題となり，学校衛生という領域が誕生し，それが時を経て現代の学校保健につながっている．

2 定 義

文部科学省のホームページでは，「学校保健とは，学校において，児童生徒等の健康の保持増進を図ること，集団教育としての学校教育活動に必要な健康や安全への配慮を行うこと，自己や他者の健康の保持増進を図ることができるような能力を育成することなど学校における保健管理と保健教育である」と説明されている[1)]．

3 構成領域

学校保健を構成する領域には大別すると，保健教育と保健管理があり，それらを組織活動が支えている．それぞれの領域に含まれる内容については**図1**に示すとおりである．

組織活動には，教職員の組織や協力体制の確立，家庭との連携，地域の関係機関や団体との連携および学校間の連携，そして要となる学校保健委員会が含まれる．

4 職 種

学校保健を担う職種としては，管理職として校長または園長がおり，校長・園長を支える副校長・副園長あるいは教頭も管理職として機能する．

主幹教諭は管理職を補佐し，教職員に対する校長の学校運営方針を具体化して伝えたり，意見具申を行ったりする．また，地域や関係機関との連携等を行う．

指導教諭は，児童生徒等の教育を担当するとともに，他の教諭等に対して，教育指導・保育指導に関する指導・助言を行う．

主任教諭は，校務分掌などにおける学校運営上の重要な役割を担当する．主幹教諭を補佐し，職務を遂行するとともに，担当する校務分掌の職務について，同僚や若手教員への助言・支援ができる．

教諭は児童生徒等の教育または幼児の保育をつかさどる学校職員である．担任を務めたり，教務主任，児童生徒指導，保健主事等の校務分掌の役割を務めたりする．講師は，教諭が出産・入院などで長期休暇ないし育児休暇をとる時，代わりを務める形で任用される場合が多

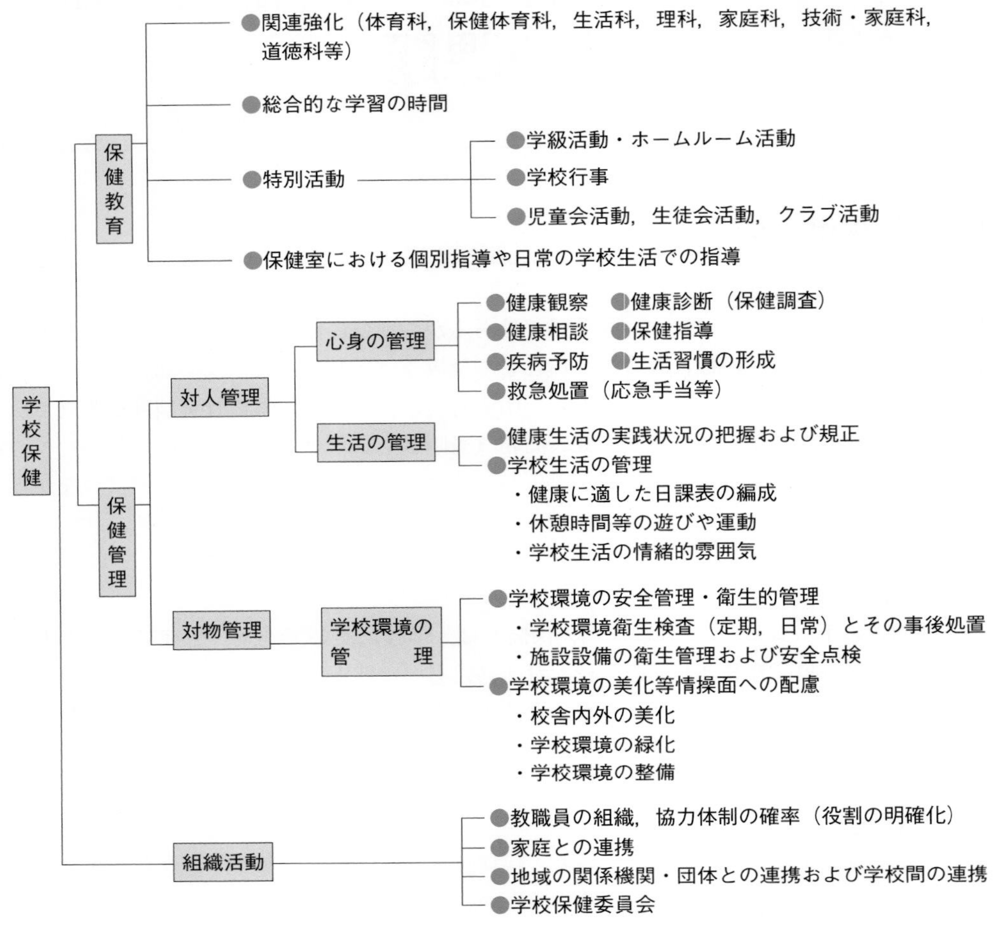

図1　学校保健の領域と内容
[埼玉県：学校教育の充実 <https://www.pref.saitama.lg.jp/documents/27137/hikkei2.pdf>（最終確認：2024 年 4 月 30 日）より引用]

い．多くの講師はその後採用試験を経て教諭となる．

養護教諭は児童生徒等の養護をつかさどる学校職員であり，養護教諭の普通免許状を有している．養護教諭の職務として，保健管理，保健教育，健康相談，保健室経営，保健組織活動等がある．保健の授業は兼職発令を受けて担当する場合がある．児童数 851 人以上の小学校，生徒数 801 人以上の中学校においては養護教諭の複数配置が認められている．養成課程において人体の解剖・生理，衛生/公衆衛生，学校保健，学校看護等を履修し，子どもの健康状態を把握し，理解するための専門教育を受けている．

栄養教諭は，児童生徒等の栄養の指導および管理をつかさどる学校職員であり，栄養教諭の普通免許状を有している．平成 16（2004）年の学校教育法，教育職員免許法等の改正により誕生した資格である．食に関する指導と学校給食の管理を一体として行うことによって教育上高い相乗効果が期待される．

司書教諭は学校図書館法に基づき学校図書館の専門的職務を担う教員として置かれ，教諭として採用された者が学校内の役割としてその職務を担当し，学校図書館資料の選択・収集・提供や子どもの読書活動に対する指導，学校図書館の利用指導計画の立案や実施等の役割を担っている．

スクールカウンセラーは，子どもや保護者などの心のケアや支援を行う者である．教員とともに子どもや保護者をサポートする他，教員への助言・コンサルテーションを行う．公認心理師，臨床心理士等の資格を有する．

スクールソーシャルワーカーは，問題を抱える児童生徒等を取り巻く環境へ働きかけたり，関係機関等との連携・調整を行ったりする．社会福祉士，精神保健福祉士等の資格を有する．

B. 保健教育，健康教育

Health education に相当する日本語としては，保健教育と健康教育が使用されているが，この2者の違いは何であろうか．以下に解説する．

1 保健教育

保健教育は，学校保健を保健管理とともに構成する要素である．教科（体育科，保健体育科，生活科，家庭科，特別の教科道徳等），小学校，中学校では総合的な学習の時間，高等学校では総合的な探究の時間，特別活動（小学校における学級活動，中学校，高等学校におけるホームルーム活動，学校行事，小学校における児童会活動，中学校，高等学校における生徒会活動，小学校におけるクラブ活動），保健室における個別指導，日常の学校生活での指導などからなる（**図1**）．

2 健康教育

健康教育は，保健教育よりは広い概念である．健康教育には，学習や指導からなる保健教育をはじめ，保健管理の中の人にかかわる健康管理活動の一部，さらには安全や給食における教育的活動など，さまざまな機会が含まれると考えられている．

3 教科としての保健の学習

教科としての保健の学習は，小学校では第3学年から体育科の保健領域において，中学校では全学年で保健体育科の保健分野において，高等学校では保健体育の「科目保健」において入学年およびその次の年次にて行われる．単元と呼ばれる学習内容のグループが小，中，高でどのようにつながっているかについては**図2**に示すとおりである．教科書としては，小学校では3・4年用，5・6年用の保健教科書が用意され，中学校，高等学校ではそれぞれ保健体育として用意されている．

C. 保健管理

1 保健管理の内容

保健管理は前述したように対人管理と対物管理からなり，対人管理は心身の管理と生活の管理からなる．

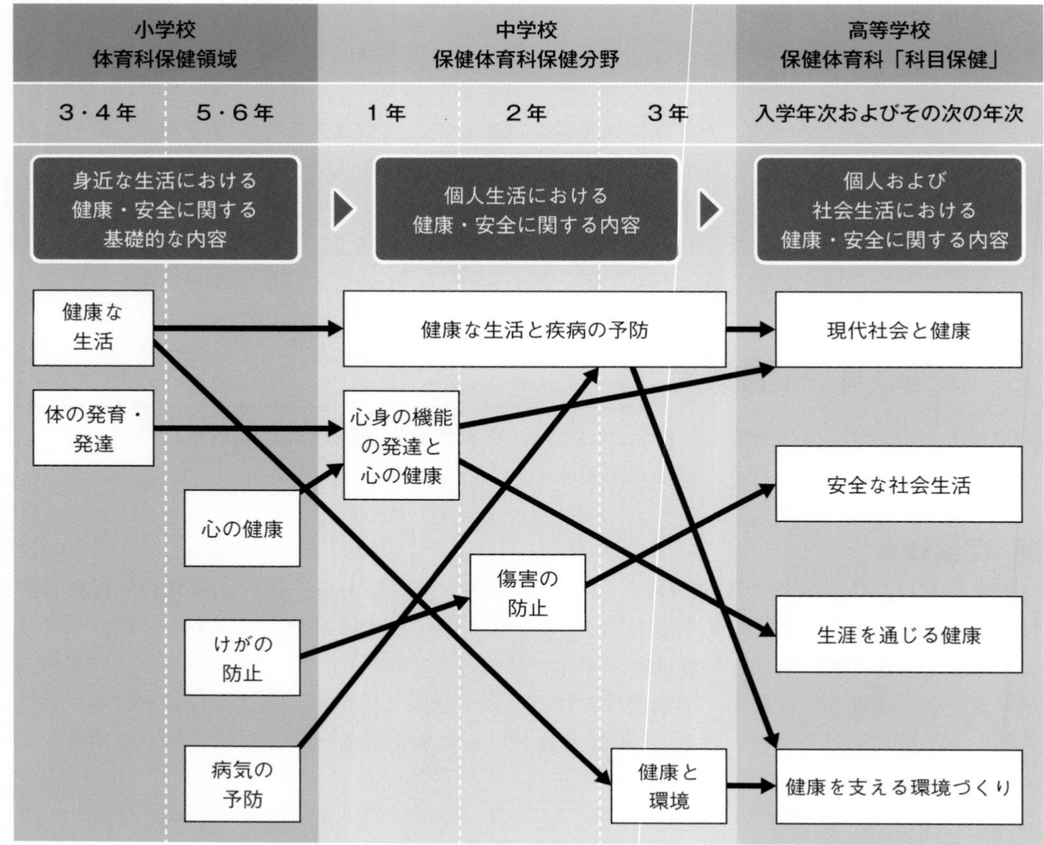

図2　小学校，中学校，高等学校における保健の学習の関連性
［文部科学省：小学校保健教育参考資料　改訂「生きる力」を育む小学校保健教育の手引，p.7, 2019 <https://www.mext.go.jp/a_menu/kenko/hoken/1334052.htm>（最終確認：2024年4月30日）より引用］

心身の管理には，健康相談，健康診断，保健調査，保健指導，疾病予防，生活習慣の形成，応急手当等の救急処置が含まれる．

生活の管理には健康生活の実践状況の把握および規正，学校生活の管理（健康に適した日課表の編成，休憩時間等の遊びや運動，学校生活の情緒的雰囲気）が含まれる．

対物管理は学校環境の管理に相当し，学校環境の安全管理と衛生的管理，学校環境の美化等の情操面への配慮が含まれる（**図1**）．

2 健康診断と事後措置

健康診断には，①小学校入学前に行われる就学時の健康診断，②入学後の児童生徒等の健康診断，③職員の健康診断がある．②と③にはそれぞれ定期健康診断と臨時健康診断がある．

定期健康診断では実施項目は定められていて，児童生徒等の健康診断についてはマニュアルが刊行され標準的な方法で日本全国どこでも同一水準の健康診断がなされるように工夫されている（**表1**）[5]．

平成26（2014）年度に改訂され，平成28（2016）年度から学校において実施された健康診

表1 児童生徒等の定期健康診断項目

定期健康診断の検査項目および実施学年

平成 28 年 4 月 1 日現在

項目	検診，検査方法	幼稚園	小学校						中学校			高等学校			大学
			1年	2年	3年	4年	5年	6年	1年	2年	3年	1年	2年	3年	
保健調査	アンケート	○	◎	◎	◎	◎	◎	◎	◎	◎	◎	◎	◎	◎	○
身長		◎	◎	◎	◎	◎	◎	◎	◎	◎	◎	◎	◎	◎	◎
体重		◎	◎	◎	◎	◎	◎	◎	◎	◎	◎	◎	◎	◎	◎
栄養状態		◎	◎	◎	◎	◎	◎	◎	◎	◎	◎	◎	◎	◎	◎
脊柱・胸郭 四肢 骨・関節		◎	◎	◎	◎	◎	◎	◎	◎	◎	◎	◎	◎	◎	△
視力	視力表 裸眼の者 裸眼視力	◎	◎	◎	◎	◎	◎	◎	◎	◎	◎	◎	◎	◎	△
	視力表 眼鏡等をしている者 矯正視力	◎	◎	◎	◎	◎	◎	◎	◎	◎	◎	◎	◎	◎	△
	視力表 眼鏡等をしている者 裸眼視力	△	△	△	△	△	△	△	△	△	△	△	△	△	△
聴力	オージオメーター	◎	◎	◎	◎	△	◎	△	◎	△	◎	◎	△	◎	△
眼の疾病および異常		◎	◎	◎	◎	◎	◎	◎	◎	◎	◎	◎	◎	◎	◎
耳鼻咽喉頭疾患		◎	◎	◎	◎	◎	◎	◎	◎	◎	◎	◎	◎	◎	◎
皮膚疾患		◎	◎	◎	◎	◎	◎	◎	◎	◎	◎	◎	◎	◎	◎
歯および口腔の疾患および異常		◎	◎	◎	◎	◎	◎	◎	◎	◎	◎	◎	◎	◎	△
結核	問診・学校医による診察		◎	◎	◎	◎	◎	◎	◎	◎	◎				
	X線撮影											◎			◎ 1学年（入学時）
	X線撮影 ツベルクリン反応検査 喀痰検査等		○	○	○	○	○	○	○	○	○				
	X線撮影 喀痰検査，聴診，打診											○			○
心臓の疾患および異常	臨床医学的検査 その他の検査	◎	◎	◎	◎	◎	◎	◎	◎	◎	◎	◎	◎	◎	◎
	心電図検査	△	◎	△	△	△	△	△	◎	△	△	◎	△	△	△
尿	試験紙法 蛋白等 糖	◎ △	◎	◎	◎	◎	◎	◎	◎	◎	◎	◎	◎	◎	△ △
その他の疾病および異常	臨床医学的検査 その他の検査	◎	◎	◎	◎	◎	◎	◎	◎	◎	◎	◎	◎	◎	◎

（注）◎ほぼ全員に実施されるもの
○必要時または必要者に実施されるもの
△検査項目から除くことができるもの

［文部科学省スポーツ・青少年局学校健康教育課（監）：児童生徒等の健康診断マニュアル　平成 27 年度改訂．日本学校保健会，東京，p.19, 2015 より許諾を得て転載］

断から「脊柱及び胸郭の疾病及び異常の有無並びに四肢の状態」という項目となり，「四肢の状態」が新たに加えられた．四肢の状態を検査する際には，四肢の形態および発育ならびに運動器の機能の状態に注意することと規定された．マニュアルには保健調査票のチェック項目，日常の健康観察等からの整理された情報を健康診断の際に学校医に提供し，側わん症の検査，入室時の姿勢や歩行の状態の観察，保健調査のチェック項目を参照して必要な検査を行うこと等が記載されている．学校医による視診，触診等から，学業を行うのに支障があるような疾病・異常等が疑われる場合には，医療機関で検査を受けるように勧め，専門医の判定を待つこととされている．

D. 児童生徒等の発育・発達と健康状態

1 発　育

文部科学省が毎年度実施している「学校保健統計調査」[5]により，身長，体重の男女別平均値の動向を知ることができる．

身長の平均値の推移は男女とも，平成 6（1994）～13（2001）年度あたりをピークに，その後横ばい傾向を示している．第二次世界大戦後続いていた身長平均値の増加傾向は，おおむね 20 世紀末ないし 21 世紀初頭にはほぼ定常状態に達したようである．

体重の平均値の推移は男女とも，平成 10（1998）～18（2006）年度あたりをピークに，その後減少もしくは横ばい傾向を示している．すなわち，第二次世界大戦後続いていた体重平均値の増加傾向はおおむね 21 世紀初頭には定常状態に達し，その後やや減少傾向に転じたようである．

肥満傾向児の割合は，男子では 10～12 歳および 15～17 歳で高くなる傾向を示し，女子では 10～12 歳で高くなる傾向を示している．男女とも平成 18（2006）年度以降，低下傾向を示した後，横ばいとなり，さらに平成 27（2015）年前後よりやや増加に転じた傾向が認められる．

2 発　達

文部科学省（スポーツ庁）が実施している「体力・運動能力調査」[6]および「全国体力・運動能力，運動習慣等調査」[7]により体力や運動能力等の年齢別および男女別の動向を知ることができる．一般的傾向として，ほとんどの項目の記録は，男子が女子を上回ったまま成長とともに向上を示し，女子が中学生年代でピークレベルに達するのに対して，男子ではそれ以後も向上を続けて高校生年代から成人にかけてピークレベルに達する．ただし，握力は，男女ともに青少年期以後も緩やかに向上を続け 30 歳代でピークレベルに達し，他のテスト項目に比べピークに達する年代が遅い．なお，ほとんどの項目において男女ともに記録はピーク以後加齢に伴い直線的に低下していくが，低下の程度はテスト項目によって大きく異なる．

詳細は割愛するが，青少年期の大体の傾向は以下のとおりである．

6～19 歳の青少年では，最近の握力，50 m 走，持久走，立ち幅跳び，ボール投げを，水準の高かった昭和 50～60（1975～1985）年ごろと比較すると，中学生男子および高校生男子の 50 m 走を除き，依然として低い水準になっている．最近 10 年間では，男子では，握力，ボール投げが多くの年代で低下傾向を示しているが，合計点は横ばいである．女子では，長座体前屈，反復横跳び，立ち幅跳びおよび合計点が多くの年代で向上傾向を示している．

20〜64 歳の成年では，最近の握力，反復横跳び，急歩を昭和 50〜60 年ごろと比較すると，握力および急歩は男女ともに 30〜40 歳代は低く，50 歳代は同じまたは高い水準にあるが，反復横跳びは男女いずれの年代においても高い水準にある．最近 10 年間では，男女の多くの年代で，握力，長座体前屈および立ち幅跳びが低下傾向を，上体起こし，反復横跳びが向上傾向を示している．合計点は，多くの年代で男女ともに横ばいまたは向上傾向を示している．ただし，40 歳代女子ではほとんどの項目および合計点が低下傾向を示している．

3 健康状態

「学校保健統計調査」[5]により把握される児童生徒等の健康状態の動向は以下のとおりである．

裸眼視力 1.0 未満の者の割合は，学校段階が進むにつれて高くなっており，小学校で 3 割を超えて，中学校では約 6 割，高等学校では約 7 割となっている．近視の者が学年とともに増えてきている様子がうかがわれる．

むし歯（う歯）の児童生徒等の割合は，小学校・高等学校で 4 割以下，幼稚園・中学校では 3 割以下となっている．むし歯の割合は昭和 54，55（1979，1980）年ごろをピークに増加から減少に転じ，現在も低下傾向が続いている．

鼻・副鼻腔疾患の児童生徒等の割合は，小学校・中学校で 1 割程度となっている．

さらに，その他の健康課題としては，痩身，生活習慣病予防，「心の健康」（いじめ，不登校，自殺念慮，リストカットなど）があり，青少年期の健康教育のその他の課題としては性に関する指導（10 代の妊娠，梅毒の増加，性犯罪等を踏まえて）が挙げられる．

また，生活安全，交通安全，災害安全からなる学校安全も，学校教育上押さえておかなければならない課題である．

文献

1）文部科学省：学校保健の推進
<https://www.mext.go.jp/a_menu/kenko/hoken/index.htm>（最終確認：2024 年 4 月 30 日）

2）埼玉県：学校保健の充実
<https://www.pref.saitama.lg.jp/documents/27137/hikkei2.pdf>（最終確認：2024 年 4 月 30 日）

3）文部科学省：小学校保健教育参考資料　改訂「生きる力」を育む小学校保健教育の手引，p.7, 2019
<https://www.mext.go.jp/a_menu/kenko/hoken/1334052.htm>（最終確認：2024 年 4 月 30 日）

4）文部科学省スポーツ・青少年局学校健康教育課（監）：児童生徒等の健康診断マニュアル平成 27 年度改訂，日本学校保健会，東京，2015

5）文部科学省：学校保健統計調査
<https://www.mext.go.jp/b_menu/toukei/chousa05/hoken/1268826.htm>（最終確認：2024 年 4 月 30 日）

6）スポーツ庁：体力・運動能力調査
<https://www.mext.go.jp/sports/b_menu/toukei/chousa04/tairyoku/1368148.htm>（最終確認：2024 年 4 月 30 日）

7）スポーツ庁：全国体力・運動能力，運動習慣等調査
<https://www.mext.go.jp/sports/b_menu/toukei/kodomo/zencyo/1368222.htm>（最終確認：2024 年 4 月 30 日）

03 学校医とは，その役割と課題

A. 学校医の法的定義，地位，配置

学校医の歴史は古く，明治31（1898）年に，「公立学校ニ学校医ヲ置クノ件」が公布され，学校医制度が創設された[1]．現在，学校保健安全法[2]第二十三条で「学校には，学校医を置くものとする」とされ，すべての学校に学校医の配置が義務づけられている．なお，同条第2項で「大学以外の学校には，学校歯科医及び学校薬剤師を置くものとする」と定められており，学校医，学校歯科医，学校薬剤師をあわせ，学校三師とよぶことがある．

通常，学校医というときは内科校医を指すことが多く，昭和（1926～）になってから医療の進歩と専門分化に伴い眼科学校医，耳鼻科学校医が誕生した．

なお，法令上は何科の医師を学校医においてもよく，学校医の報酬も標準規模の公立学校で4人分が国から地方自治体に支給されており[3]，整形外科等の学校医を追加配置しているところもある．ただし，これは国からの地方交付税措置上の計算であり，実際の配置人数は自治体の裁量による．

学校医は学校の非常勤職員である．学校現場では養護教諭，保健主事，教頭・副校長，校長等，学校の教職員と連携して学校保健に携わる．

B. 学校医の役割

「学校保健安全法施行規則」[4]第二十二条に**表1**に示す学校医の職務執行の準則が定められており，以下に概要を説明する．なお，**表1**の三～七でいう「法」は学校保健安全法のことである．

一　学校保健計画および学校安全計画の立案

学校保健計画とは，学校保健関連の年間計画である．児童生徒等・教職員の健康診断，健康相談，保健教育，環境衛生検査などの計画である．学校安全計画とは，学校の施設の安全点検，通学を含めた学校生活・日常生活上の安全指導，教職員に対する学校安全研修等の年間計画である．学校安全については「生活安全」，「交通安全」，「災害安全」の三領域が重要とされる[5]．学校医はこれらの作成に参与すると規定されている．

二　学校薬剤師と協力した学校環境衛生の維持と改善に関する指導・助言

教室の照明・照度，騒音，気温，プール，給食設備など，学校環境衛生の分野は，主に学校薬剤師の役割だが，必要な場合は学校薬剤師と協力して環境衛生について指導・助言することができる．

三　法第八条の健康相談

学校保健安全法第八条「学校においては，児童生徒等の心身の健康に関し，健康相談を行うものとする」に対応する．「E. 保健相談・健康教育」（p.17）参照.

表1 学校医の職務執行の準則，学校保健安全法施行規則より

第二十二条 （学校医の職務執行の準則）
一 学校保健計画及び学校安全計画の立案に参与すること
二 学校の環境衛生の維持及び改善に関し，学校薬剤師と協力して，必要な指導及び助言を行うこと
三 法第八条の健康相談に従事すること
四 法第九条の保健指導に従事すること
五 法第十三条の健康診断に従事すること
六 法第十四条の疾病の予防処置に従事すること
七 法第二章第四節の感染症の予防に関し必要な指導及び助言を行い，並びに学校における感染症及び食中毒の予防処置に従事すること
八 校長の求めにより，救急処置に従事すること
九 市町村教育委員会又は学校の設置者の求めにより，法第十一条の健康診断又は法第十五条第一項の健康診断に従事すること
十 前各号に掲げるもののほか，必要に応じ，学校における保健管理に関する専門的事項に関する指導に従事すること
2 学校医は，前項の職務に従事したときは，その状況の概要を学校医執務記録に記入して校長に提出するものとする

四 法第九条の保健指導

学校保健安全法第九条，「養護教諭その他の職員は，相互に連携して，健康相談又は児童生徒等の健康状態の日常的な観察により，児童生徒等の心身の状況を把握し，健康上の問題があると認めるときは，遅滞なく，当該児童生徒等に対して必要な指導を行うとともに，必要に応じ，その保護者に対して必要な助言を行うものとする」に対応する．

五 法十三条の健康診断

学校における定期健康診断と臨時健康診断を規定したものである．学校保健安全法第十三条（児童生徒等の健康診断），「学校においては毎学年定期に，児童生徒等（通信による教育を受ける学生を除く．）の健康診断を行わなければならない」，同条第2項，「学校においては必要があるときは，臨時に，児童生徒等の健康診断を行うものとする」に対応する．「C．学校健康診断」（p.16）参照．

六 法第十四条の疾病の予防処置

学校保健安全法第十四条の「学校においては，前条の健康診断の結果に基づき，疾病の予防処置を行い，又は治療を指示し，並びに運動及び作業を軽減する等適切な処置をとらなければならない」に対応する．

七 法第二章第四節の感染症の予防に関し必要な指導及び助言を行い，並びに学校における感染症および食中毒の予防処置

学校保健安全法の第四節は感染症の予防の部分である．学校において予防すべき感染症（インフルエンザ，麻疹，風疹，流行性耳下腺炎，流行性結膜炎，新型コロナ感染症その他）による出席停止（第十九条），臨時休業（第二十条）が規定されており，学級閉鎖や学年閉鎖についての指導・助言を行うことを指す．「D．感染症対策」（p.17）参照．

九 市町村教育委員会又は学校の設置者の求めによる法第十一条の健康診断又は法第十五条の健康診断

ここでいう法第十一条の健康診断とは小学校入学前に行われる就学時健康診断で，法第十五

条の健康診断は教職員の健康診断のことである（第一項は定期，第二項は臨時の健康診断）．

十 必要に応じ，学校における保健管理に関する専門的事項に関する指導

学校保健委員会への出務などはこれに相当する．学校医の職務は，このように学校保健安全法と施行規則に明確に規定されており，求められた場合は速やかに応じる必要がある．しかしながら，最近は医療の進歩・専門分化が進み，さらにいじめ，不登校，メンタルヘルス，性に関する問題，運動器の問題，アレルギー疾患の増加，生活習慣や食育など多くの現代的健康課題が生じており，学校医のみで対応困難な場合は地域の専門家や専門医療機関との連携のつなぎ役になることも求められている．

C. 学校健康診断

前述したように，学校保健安全法第三節（第十一～十五条）に規定された健康診断には，就学時健康診断，児童生徒等の定期健康診断・臨時健康診断および職員の健康診断があり，学校医の関与が定められている．

学校保健安全法施行規則の第二節に児童生徒等の健康診断の詳細が定められており，第六条に検査項目，第七条に方法および技術的基準が規定されている．詳細は学校健康診断の章に譲るが，通常定期健康診断では内科健診，眼科検診，耳鼻咽喉科検診，学校歯科検診，学校心臓検診，学校検尿が行われる．平成 28（2016）年に内科健診の「脊柱・胸郭の異常」に「四肢の異常」が追加された．これが運動器検診といわれるもので，通常内科健診の一環として行われている[1]．

なお，学校保健安全法で規定された健康診断以外にも，自治体によって独自の健康診断を追加して行うところもある．各自治体の教育委員会が医師会等と連携して行うものであり，例えば小児生活習慣病予防健診やモアレ検査，貧血検診などである．これらは法定ではないので全国で統一して行われておらず，判定基準や測定項目も異なることが多い．

●事後措置

健康診断をした後，その結果を通知して，必要なら適切な対応をとるようにすることを事後措置という．通常は健康診断通知として学校から児童・保護者に伝えられる．事後措置については学校保健安全法第十四条．と学校保健安全法施行規則第九条に定められている．

学校保健安全法第十四条（児童生徒等の健康診断）

「学校においては，前条の健康診断の結果に基づき，疾病の予防処置を行い，又は治療を指示し，並びに運動及び作業の軽減をする等適切な措置をとらなければならない．」

学校保健安全法施行規則第九条に定められた事後措置の基準を**表 2** に示す．

なお，事後措置は毎年 6 月 30 日までに行うことと定められている．

学校心臓検診や学校検尿では，精密検査となった場合多くは事後措置として学校生活管理指導表[6]を学校に提出するので，学校医はその内容を把握しておく必要がある．

表2 事後措置の基準（学校保健安全法施行規則第九条）

1. 疾病の予防処置を行うこと
2. 必要な医療を受けるよう指示すること
3. 必要な検査，予防接種等を受けるよう指示すること
4. 療養のため必要な期間学校において学習しないよう指導すること
5. 特別支援学級への編入について指導及び助言を行うこと
6. 学習又は運動・作業の軽減，停止，変更等を行うこと
7. 修学旅行，対外運動競技等への参加を制限すること
8. 机又は腰掛の調整，座席の変更及び学級の編制の適正を図ること
9. その他発育，健康状態等に応じて適当な保健指導を行うこと

D. 感染症対策

学校は集団生活の場なので，感染症対策は必須である．学校において予防すべき感染症は，学校保健安全法施行規則第十八条で，第1種，第2種，第3種の感染症が定められており，先述したように出席停止や学校の臨時休業の原因になることがある．学校医はこれらについて学校に対し指導・助言することが求められている．

E. 保健相談・健康教育

児童生徒等と個別に行う個別指導と，学年単位等で行う集団指導に分かれる．個別指導は，児童生徒等のプライバシーに配慮した移動教室前の健康相談等や，あるいは個々の健康課題に特化したハイリスク・アプローチという形の指導になる．集団指導は学年単位の健康講話のようなものが多くポピュレーション・アプローチとなる．学校医の役割として大切だが，分野においては専門家との連携や地域当該機関との橋渡し役としても期待される．

F. 学校保健委員会

学校保健委員会は，学校保健安全法には規定されていないが，学校における健康問題を研究協議し，健康づくりを推進する場である．通常，養護教諭を主とする学校教職員，児童生徒等，PTA，学校医らが構成単位となる[7]．学校健康診断結果のフィードバックや病気の予防・体力作り，薬物・喫煙・飲酒問題，食生活，眼・耳・鼻・歯と口の健康，学校安全，地域との連携など，学校保健委員会で活用できる議題は多岐にわたり，本委員会の積極的活用が求められている．

G. 地域との連携

最近，学校現場では食物アレルギーやアナフィラキシー，メンタルヘルス，性に関する問題，学校生活管理指導表の有効活用，食育，生活習慣，喫煙・飲酒・薬物乱用，さらにがん教育など，学校医単独では対応困難な課題が増加している．地域の専門家や医療機関との連携が必要になっている．学校医はそのための橋渡し役として期待されている．

H. 学校医の課題

学校医の課題として，①学校保健の課題が専門分化・高度化していること，②学校医の高齢化・不足がある．学校医は学校保健安全法に規定された医師だが，特別に定められた資格要件はない．その意味では労働安全衛生法で資格を定められた産業医と異なる．ただし学校医の資質を担保するための研修会等は日本医師会や都道府県医師会等が開催しており，運動器検診が導入されたときも，内科健診で内科校医が限られた時間でどのように診察・スクリーニングするのか，研修会や広報が行われた．

一方で学校医の高齢化や，なり手不足，十分な学校医の確保困難がささやかれている[8)]．眼科学校医や耳鼻咽喉科学校医は複数校を受け持たなくてはならない状況にある．この背景には医師の偏在，学校医報酬，その他さまざまな要因があると思われる．

文献

1) 文部科学省スポーツ・青少年局学校健康教育課（監）：学校における健康診断の変遷とその周辺．児童生徒等の健康診断マニュアル　平成 27 年度改訂，日本学校保健会，東京，pp.113-118, 2015
2) G-GOV 法令検索：学校保健安全法 <https://elaws.e-gov.go.jp/document?lawid=333AC0000000056>（最終確認：2024 年 4 月 30 日）
3) 文部科学省初等中等教育局健康教育・食育課：令和 4 年度学校保健関係の地方交付税措置の主な内容の周知について，事務連絡，令和 4 年 10 月 21 日
4) G-GOV 法令検索：学校保健安全法施行規則 <https://elaws.e-gov.go.jp/document?lawid=333M50000080018>（最終確認：2024 年 4 月 30 日）
5) 文部科学省：第 3 次学校安全の推進に関する計画の策定について（答申），令和 4 年 2 月 7 日，pp.2-8 <https://www.mext.go.jp/content/20220215_mxt_kyousei02_000020599_01.pdf>（最終確認：2024 年 4 月 30 日）
6) 日本学校保健会：管理の実際．学校心臓検診の実際—スクリーニングから管理まで　令和 2 年度改訂，日本学校保健会，東京，pp.93-124, 2021
7) 日本学校保健会：今こそ学校保健委員会．学校保健委員会マニュアル，日本学校保健会，東京，pp.1-4, 2000
8) 弓倉　整：学校保健委員会小委員会報告．日医師会誌 **152**：676-577, 2023

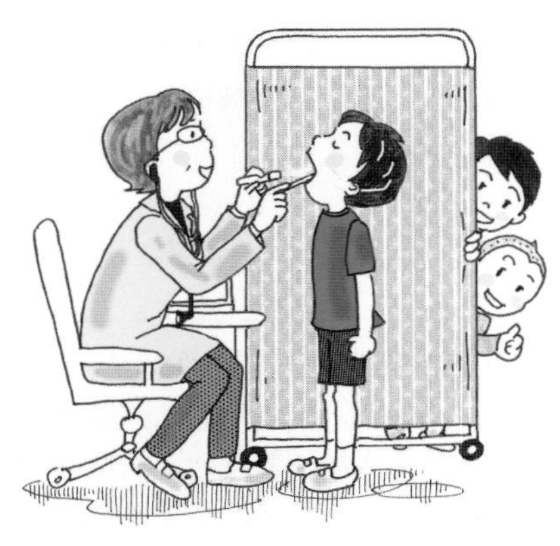

COLUMN 01

学校の「三師」とは

学校とは，「幼稚園，小学校，中学校，義務教育学校，高等学校，中等教育学校，特別支援学校，大学および高等専門学校」（学校教育法第一条）であり，学校に在学する幼児，児童，生徒または学生を総称して「児童生徒等」（学校保健安全法第二条第２項）と表記される．そして，学校保健は，「学校における児童生徒等及び職員の健康増進を図るため，学校における保健管理」（学校保健安全法第一条）に関し，必要な活動を行う．

学校の三師とは，学校医，学校歯科医，学校薬剤師の三者のことで，「それぞれ医師，歯科医師又は薬剤師のうちから任命し，又は委嘱」（同法第二十三条）される．学校医は，すべての学校に置かれ，また学校歯科医および学校薬剤師は「大学以外の学校」に置かれる（同法第二十三条第１項，第２項，表 a）．三師の役割は，「学校における保健管理に関する専門的事項に関し，技術及び指導に従事する」（同法同条，第４項）ものとされている．

なお，学校保健の学校における日常的な担い手は養護教諭であり，いわゆる「保健室の先生」と通称される．養護教諭は正規教員であり，養護教諭の教員免許状の普通免許状を有し，条件が整えば（3 年以上勤務，兼職発令）保健の授業を行うことができる．

表 a　学校医の配置の基準

<table>
<tr><th>児童生徒数</th><th>学校医</th><th>学校歯科医</th><th>学校薬剤師</th></tr>
<tr><td>300 人未満の学校</td><td>1 人</td><td rowspan="2">1 人</td><td rowspan="3">1 人</td></tr>
<tr><td>300 人以上の学校</td><td>2 人</td></tr>
<tr><td>800 人以上の学校</td><td>3 人</td><td>2 人</td></tr>
</table>

［教育委員会規則第 23 号第 2 条関係別表］

04 児童生徒等の運動器疾患・障害の実態と予防の必要性

A. 現代の児童生徒等の運動器にかかわる問題

現代では，携帯型ゲーム機やスマートフォンの普及に伴い，屋内で使用する時間が増大し，子どもの外遊びをする機会が減少し，遊びや運動習慣が急激に変化し，身体全体を使う動作を伴うことが減少している．一方，幼いころから特定のスポーツのみのトレーニングに没頭する子どもが増えて，いわゆる「運動の二極化」が進行している．つまり，運動不足による運動器機能不全と使いすぎのための運動器（骨・関節，筋肉，靱帯，腱，神経など身体を支えたり動かしたりする器官の総称）のスポーツ障害が増加している．また，全国の児童生徒の数は減少しているが，学校での体育活動中の事故件数は増加し（**図 1**）[1]，運動器の外傷・障害の頻度は増加していることが判明している．

そこで，児童生徒等の運動器の健康状態を正確に把握し，運動器疾患や障害を早期に発見し，運動器の障害や外傷を限りなく減少させることが喫緊の課題である．つまり，生涯を通じての体力や運動能力の基礎作りを行い，日本の将来を担う児童生徒等の健康増進を推進することが非常に重要である．

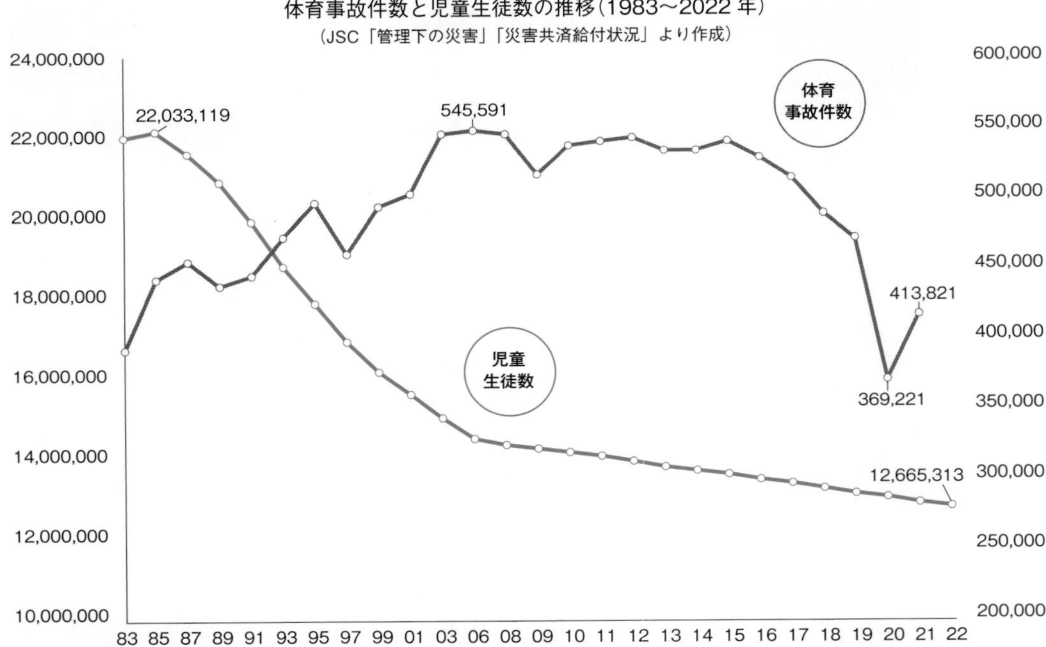

図 1 昭和 58 年度～令和 4 年度　体育事故件数および児童生徒数の推移（武藤芳照・高橋敏明作成，2024）

学校における児童生徒等の健康診断は，昭和 33 年（1958）に学校保健法として導入され，平成 20 年（2008）に現行の学校保健安全法として施行された[2]．運動器に関する検査項目としては，昭和 53 年（1978）の施行規則の一部改正により，脊柱側わん症等に注意するとして，検査項目に追加された．また，平成 6 年（1994）には文部省体育局長通知によりスポーツ障害や外傷の増加に対応するために，「脊柱および胸郭の検査の際には，合わせて骨・関節の異常および四肢の状態にも注意すること」とされた．平成 18 年（2006），日本学校保健会出版の『児童生徒の健康診断マニュアル（改訂版）』には，「四肢の検査の目的と意義や四肢関節簡易検査法」およびスポーツ外傷・障害の予防について記載された．しかし，法的強制力がない上に，大部分を占める学校医である内科医や小児科医は運動器のチェックに必ずしも習熟していないため，実際には学校現場では，側わん症検査以外は実施されていない状況が続いていた．

そこで，運動器の 10 年・日本委員会（杉岡洋一委員長［当時］，現在：運動器の健康・日本協会）は，平成 17 年（2005）年度の事業として，「学校における運動器検診体制の整備・充実モデル事業」（プロジェクト代表：武藤芳照）を立ち上げた．平成 18（2006）年度から北海道，京都府，徳島県，島根県，平成 19（2007）年度から新潟県，宮崎県，平成 20（2008）年度には愛媛県，埼玉県，平成 21（2009）年度には熊本県，大分県が参加し，計 10 地域での運動器検診活動にもとづいた調査研究を継続し，これまでにその報告書をとりまとめた[3]．報告書は，各地域のとりくみが詳細に記載されており，総計 2,286 頁であった（**図 2**）．分析の結果，児童生徒等の運動器疾患・障害の頻度が高く，手術を要する場合も見られ，学校・家庭ともにその対応にとても苦慮しており，全国的に一律の子どもの健全な成長に早急の対策を講じる必要性が判明した[4,5]．

文部科学省の「今後の健康診断の在り方等に関する検討会」が，平成 25（2013）年にとりまとめた意見では，運動器に関する検査項目を，「保健調査票等を活用し，家庭における観察を踏まえた上で，学校側がその内容を学校医に伝え，学校医が診察するというのが適当であ

平成 17（2005）年度：136 頁
平成 18（2006）年度：237 頁
平成 19（2007）年度：209 頁
平成 20（2008）年度：251 頁
平成 21（2009）年度：287 頁
平成 22（2010）年度：328 頁
平成 17（2005）～26（2014）年度の
資料集成 I：396 頁
平成 27（2015）～令和 2（2020）年度の
資料集成 II：442 頁

総計：2,286 頁

北海道，新潟県，埼玉県，京都府，
島根県，徳島県，愛媛県，熊本県，
大分県，宮崎県の 10 道府県の参加

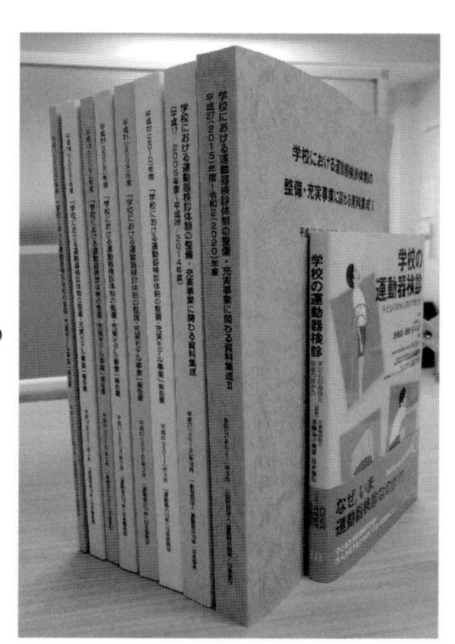

図 2　「学校における運動器検診体制の整備・充実モデル事業」報告・資料集成

る．そこで異常が発見された場合には，保健指導や専門機関への受診等，適切な事後措置が求められる」と記載されている[6]．

平成 26（2014）年 4 月 30 日には学校保健安全法施行規則の一部を改正する省令が公布され，運動器に関係する検査が必須項目に追加された．保健調査票の実施を小学校，中学校，高等学校，高等専門学校の全学年，幼稚園，大学においては必要と認めるときに変更された．同時に，座高，寄生虫卵の有無の検査は必須項目から削除された．上記の施行期日は平成 28（2016）年 4 月 1 日からとされ，それに伴い文部科学省の省令改正により，平成 28 年度から全国の学校定期健康診断時に，幼稚園，小・中・高等学校の児童生徒等に運動器検診が義務化され実施されている[7]．

B. 運動器検診の問題点

現在，全国の学校で運動器検診が実施され，8 年を経過しているが，さまざまな問題点も明らかになってきた[8]．運動器の疾病や障害の発症頻度が減少していないものの，運動器検診による脊柱・胸郭・四肢の疾病および異常の発症頻度は，初年度の平成 28（2016）年度からは，漸減しており，小・中・高等学校では，約半数となっている（**図 3**）．この原因として，運動器検診がマニュアルどおりに実施されていない現状も明らかとなっている．つまり，学校によっては保健調査票を改変したり，一部の項目を削除していることも報告されている．また，学校医は内科や小児科の医師が多くを占めているが，運動器に関しては専門知識が乏しいこともあり，保健調査票の内容を理解していないこともある．また，追加された運動器検診に時間を要するために，「専門家である整形外科医に実施してほしい」との意見も寄せられている．養護教諭からは，学校医の運動器検診の仕方やとりくみがまちまちであるため，学校医の研修や整形外科医のさらなる関与を求めている．行政，学校関係者，学校医，整形外科医などの連携を強化し，運動器検診の充実，正確性の向上，適正な措置を実施できるように運動器検診の質的向上を図ることが重要である．

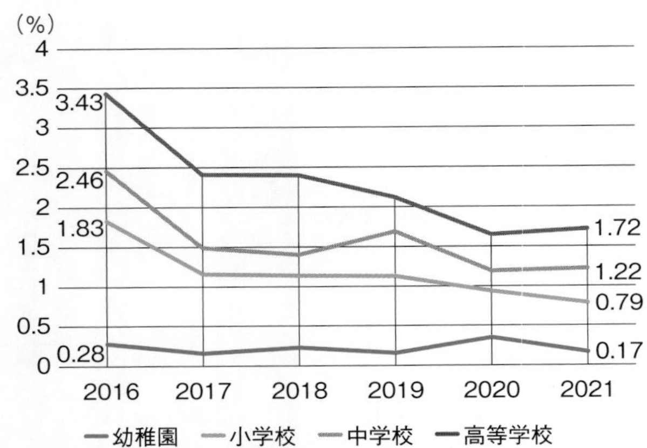

図 3　脊柱・胸郭・四肢の疾病および異常
［文部科学省：学校保健統計調査 <https://www.mext.go.jp/b_menu/toukei/chousa05/hoken/1268826.htm>（最終確認：2024 年 4 月 30 日）を参考に作成］

さらに，学校現場では運動器疾患・障害の予防のための啓発教育や指導を望んでいる実態が明らかとなっている．運動器の専門家である整形外科医が，学校医や養護教諭をはじめとした学校関係者や保護者などを対象としたセミナーや研修会を開催し，運動器検診の有用性を高め，運動器疾患・障害の早期診断，早期での適切な指導や治療を行うことができるように速やかに改善することが重要である．

C. 運動器疾患・障害の予防や対応への教育・指導の充実の必要性

令和2（2020）年春からの新型コロナウイルス感染症（COVID-19）の蔓延により，日常生活は一変し，学校においても休校やオンライン授業など新しい授業の試みが全国各地で実施されるようになってきた．これに伴い，以前からも実施されてきたデジタル教育資材の制作とその普及が望まれている．その教材の一例としては，①特別支援教育に対しての生活支援の場面を想定した運動器の健康の啓発に関する教材，②在日外国人に対しての主要な外国語による教材，③手話通訳や字幕のある教材などである．これらの教材が全国すべての学校現場で利用できるようにすることが求められている．

学校教育に対しては，体育授業としては実技が主体であり，保健教育に対しての授業時間が極めて限られている．そこで，学校の保健体育授業に「運動器の障害やケガに対する対応」を必修内容とすることが，子どものみならず一生涯の運動器の健康増進に寄与することは疑う余地がない．これらの知識は高齢者の健康寿命の延伸につながるため，さらに推進する必要がある．

D. 認定スクールトレーナー事業の推進

現在の運動器検診では，検診による診察までは実施できても，子どもに対しての適切なアドバイスや直接的な理学療法的な指導が十分でないことがしばしば報告されている[3]．コロナ禍によりメンタルの不調を訴える子どもや教職員が増加していることが報告されており，運動を適切に実施することはメンタルヘルスの改善につながる．そこで，理学療法士を中心として，学校でのストレッチング，柔軟性の向上，バランストレーニングや姿勢指導を実施することは，学校現場からも望まれている．

上記の解決策の1つとして，児童生徒等の運動器障害の予防教育の充実を図るため，「コミュニティスクール」や「チーム学校」の一員として，学校医，整形外科医の緊密な連携のもと，運動器医療の高度な学術的知識と臨床技法を有する専門家である理学療法士が，学校の求めに応じて運動器の健康増進と運動器疾患・障害の予防にかかわる教育・啓発や保健指導の支援・協力を行うことが望ましい．この方法をスクールトレーナー®（運動器の健康・日本協会の登録商標）制度と称し，継続的に有効なシステムとして機能するために，「認定スクールトレーナー制度」を構築準備中である．この制度は，運動器の健康・日本協会が，内閣府や文部科学省と連携を図りながら，外部人材を活用した学校保健を推進し，コミュニティスクールとしての地域と学校の協働や学校部活動の地域移行などを踏まえた上で実施する．

これまでに全国の各地域の学校でモデル事業を実施しており，2023年のモデル事業では，全国8都道府県，11地域で計画されており，さらに全国での事業展開が広まり普及していく

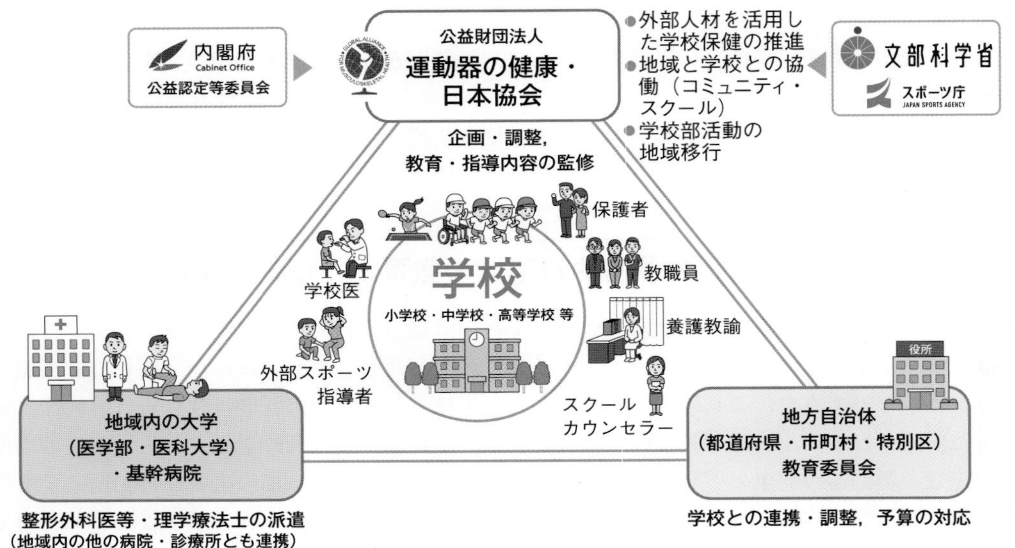

図 4 令和 5（2023）年度各地域における「認定スクールトレーナー制度」モデル事業の企画（連携体制）

［運動器の健康・日本協会：「認定スクールトレーナー制度」について <https://www.bjd-jp.org/trainer>（最終確認：2024 年 4 月 30 日）より引用］

ように，各地域における「認定スクールトレーナー制度」モデル事業の企画として，「連携トライアングル」を骨格に整備，調整中である（**図 4**）．つまり，①「運動器の健康・日本協会」が企画・調整し，教育や指導内容を監修し，②地域の大学病院や基幹病院の協力により整形外科医等（リハビリテーション医を含む）や理学療法士を派遣していただき，③地方自治体や教育委員会が学校との連携や調整および予算の対応をしていただき，それぞれ緊密に連携を図りながら実施する方法である．この事業の推進には，各地域の整形外科医，医師会，理学療法士会等の協力と連携が不可欠であり，学校医や整形外科医等との協働で実施するものである．

その組織体制としては，認定スクールトレーナー制度委員会のもとで，カリキュラム委員会，資格委員会，試験委員会の 3 つの委員会を設置し，それぞれ役割分担し，合否判定の結果・資格の付与等を理事会に提出し決定する．実施要綱としては，講習会および資格試験を実施し，認定スクールトレーナー資格を認定し，更新は講習会を実施し資格更新する．申請資格は，理学療法士であり，認定スクールトレーナー育成のための基礎研修カリキュラムに基づく 40 単位（1 単位：60 分）の研修を修了することが必要である．単位の取得は，e-ラーニング活用 30 単位，対面式講習 10 単位の予定である．カリキュラムの内容は，学校における運動器の保健指導の基本的な理解と指導に加え，学校保健安全法施行規則，学校教育課程およびコミュニティスクールの理解など多岐にわたり，学校での指導をさまざまな法令に基づき，安全かつ円滑に実施できるようにくみ込んでいる．年に 1 度，認定講習会を 2 日間の日程で講習し，2 日目の後半に資格試験を実施する予定であり，この認定試験に合格し適格と認められた資格者になると認定スクールトレーナーとして，全国の学校で活動できることになる．

文献

1) 武藤芳照：第1回　子どもの体の二極化，少年写真新聞社，東京，pp.4-5, 2015
2) 武藤芳照：学校の健康診断に運動器の検査が必要項目に―子供の体の異変の早期発見・対応のために．小学校体育ジャーナル **77**：5-8, 2014
3) 運動器の10年・日本協会：学校における運動器検診体制の整備・充実事業に関わる資料集成（平成17/2005年度～平成26/2014年度），平成27（2015）年10月
4) 葛尾信弘，他：学校における運動器検診の実践と課題-6年間のモデル事業を踏まえ学校医の立場から―．臨スポーツ医 **21**：581-584, 2013
5) 立入克敏：スポーツ外傷・障害の予防に対する学校医の役割．臨スポーツ医 **29**：6-14, 2012
6) 文部科学省：今後の健康診断の在り方等に関する意見．平成25年12月 <https://www.nichigakushi.or.jp/dentist/notice/pdf/kongo2512.pdf>（最終確認：2024年4月30日）
7) 文部科学省スポーツ・青少年局学校健康教育課（監）：児童生徒等の健康診断マニュアル平成27年度改訂，日本学校保健会，東京，2015
8) 内尾祐司，他：児童生徒の運動器障害に対する取り組み　運動器検診の現状と課題．リハ医：**55** 特別号 S43, 2018

COLUMN 02

健診と検診

「検針（けんしん)」といえば，電気・ガス・水道などのメーターの針の目盛りを調べて，それぞれの使用量を知ることを指す．これは物と機器の点検であるが，人の健康状態の点検の「けんしん」には，「健診」と「検診」の２種類がある．

平成28（2016）年４月，学校保健安全法施行規則の一部改正により，学校健診において運動器検診が本格導入されて以来，さまざまな機会で「けんしん」の言葉が用いられるようになったが，実は誤用も多く見られる．

「健診」は，健康診断や健康診査（health examination, health check-up）の略であり，全身の健康状態を調べること，「検診（examination for ～, checkup for ～)」は，ある特定の疾患・障害の有無を検査することであり，意味・目的に違いがある．

学校において，学校保健安全法に基づいて児童生徒等の健康状態を調べるのは，学校健康診断「学校健診」であり，「学校検診」は誤用である．一方，運動器疾患・障害の有無を検査し，その予防を図るために行われるのは，「運動器検診」であり，「運動器健診」は誤用である．

健診は，疾患・障害をきたすことのないように全身をチェックする一次予防であり，検診は，特定の疾患・障害を早期発見して早期治療に結びつけるための二次予防である．学校の児童生徒等が健診と検診を定期的に受け，その体の健康状態の度合を「検針」のように調べ，健やかで元気な日々を送ってほしいと思う．

CHAPTER

II

児童生徒等の運動器の健康課題

01 学校医から見た児童生徒等の運動器の健康課題

学校保健安全法で「学校には，学校医を置くものとする」とされ，学校医の職務は「学校における保健管理に関する専門事項に関し，技術及び指導に従事する」となっている．現時点では，学校医が行っているのは定期健康診断が主な仕事で，側わん症の検診を除くと，運動器の負傷に関してのとりくみはなく，理学療法士との接点もほとんどない．今後，スクールトレーナーが学校に配置された場合，学校医とどのような連携，協働が可能かについて，筆者らのとりくみをモデルの1つとして紹介したい．

なお，本項では「負傷」という表現でいわゆる「けが」を表記しているが，これは解説で使用している数値が独立行政法人　日本スポーツ振興センター（Japan Sport Council：JSC）の統計・分類に準拠していることによる．

A. 日本スポーツ振興センター（JSC）のデータ

学校管理下の負傷に関しては，日本スポーツ振興センターの災害共済給付のデータがある．災害共済給付制度は，学校管理下における児童生徒等の災害（負傷，疾病，障害または死亡）に対して災害共済給付（医療費，障害見舞金または死亡見舞金の支給）を行うもので，その運営に要する経費は，国，学校の設置者，および保護者の3者で負担する互助共済制度である．

令和4（2022）年度では全国の学校（小学校，中学校，高等学校，高等専門学校，幼稚園，幼保連携型認定こども園，保育所等，特定保育事業）の児童生徒等など総数の約95%にあたる1,596万人が加入している．給付の対象は，学校の管理下で生じた負傷，疾病で，療養に要する費用額が5,000円以上のものとなっている．

2022年度の災害共済給付の加入者数と加入率（括弧内）を見ると，幼稚園は732,936人（79.3%），認定こども園は694,115人（84.5%），保育所等は1,723,975人（80.2%），小学校は6,233,792人（99.8%），中学校は3,270,436人（99.8%），高等学校は3,246,834人（99.1%），高等専門学校は56,249人（99.1%）で，全体として見ると15,958,337人（95.1%）であった．小学校以上では，ほぼ100%の加入となっており，貴重な疫学的データとなっている．

同年の発生件数と発生率（括弧内）を見ると，幼稚園は14,136件（1.93%），認定こども園は17,173件（2.47%），保育所等は40,618件（2.37%），小学校は281,768件（4.56%），中学校は244,783件（7.57%），高等学校（全日制昼間学科）は200,183件（6.75%），高等専門学校は1,702件（3.03%）であった．これらの90%以上が負傷によるものとなっている．これらの数値は，ほぼ毎年同じ数値となっている（**表1**）．

B. 跳箱運動による負傷の分析

JSCの災害給付制度に平成26～28（2014～2016）年度に申請された小学校・中学校・高等学校の体育中の事故は，2014年度（223,042件），2015年度（225,367件），2016年度（220,496

表1 日本スポーツ振興センター（JSC）災害共済給付（2022年度まで）

	発生件数（件）	発生率（%）					
		保育所等	こども園	幼稚園	小学校	中学校	高等学校
2014年	1,088,487	2.15	—	1.73	5.83	10.93	7.76
2015年	1,078,605	2.16	2.15	1.72	5.73	10.86	7.93
2016年	1,053,962	2.17	2.09	1.70	5.58	10.57	8.01
2017年	1,030,882	2.22	2.14	1.78	5.49	10.28	8.02
2018年	991,013	2.30	2.29	1.79	5.36	9.78	7.81
2019年	959,714	2.30	2.35	1.79	5.23	9.39	7.78
2020年	746,913	2.32	2.38	1.71	4.17	6.86	6.06
2021年	838,886	2.60	2.71	2.04	4.72	7.74	6.89
2022年	802,929	2.37	2.47	1.93	4.56	7.57	6.75

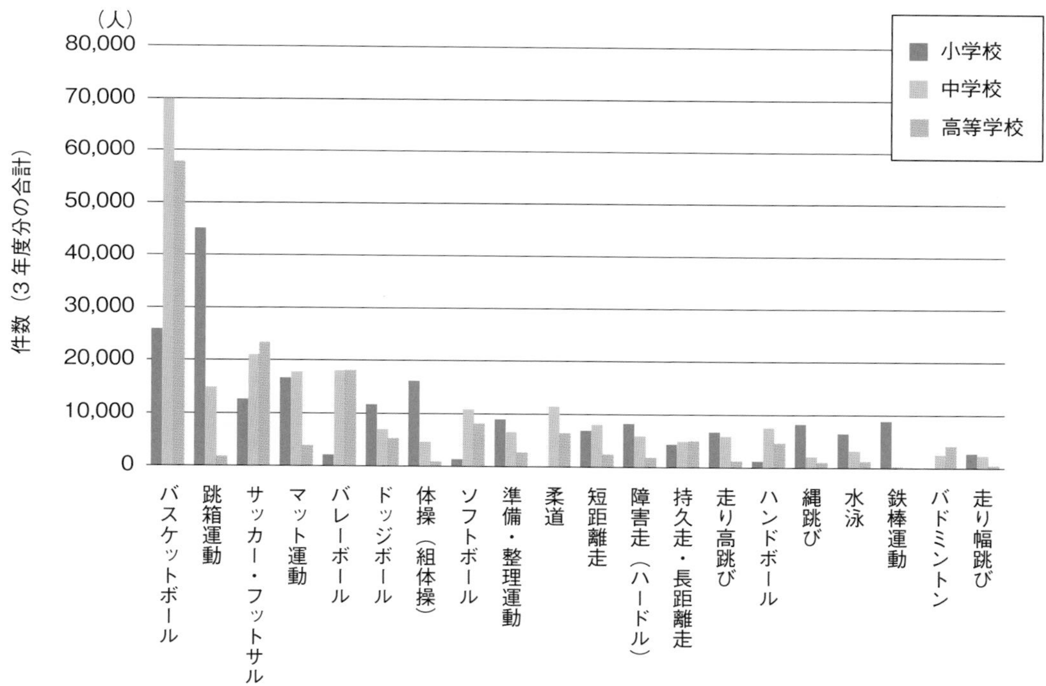

図1 運動別の負傷発生件数（JSC, 2014～2016年度）
合計件数の上位20種類

件）であった．小・中・高等学校で，運動別に負傷の発生件数を見ると，小学校では跳箱運動，中・高等学校ではバスケットボールが最も多かった（**図1**）．給付額が30,000円以上の比較的重傷度が高い負傷は，小・中学校では跳箱運動，高等学校ではサッカー・フットサルであった（**表2**）．

表 2　運動別の負傷発生件数（比較的重いけが）

	第 1 位	第 2 位	第 3 位
小学校	跳箱運動 27.39%	鉄棒運動 11.14%	体操（組体操） 8.30%
中学校	跳箱運動 15.77%	サッカー・フットサル 12.36%	バスケットボール 11.25%
高等学校	サッカー・フットサル 20.98%	バスケットボール 19.58%	柔道 8.28%

（給付額 30,000 円以上，医療費総額が 75,000 円以上，合計件数の上位 20 種類大部分が骨折などの重傷）

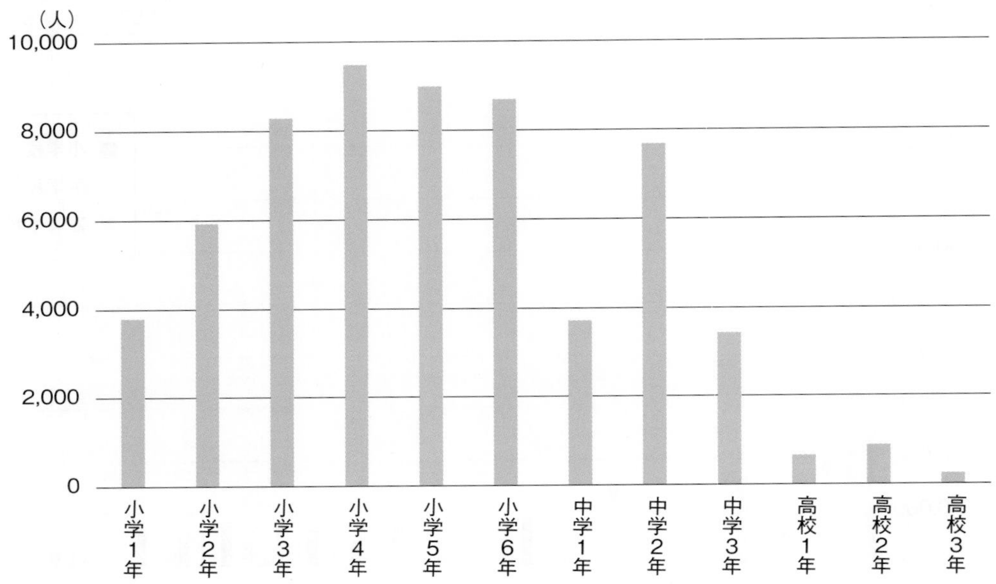

図 2　学年別負傷件数（平成 26～28［2014-2016］年度分）

わが国では，幼稚園から高等学校まで，学校の体育教科として跳箱運動がとり入れられている．すべての小学校とほとんどの中学校で跳箱運動が行われているためか，小学校での発生が多く見られた（**図 2**）．重傷度が高い負傷は，中学校・高等学校で多く発生していた（**図 3**）．小・中学生では手首，手，指の骨折が多く，高校生では足首，足の捻挫が多かった（**図 4**）．これらのデータから，跳箱運動についてとりくむことにした．

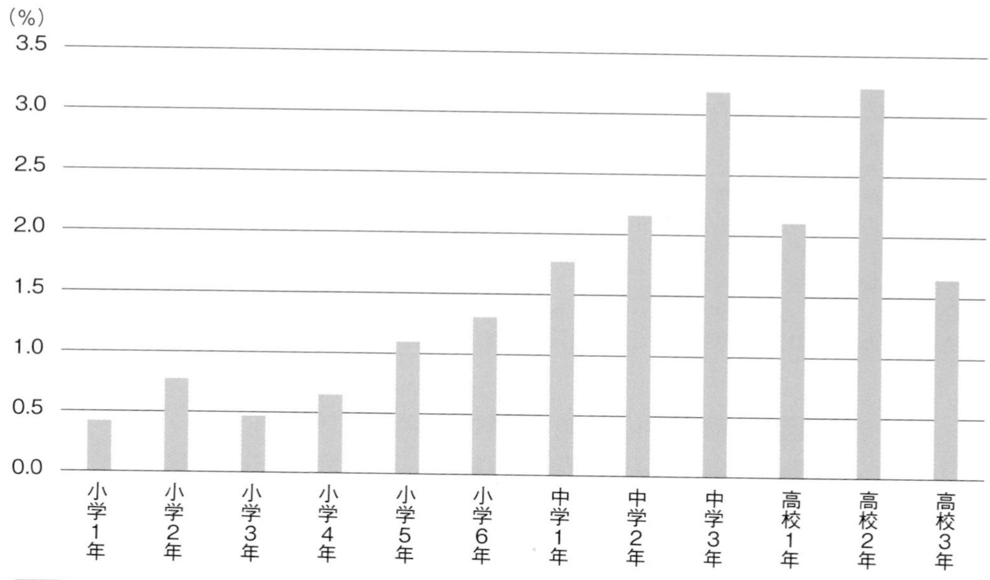

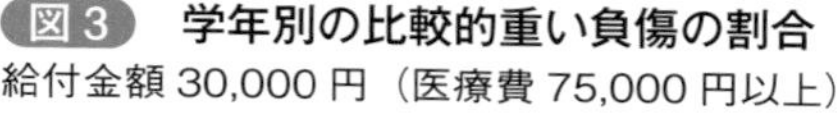
図3 学年別の比較的重い負傷の割合

給付金額 30,000 円（医療費 75,000 円以上）

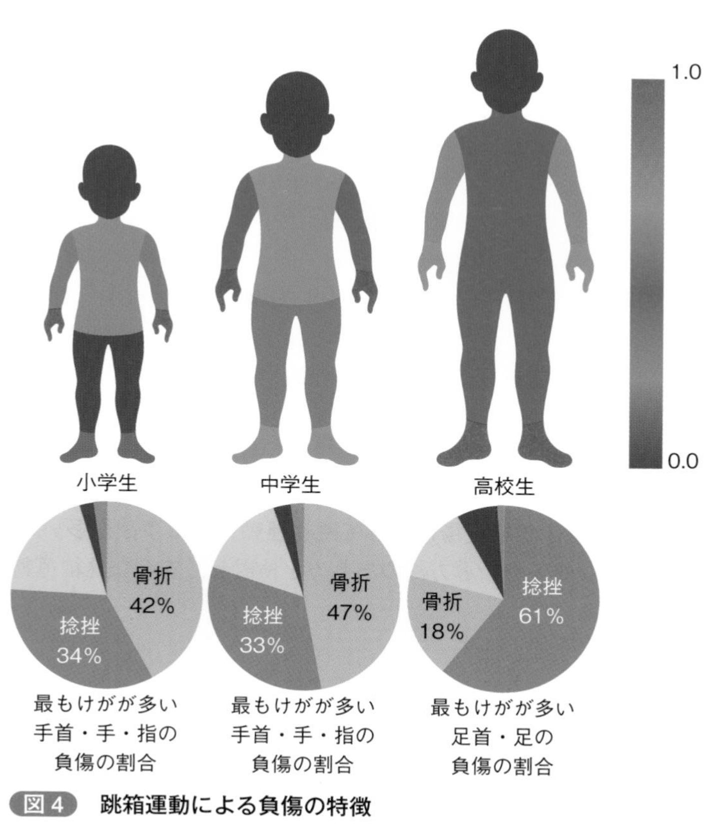

図4 跳箱運動による負傷の特徴

表3　跳箱による負傷の原因パターン

①**身体機能と跳箱の高さとの不適合**
- 高すぎると，跳び越えられずに衝突したり，跳箱の上で自分の手の上に座ってしまったり，着地の際にバランスを崩す
- 低すぎると，前のめりになり，着地の際にバランスを崩して頭から突っ込んでしまったりする

②**身体機能と跳箱の技との不適合**
- 技を行うのに十分な基礎運動ができていないと，事故が起きる
- 跳箱を使わないマット運動などで，基礎運動の確認・練習が必要である

③**身体機能と練習方法との不適合**
- 跳箱を跳ぶ前に，各動作ができていないと事故が起きる
- 跳箱を使わない練習，跳箱を使った段階的な練習が必要である

表4　跳箱運動による負傷の予防のための３つの提言

①跳箱を使わないで「跳箱運動に必要な動き・感覚の定着」を図る
②高さを評価の対象にしない
③跳箱運動の指導で，重篤な負傷の発生件数が多いことを認識する

C. 理学療法士との協働観察

理学療法士と協働で，小学校の跳箱授業の実態を調査した．ビデオカメラを設置し，児童が跳ぶ動作を撮影し，リスク状況のパターン解析を行った．「踏切の勢いが弱く，手での推進ができず，着地位置が跳箱すれすれになってしまう」，「助走，踏み切りが弱く，跳箱の上に乗ってしまい，手の上にお尻が乗ってしまう」，「踏み切り位置が跳箱に近く，上方への跳び上がるようになり，跳箱に衝突したり，跳箱の上で自分の手の上に乗ってしまう」，「助走が強く，勢いが強すぎて，腕の支持が十分にできず，上体を起こせないため，頭から転落するような着地になってしまう」などのパターンが観察された．

これらの状況が発生する原因を3つのパターンに分類した（**表3**）．また，学校現場では，必ずしも教員が跳箱運動を正しく指導できるわけではなく，さらに多数の児童生徒等を1人の教師が指導する必要があり，細かくチェックして指導することも難しい．そのため，リスクのあるパターンや跳び方のチェックポイントを確認でき，跳び方によって必要な練習方法を提示するソフトを開発した．

そして，跳箱での負傷の予防の必要性をわかりやすくするため，予防のための提言として3つを挙げた（**表4**）．今後は，学校現場に対して跳箱運動による事故が多いことを周知するとともに，現場で実施可能な対策や指導方法のあり方を検討し，安全な跳箱運動ができる体制を作り上げていく必要がある．

JSCのビッグデータを分析することにより，優先的に取り組むべき負傷を明らかにすることができた．その結果をもとに，学校現場で実態調査を行い，具体的な予防策を提言することができた．予防策の多くは，理学療法士が児童生徒等に直接関わって指導することになると思われ，スクールトレーナーの役割として大いに期待される．

02 保健室から見た児童生徒等の運動器の健康課題

タイトルに「保健室から見た」とあるが，「学校保健安全法」には，「学校には，健康診断，健康相談，保健指導，救急処置その他の保健に関する措置を行うため，保健室を設けるものとする」（第七条）と定められており，その保健室の経営を行うことが養護教諭の職務の１つである．養護教諭は，保健室の機能を生かし，さまざまな機会をとらえて児童生徒等が抱える健康課題を把握し，見極め，一人ひとりに適切な支援や指導を行っている．

A. 児童生徒等の運動器の健康課題

現代の児童生徒等の運動器の健康課題については，運動習慣の二極化による体力・運動能力の問題やスポーツ障害の問題が多方面で指摘されているが，学校現場においても，学校種を問わず，第一に挙げられる課題といえる．それらの課題について，地域等の養護教諭から寄せられた事例等とともに報告する．

1 運動不足による課題

近年，体育の授業以外は運動の機会のない児童生徒等が増えており，運動器の健康の面でもさまざまな影響が起きている．その背景には，遊べる場所が少なくなったこと，危ないからと子どもたちだけで遊ばせられない状況などに加え，動画配信やゲームなど，ICT 機器が急速に進化してきて，体を動かす遊びや機会が少なくなっていることが挙げられる．

子どもは，運動や遊びを通して体の基本的な動きを身につけていくといわれているが，その機会が減少したことで，体の感覚や動かし方が未熟な子どもが増えている．同時に，安全に関する能力も十分に発達していない心配がある．

学校現場でも，筋力がないために「すり足で歩く」，「体幹が弱く，授業中の姿勢保持が困難・まっすぐに立っていられない」児童生徒等が増えている．体が硬く，運動器検診のチェック項目であるしゃがみ込みができない児童生徒等が目立つ．体の歪みからくる頭痛や肩こり等の身体症状の訴えも増えている．危険回避能力が低下していることが関係しているのか，顔や頭のけがが多いといったことを，多くの養護教諭が感じている．

さらに，ICT 機器の使用については，長時間，スマートフォンや携帯ゲーム機等の近くの画面を見ることで，左右の視力のバランスが崩れてきて立体的に見えにくくなり，遠近感が低下するため，球技で，空振りが増えたりボールを顔面等にぶつけたりする事例の報告があるなど，視力への影響も懸念されている[1)]．

実際に，これらの運動不足の影響と思われるケガや事故が起きている．

<事　例>

- マットの前転・後転は，小学校の中学年で行う種目だが，高学年になってもできない児童も目立つ．突き指したり，マットの外にはみ出し打撲したり，中学生になってもうまく前転ができず頸部捻挫する生徒もいる．
- 跳箱を跳ぶのに，手をつく前に跳箱の側面に指をぶつけて突き指をする
- 休み時間に走っていて正面から友だちとぶつかって打撲，骨折する
- 学校種にかかわらず，ボールをよけきれず顔や頭を打撲したり，突き指をしたりする
- 廊下の途中の継ぎ目に引っ掛かり転倒する．階段でつまずいてけがをする
- 転倒の際，とっさに手が出ないで顔面や頭を強く打つ
- 支えがあっても倒立で体を支えきれず首・肩を捻挫・打撲をする
- 足全体，手全体で支える動作が身についていないために捻挫・骨折をする

これら運動不足の課題については，新型コロナウイルス感染症の影響も大きい．令和2（2020）年4月に初の「緊急事態宣言」が発出され，感染拡大防止のために，長期にわたる臨時休業が続くなど，さまざまな制約があった生活は，児童生徒等の運動不足の課題を深刻化させ，前述の課題や事例が，コロナ禍でさらに増えている状況にある．また，中学校・高等学校では，運動部に入る生徒が減少したという学校も多い．

コロナ禍の問題は，この先も影響が続いていく可能性もあり，それをどのようにとり戻していくのか，社会全体で，大きなスパンで考えていかなくてはいけないことだと思うが，まずは，自校の児童生徒等の課題に向き合い，改善のためのとりくみをしていきたい．

2 運動過多による課題

体を動かす遊びの機会は減ったが，習い事としての運動も含め，スポーツクラブ等に所属している小学生や運動部に入っている中高生の中には，オーバーワーク・オーバーユースにより関節，靱帯，骨などに痛み等の症状が出ている実態がある．

<事　例>

- 運動をしている児童が膝や足首の痛みを訴えることが多いが，成長痛と診断されることが多い．成長痛だからと，痛みを抱えて練習に参加している
- スポーツ少年団で野球のピッチャーを務めている小学6年生が，右肘の違和感があっても，整形外科を受診することなく整体に通いながら練習を続けている
- 部活動の競技・種目の特性が現れていて，シンスプリントや疲労骨折が陸上部に多い，野球部では肩，肘の痛みを訴える生徒が多い，バスケットボール部は，前十字靭帯損傷等，膝関節の負傷が目立つ
- 運動を続けてきたことが原因で，腰椎分離症，すべり症と診断されている生徒がいる
- 幼児期からの運動のしすぎで膝と腰に障害が起きた生徒がいる
- 痛みや違和感があっても自分からは練習を休めず，症状が悪化してしまった生徒がいる

筆者が令和5（2023）年3月まで勤務していた高校でも，年度当初の調査で，腰，肩，肘に

痛みや動きの悪いところがあるとチェックのあった生徒は，割合自体は高くはなかったが，学年が上がるほど増え，2，3年生はその8割以上が運動部の生徒だった．それらの所見について，受診の有無を聞くと，受診している生徒も学年が上がると増えていくが，受診していない生徒もいた．その理由は，「受診していたけれど行かなくなった」，「何とかなっているので大丈夫」という生徒も多く，3年生は「もうすぐ引退だからそれまでがんばる，様子を見る」という生徒も複数いた．痛みや違和感がありながらも“今”を優先させてしまう高校生の実態がわかる．小学校の事例でも，痛みや違和感を訴えていても練習を続けていることがわかる．将来を見据えた行動を促すことは難しいと，常に感じているが，だからこそ，違和感，痛みの前の予防に力を入れていきたい．

部活動に関しては，活動時間や休日など部活動のガイドラインに沿った活動が徹底されるようになり，特に中学校では，以前のような外傷や障害は減少傾向にあるという話も聞く．それはよいことであるが，今度は，そこから部活動離れ，運動離れにつながっていくのではという懸念もある．今後，部活動が地域移行になっていくと指導の在り方など，課題も複雑になり，運動器の健康の観点からも課題解決のためのとりくみがさらに重要になってくると考える．

B. 児童生徒等からの運動器の健康にかかわる質問・相談・訴え等

保健室には，けがや体調不良ばかりではなく，質問や相談のために来室する児童生徒等も多い．運動器の健康に関して，養護教諭に寄せられた具体的な声を紹介する．

<事　例>

- 部活やスポーツ少年団の練習と学校生活（学習課題）との両立が難しい
- 疲れていてもスポーツクラブの練習を休みたいといえず，先生から休んだ方がいいと保護者にいってほしい
- 痛みを訴えるとメンバーから外されたり，保護者に叱られたりするからできるだけ我慢する
- 顧問や指導者にけが，痛みの状態を報告しにくい
- 痛み等があっても，受診する時間がなく，部活は休みたくない
- 手術をしたが，部活を続けたい．部活復帰の時期等に不安がある
- 受診する病院選びに迷う
- 疲れがとれない．常にどこかが痛む
- 痛みや違和感が出たときに適切なアドバスをしてくれる大人がいない
- 指導者と親とで対処の方法や意見が違い，迷う
- けがのケアについて学びたい
- けがをした後，どのくらいでもとのパフォーマンスに戻すことができるのか知りたい
- 筋肉トレーニングについて知りたい

日常的に頻繁に訴えがあるわけではないが，スポーツクラブや部活動中心の生活で，負担を感じている児童生徒等の声がある一方けがの予防や対処法等を知りたいという声もある．

それぞれの声に応えられるようにしていくことが必要である．

C. 児童生徒等の運動器の課題解決・改善のとりくみ，運動器の健康に向けたとりくみ

課題解決・改善に向けては，さまざまな工夫をしながら学校全体でとりくんでいくことが大切である．

<事　例>

- 専門家に講師を依頼し，生徒対象の講演会や運動部生徒対象の研修会を開催した
- 学校と家庭，地域社会が連携して課題を協議する場である学校保健委員会のテーマにとり上げた
- 児童生徒等・保護者向けのリーフレットや資料の作成
- 校内連携（体育科や家庭科と連携した指導）
- 地区の養護教諭との連携

さらに，これらのとりくみや指導のためには，養護教諭自身が研修等で，知識や技能を身につけていくことも必要である．

令和2（2020）年に運動器の健康・日本協会の学校保健委員会として，養護教諭対象に実施した調査（436人）の中で，「児童生徒等の運動器疾患・障害の予防や，運動・スポーツの在り方にかかわる正しい知識の普及のために必要な研修のテーマ」について聞いたところ，すべての学校種で，運動器のけがに関することやその応急処置が一番高い割合だった．養護教諭の職務の中でも救急処置に関しては頻度が高く，専門性への要請が高いものである．常に最新の情報や技能を身につけ，スキルアップしていくために，研修は欠かせないものと考える．次に，小学校・中学校・高等学校では，スポーツ障害についてが多かった．運動習慣の二極化から，児童生徒等のスポーツ障害への対応の機会も多く，それらの対応のために必要と考えていることがわかる．特別支援学校では，運動器の基礎知識が2番目に多かった．児童生徒等一人ひとりの個別の課題に対する指導のために重要である（**図1**）．

「自校の児童生徒等を対象に指導する際に活用したい教材」についても聞いたが，小学校は正しい姿勢に関する動画・資料，中・高校は運動器のけが予防や応急処置資料，特別支援学校は，ストレッチング動画が1番高い割合だった．日ごろ感じている子どもたちの運動器の課題解決のため，その予防のための指導教材を挙げている先生が多いということだと思う．指導内容によっては，動画教材があればわかりやすく説明することができるため，資料のみならず動画教材の割合も高かった．

学校現場では，GIGAスクール構想[*1,2]による1人1台端末の環境整備が進み，保健教育の在り方も大きく変化してきている．動画等の視聴覚教材の活用は，さらに効果的な指導につながると考える．

以上，紹介してきた事例等はほんの一部であるが，児童生徒等の運動器の健康についてはさまざまな課題があり，その課題が，コロナ禍の影響によりさらに深刻化している．

---

*1　GIGA：Global and Innovation Gateway for All（すべての児童生徒等のための世界につながる革新的な扉）

*2　GIGAスクール構想：児童生徒向けの1人1台学習用端末と高速大容量の通信ネットワークを一体的に整備する構想（2019年12月より）

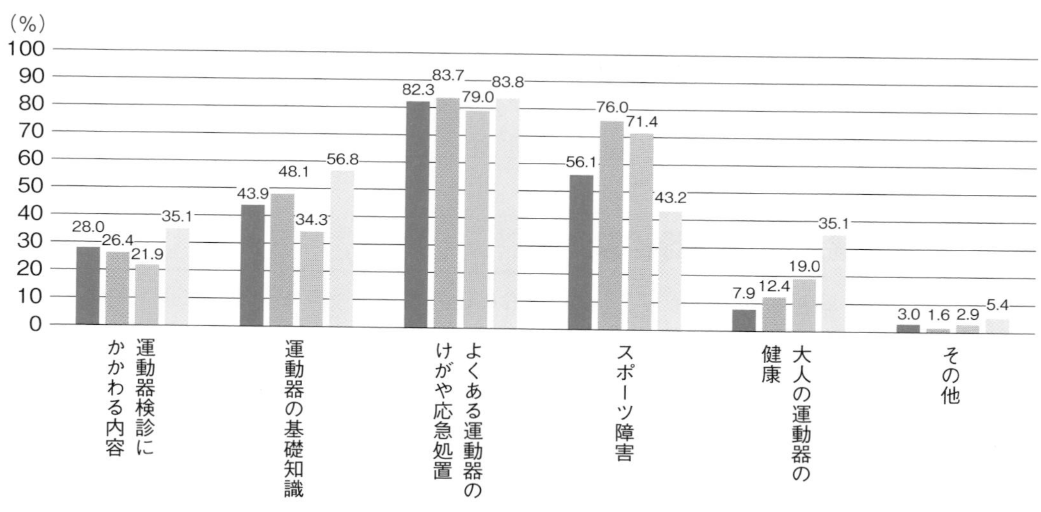

図1 児童生徒等の運動器疾患・障害の予防や，運動・スポーツのあり方にかかわる正しい知識の普及のための研修で「希望するテーマ（内容）」

平成27（2015）年12月の中央教育審議会「チームとしての学校の在り方と今後の改善方策について」（答申）の中で，「子どもをとりまく状況の変化や複雑化・困難化した課題に向き合うため，教職員に加え，多様な背景を有する人材が各々の専門性に応じて，学校運営に参画することにより，学校の教育力・組織力を，より効果的に高めていくことがこれからの時代には不可欠である」と述べられている．

児童生徒等の運動器の健康課題解決に向けても，運動器にかかわる専門家との連携・協力が大変重要であると考える．

文献

1）大谷良光：ネット・スマホの長時間接触による視力低下に潜む両眼視機能異常 <http://carrot.starfree.jp/2019/160.html>（最終確認：2024年4月30日）

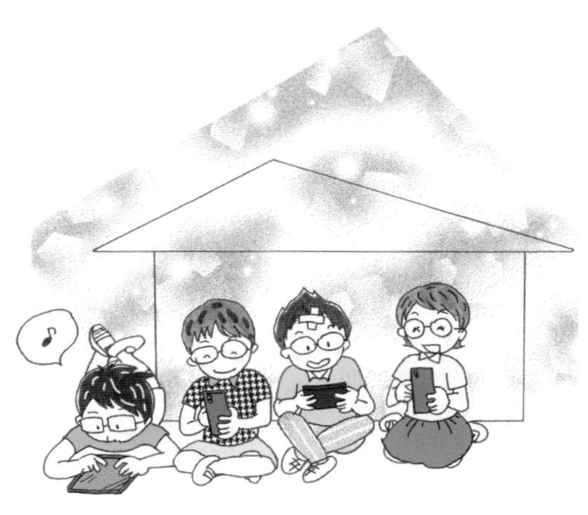

03 弁護士から見た児童生徒等の運動器の健康課題

A. 学校保健法と運動器検診

学校保健法は，昭和 33（1958）年，「学校における保健管理及び安全管理に関し必要な事項を定め，児童，生徒，学生及び幼児並びに職員の健康の保持増進を図り，もって学校教育の円滑な実施とその成果の確保に資することを目的」（第一条）として制定された．

学校保健法が制定された昭和 33（1958）年当時の学校保健の状況は，「現行の学校教育関係諸法規に規定せられました学校における保健管理に関する制度は，学校教育法第十二条の規定とこれに基く学校身体検査規程その他一，二の文部省令の規定がある」程度であり，「政府といたしましては，とりあえず指導措置によって学校における保健管理の強化に努力してまいったのでありますが，法的不備と相まって必ずしも十分な成果を期待することができません．優良な学校も一部には出て参りました反面，全国的には低水準にあることを免れなかったのでございます」（政府提案理由）*1 という状況であった．

当時は，「虫歯（う歯）だとか，トラホームとか，あるいは疥癬等の皮膚病とか，十二指腸虫のようないわゆる学校病」が問題となっており，とりわけ大きな課題は結核であった．結核罹患児童生徒数は，結核実態調査による入院児童数は，47,300 人，そのうち結核による就学猶予者が 11,042 人，結核による就学免除者が 1,040 人，結核関係の養護学校の就学者が 430 人，長期欠席で，100 日以上の欠席者が 13,700 人であり，教職員については結核罹患者 1.3%，7,000 人という現状だった．

このような現状に対して，「学校病を駆逐いたしまして，健全な身体にして学習効果を上げるのが，（学校保健法の）大きなねらいでございまして，もちろん，身体検査をして，従来と同じように結核予防法等によって治療の万全を期するわけでございますので，私どもはこの法案によってさらに結核の対策にも十分効果があると，かように考えております」と学校保健法の制定の意義を説明した*2．

学校保健法は，全会一致で可決され，健康診断を 1 つの柱とし，学校保健法施行令および学校保健法施行規則とともに，健康診断の方法および技術的基準，その時期，検査の項目等を定めた．健康診断は，就学時の健康診断（第四条）と在学中の定期健康診断（第六条）が定められている．

学校保健法制定後，次第に学校保健上の課題が変化し，いわゆる「学校病」の内容も変化してきたことから，学校保健法およびその規則・省令は逐次改正された．

昭和 47（1972）年には，「最近における地域特性の変貌，児童生徒等の疾病様相の変化，医療水準の向上等に応じたものでなければならないが，このためには検査の項目および方法について適切な改善を行う必要がある．」*3 と指摘され，昭和 48（1973）年には，「学校保健法施行

*1　1958 年 3 月 6 日第 28 回国会参議院文教委員会における松永東文部大臣の提案趣旨説明．
*2　1958 年 3 月 25 日第 28 回国会参議院文教委員会における内藤譽三郎文部省初等中等教育局長の説明．
*3　1972 年 12 月 20 日「児童生徒等の健康の保持増進に関する施策について」保健体育審議会答申．

令の一部を改正する政令」および「学校保健法施行規則の一部を改正する省令」により，検査項目および検査方法を大幅に変更し，「児童，生徒，学生，幼児および職員の健康診断の方法および技術的基準の補足的事項について」[*4]により，検査方法を詳細に定めた．その後も逐次改正されている．検査項目，健康診断の方法および技術的基準の変更点の特徴を示すと，心臓疾患の検査，尿検査，肥満への注意等が追加され，一方，結核検査等は罹患率を考慮して検査の頻度を見直す等の変更がなされた．脊柱の疾病については，当初「特にカリエスに注意すること」とされていたが，昭和53（1978）年これが削除され，「側わん症等に注意すること」が加えられた．昭和53（1978）年当時の児童生徒等の結核罹患率が0.03％であるところ，これよりも多いといわれている脊柱側わん症への注意が必要という認識に基づいた変更である[1]．

平成13（2001）年に大阪教育大学附属池田小学校の児童殺傷事件が起こり，学校安全へのとりくみも重要であることから，平成20（2008）年には，学校保健法に学校安全の規定を追加し，名称も「学校保健安全法」に変更し（平成21［2009］年施行），メンタルヘルス，アレルギー疾患等のさまざまな心身の健康課題が生じたことに対する改正がなされた．

このように，法改正により，学校保健・学校安全を推進する主体が明確にされ，かつ，学校健診の内容は変更されてきたが，近時，児童生徒等が運動をしないことによる運動能力の低下と過度な運動による障害が問題となり，学校における定期健康診断に運動器検診を追加する必要が指摘された．「学校保健安全法施行規則の一部を改正する省令（平成26［2014］年文部科学省令第21号）」により，①学校保健安全法施行規則第六条第1項第3号の「脊柱及び胸郭の疾病及び異常の有無」を「脊柱及び胸郭の疾病及び異常の有無並びに四肢の状態」に，②同規則第七条第4項の座高に関する規程を削除して，同項を「前条第1項第3号の四肢の状態は，四肢の形態及び発育並びに運動器の機能の状態に注意する」に，それぞれ改正され，これは平成28（2016）年4月施行された．

このような経過で学校での健康診断に運動器検診が導入された．運動器検診の導入は，子どものスポーツ活動の機会を増やして，運動しないことによる弊害の予防，過度なスポーツ活動に伴う弊害の予防・早期発見・早期治療という点でも重要な改正であった．

子どものスポーツ活動が減少しているのではないかという指摘がされている．中学校においてはこの20年間で，運動部員数は29.7％の減である．生徒数が16.0％減あることを考慮しても，運動部加入率は69.0％から57.8％に減少している．とりわけ女子生徒の加入率は49.8％まで減少しているのが特徴である（**表1**）．

一方で，高等学校においてはこの32年間で，運動部員数は30.8％の減であるが，生徒数も48.9％減となっているので，運動部加入率は増加している．ただし，平成27（2015）年の43.2％をピークに，ここ10年ほどは横ばいとなっている（**表2**）．

このように，子どもがスポーツをする頻度は一律に減少しているという評価はできないが，中学生の運動部活動の減少，とりわけ，女子中学生の運動機会の減少には留意が必要である．

[*4] 1974年3月26日文体保第101号文部省体育局長通達．その後これは改廃され，「児童，生徒，学生，幼児および職員の健康診断の方法および技術的基準の補足的事項について」（1994年12月8日付け文体学第168号文部省体育局長通知，最終改正2002年3月29日）となっている．

表1 中学校運動部加入率

		2002 年	2005 年	2010 年	2015 年	2020 年	2022 年
生徒数		3,862,849 人	3,626,416 人	3,558,169 人	3,481,869 人	3,244,958 人	3,245,395 人
		100.0%	93.9%	92.1%	90.1%	84.0%	84.0%
日本中学校体育連盟加盟生徒数		2,667,096 人	2,349,519 人	2,281,243 人	2,208,437 人	1,931,192 人	1,874,533 人
		100.0%	88.1%	85.5%	82.8%	72.4%	70.3%
運動部加入率	全体	69.0%	64.8%	64.1%	63.4%	59.5%	57.8%
	男子	74.9%	74.8%	74.8%	73.3%	67.7%	65.4%
	女子	62.9%	54.3%	52.9%	53.1%	51.0%	49.8%

[「文部科学統計要覧」および「日本中学校体育連盟資料」より作成]

表2 運動部員数が全高校生の中に占める割合

	1990 年	2000 年	2010 年	2015 年	2020 年	2022 年
生徒数	5,790,322 人	4,347,311 人	3,556,231 人	3,319,114 人	3,092,064 人	2,956,900 人
	100.0%	75.1%	61.4%	57.3%	53.4%	51.1%
運動部員数	1,798,962 人	1,422,032 人	1,389,772 人	1,432,429 人	1,266,192 人	1,245,351 人
	100.0%	79.0%	77.3%	79.6%	70.4%	69.2%
運動部加入率	31.1%	32.7%	39.1%	43.2%	40.9%	42.1%

[「文部科学統計要覧」および「全国高等学校体育連盟資料」,「日本高等学校野球連盟資料」より作成]

B. スポーツ障害の予防と学校健診の関係

スポーツ障害を防ぐという活動と学校健診との関係を，具体的な事例を通じて紹介する．

スポーツの現場では，目先の勝利を優先して，健康を犠牲にするという「文化」は根強く存在する．平成 17（2005）年にプロ野球ドラフト会議で 1 位指名された辻内崇伸選手は，プロではけがに苦しみ，一軍で一度も登板の機会がないまま平成 25（2013）年に現役生活を終えた．高校時代の経験をこのように語っている．

「2 年生の夏に，1 度だけ肩のけがをしました．大阪府大会で，準々決勝，準決勝，決勝と連投することがあったんです．準々決勝くらいから肩が痛かったのですが，我慢して投げ続けました．試合前は，薬を飲んで，注射を打って，針を打って，アイシングをして……．いろんなことをしていました．とにかく痛みがひどくて，試合の不安よりもそっちが先にありました．尋常じゃない痛みの中で投げていましたね．その後，1 ヵ月くらい投げられなくなりました」[2)]

平成 21（2009）年に開催された日本スポーツ少年団の企画である「ジュニアスポーツの育成と安全・安心フォーラム」では，整形外科医の鳥居俊医師が，外側型野球肘の小学生が連投をきっかけに肘の痛みが増悪して来診し，治療を中断した事例を紹介している．

母親：「同じチームにうちの子と同じ症状の子がいるので，診察に連れてきていいですか？」
鳥居医師：「いいですよ，来週 1 名なら予約枠あります．」
母親：「3 人いるんですよ．」
鳥居医師：「じゃあ，今度休日の練習の時，見に行きますよ．」

母親：「助かります，みんな喜びます.」
　その数日後・・・・
母親：「この前の話はなかったことにしてください.」
その後，この親子も病院に来なくなった．今頃，肘はどうなっているのか？

ジュニア世代の心身の特徴に配慮をしないスポーツ指導で，児童生徒等が障害を生じてしまうケース，そして障害に対して早期に治療を開始することなく重症化させてしまう事例はしばしば見られる．それに保護者も協力をしてしまう．障害が生じていることをチームに報告するとレギュラーから外されてしまうのではないか，ということから保護者も子どもも健康を犠牲にしてしまう．

障害が早期に治療の対象とならないで重症化させてしまうという報道がある[3)]．山形県高等学校野球連盟は平成22（2010）年の調査で，①投手を対象に行った検診では55人のうち39人が肩や肘を中心に何らかの障害，②2人に1人は痛みのため練習を制約，③約4人に1人（26.9%）は症状があっても練習を休まなかった，という状況を報告している．

ジュニア世代アスリートのスポーツ障害予防は，スポーツ団体とスポーツ指導者の課題である．すぐれた指導者は，ジュニア世代の心身の特性をよく理解し，科学に基づいた指導を行っている．高校野球の指導者の中には，肘のX線写真を撮影し，骨の成長が止まっているか否かを確認してけがの防止に役立てるという指導や，科学的に効率よいトレーニングを心がけている指導者もいるが[4)]，残念ながら指導者のごく一部でしかない．

このような状況下で，学校の運動器検診において，早期の段階でジュニアアスリートのスポーツ障害を発見し，重症化を予防する，早期の回復に向けた治療に結びつけるということは重要である．

スポーツによる障害予防として先進的なとりくみもある．新潟県では，野球団体が結束し，母子手帳にヒントを得た野球手帳を作成し，ジュニア層から大人になるまで野球による健康被害を防止するとりくみをしている[5)]．

このような素晴らしい活動もあるが，いまだ少数であり，スポーツ障害を予防するとりくみの課題は大きい．

C. 学校健診と裁判

職場での定期健康診断をめぐる裁判はしばしばあるが，学校健康診断が訴訟で争われ，判例集に掲載された判決はない．しかし，最近，学校健康診断をめぐる裁判についての報道があった[6)]．

20歳代の女子大学生の右の肩甲骨が突出していることに母親が気づき，病院を受診したところ，背骨が横に曲がる「脊柱側わん症」と診断され，女子大学生が在学をしていた小・中学校および高等専門学校の健康診断が適切ではなかったことが原因で，早期発見ができなかったとして提訴したと報じられている．2021年には秋田地方裁判所で請求棄却の判決があり，同年7月には高裁判決があったということであるが，判決が判例集に掲載されていないため，裁判所の判断内容の詳細は不明である．川崎市でも同様の訴訟があったという情報があり，学校医も被告となったということであるが，詳細は不明である．

脊柱側わん症の検診については，2020年10月に開催された超党派「成育基本法推進議員連盟」総会でもとり上げられ，慶應義塾大学渡辺航太准教授は，①発見率が地域により大きな差があること，②検診方法が統一されておらず，各自治体，各学校が独自基準で側わん症検診を行っていること，③体の背面の凹凸を測定し，その干渉縞で等高線を表示させ，左右対称性を確認するモアレ検査が有効であると報告した．

学校健康診断の変遷，運動器検診が導入された経緯，運動器検診を必要とする現状および運動器検診をめぐる法的問題を紹介した．児童生徒等の保健教育ならびに運動器の健康推進を担う「認定スクールトレーナー」は，これらの経緯，現状および課題を踏まえた活動が期待されている．

文献

1）江口篤寿：学校保健の法律常識，第一法規出版，東京，p.73, 1978
2）菅原聖司：元巨人ドラフト1位・辻内崇伸，いまだから語れる高校時代の真実．ニュースピックス
<https://newspicks.com/news/1090449/body/>（最終確認：2024年4月30日）
3）山形新聞2010年3月11日
4）日経産業新聞2015年1月27日
5）野球障害ケア新潟ネットワーク：野球手帳
<http://baseballcarenetwork.jp/techo.html>（最終確認：2024年4月30日）
6）朝日新聞アピタル：「学校健診で病気見落とし」賠償求め提訴　秋田の大学生
<https://www.asahi.com/articles/ASM6X55H9M6XUBUB00Q.html>（最終確認：2024年4月30日）

COLUMN 03

運動器と運動器具

ヒトの体は，約60兆個の細胞（cell）が集まってできている．その細胞が一定の配列や形態により集合して組織（tissue）をなし，種々の組織が特定の機能をもって集合して器官（臓器，organ）を構成し，そして各器官が連携することにより，有機的に一定の機能を発揮する器官系（organ system）が形成されている．人体，すなわち一人ひとりの個体は，この器官系が統合された生命体ということができる．

器官には，それぞれの機能により名が付されており，循環器，呼吸器，消化器，感覚器，泌尿生殖器，内分泌器などとよばれ，その内の1つが，運動器・運動器系（musculoskeletal system）である．

運動器とは，「骨・関節・筋肉・靱帯・腱・神経など身体を支えたり，動かしたりする器官の名称（「運動器の10年」日本委員会）」（『中央教育審議会答申，平成20年1月17日』に引用された）と定義される．また，「運動器は，脳を思考・命令系とすれば，その表現系に当たる」（故杉岡洋一　元九州大学総長/整形外科医，2004年）．

体育・スポーツで用いられる「運動器具」は，鉄棒，ハードル，跳び箱，ボール，バット，固定式自転車，各種筋力トレーニング機器などの総称である．

以前は，「運動器の話」と語ると「運動器具の話」と誤解されることも少なからずあったが，『国語辞典』などにも正式な項目として表記・解説されるようになり，運動器への理解が広まった．「動く喜び　動ける幸せ」（運動器の健康・日本協会の標語）の根源は運動器である．

04 世界との比較から見た日本の児童生徒等の運動器の健康課題

本項では，児童生徒等における運動器疾患・障害の危険性を高める要因の1つとして，学校内外の運動・スポーツの実施環境をとり上げ，他国における状況も合わせて見ていきたい．

日本においては，学校教育法施行規則に基づいて義務教育期間の小学校6年間または中学校3年間は，体育または保健体育の年間標準授業時数が定められている．児童生徒等は，その教科の中でさまざまな運動・スポーツを通じて学習する．また，学校外（放課後または休日）の社会体育として地域のスポーツ少年団やスポーツクラブ・教室への参加，または学校教育の一環として行われる放課後の運動部活動への参加を通じて運動・スポーツを行う．スポーツ庁の「令和4（2022）年度全国体力・運動能力，運動習慣等調査報告書」によると，体育・保健体育の授業を除く1週間の総運動時間が420分以上の割合は，小学生男女・中学生男女のすべてにおいて令和3（2021）年度よりも増加した．一方で，1週間の総運動時間60分未満の割合が中学生女子を除き，小学生男女および中学生男子でここ数年間増加傾向にある．つまり，日本の児童生徒等の運動習慣は二極化（運動・スポーツの過多もしくは不足に両極化）している．

このような状況が運動器の健康課題にどうかかわっているか，国際的な研究の動向を踏まえた上で，児童生徒等の運動器疾患の予防に向けた観点をまとめる．

A. 運動・スポーツの過多の運動器への弊害

小児期における国際的な運動器疼痛の有訴率は，慢性的な腰痛が14〜24%，また筋骨格（四肢）系疼痛が4〜40%であるとシステマティックレビューで報告されている[1)]．日本では，島根県雲南市のすべての中学生・高校生（2,403人）を対象に行われた質問紙による調査によると，生徒の27.4%が運動器の疼痛（非外傷性疼痛22.3%および外傷性疼痛5.8%）を有していた[2)]．部位別では，下肢15.4%，上肢9.5%，腰部8.5%の順に多かった．また，小児期の外傷の国際的な状況として全外傷のうちスポーツやレクリエーション関連による外傷は，11〜15歳の男子の32〜55%，女子が19〜59%を占めていたと報告されている[3)]．青少年期の運動・スポーツ（身体活動）の実施には，心身の健康上の利点があることが知られている．しかし，発育途中にある青少年の身体においては，運動・スポーツによる過剰な負荷は，外傷をはじめ使いすぎ症候群等の運動器疾患・障害発症の危険性を増大させる可能性がある．先の雲南市の調査によると，運動部に所属する生徒のうち，3分の1程度は週に18時間以上の部活動に取り組んでおり，そうした活動時間の長い生徒では42%が疼痛を有しており，これは運動部未加入の生徒より2.2倍高い有訴率であった[2)]．また，何時間までなら大丈夫ということはなく，運動・スポーツの実施時間が1週間あたりに1時間増えるごとに運動器疼痛を有するリスクが3%高いという直線的な量反応関係が見られた．1年後の疼痛の新規発症についても同様に量反応関係が見られ，週18時間以上の実施で2.6倍のリスク上昇を認めた．

他国における報告を確認してみると，フィンランドの9〜13歳の児童生徒等を対象にした研究では，息の乱れる激しい運動の実施頻度が週5〜7回の児童生徒等が，週0〜2回の実施よりも 1 年後の外傷性運動器疼痛を有する危険性が 3.4 倍高いと報告している[4]．英国の 11〜14 歳の児童生徒等を対象に行った研究でも週に 240 分を超えるスポーツを行った場合に 1 年後の広範囲慢性疼痛発症の危険性が 2 倍高かった[5]．また，米国の 7〜18 歳の児童生徒等を対象に行った研究では週のスポーツ実施時間が年齢よりも多い場合（例：13 歳の場合に週 13 時間以上と定義），外傷・障害の危険性が高かった[6]．したがって，発育期における児童生徒等の過剰な運動・スポーツの実施は，運動器疾患の危険因子であることについて，学校や保護者そして社会体育の指導者の理解を高めるとともに，「運動部活動の在り方に関する総合的なガイドライン」（スポーツ庁）でも示されているように[7]，児童生徒等の運動・スポーツによる疲労の回復に必要な休養を十分確保（実施日数・時間の調整）する対策を講じる必要がある．

B. 早期のスポーツ専門化による運動器への弊害

米国小児科学会は，早期のスポーツの専門化，つまり若年期から実施するスポーツを単一の種目に限定してしまうことについて，使いすぎ症候群（オーバーユース）等の運動器疾患・障害や燃え尽き症候群の潜在的な危険因子として警鐘を鳴らしている[8,9]．スポーツの専門化の特徴は，①1 つのスポーツのみが重要であると認識していること，②1 つの主要なスポーツに年間（8 ヵ月以上）を通じて参加していること，③1 つのスポーツに集中するため他のスポーツを辞めることとされている[6]．このようなスポーツの早期の専門化は，運動・スポーツの実施量とは独立して使いすぎ症候群（上肢・下肢の障害）の危険性が高かったと報告している．

日本では，小学校〜中学校にかけて単一の運動・スポーツへ早期に専門化する状況が見受けられる．日本の大学生を対象に行った後方視的研究では，スポーツ種目によって違いがあるものの 13 歳が 1 つのスポーツに特化しはじめる年齢であることが報告されている[10]．この研究では，学年が上がるにつれて外傷・障害が多くなることも報告されている．また，児童生徒等は，運動・スポーツにおける外傷・障害をきっかけにスポーツの実践から離れてしまう（継続できない）場合がある．1 つの運動・スポーツへの専門化の弊害には，多様な運動が不足しやすく，体の同じ部分を繰り返し使用することで負荷がかかり，必要な回復時間を確保できなくなる点が含まれる．また，外傷・障害の予防には，効率的な神経筋スキルを身につけることも重要と考えられている．

表 1 に，いくつかのスポーツ団体がスポーツ障害予防に提案している神経筋トレーニングを紹介する．その他，児童生徒等がさまざまなスポーツ・運動・遊びが行える環境を整えるなど，制度・社会構造的な側面にも目を向ける必要がある．

C. 座っての非活動的な時間（sedentary time）の運動器への弊害

運動・スポーツとは独立に，児童生徒等が座っての非活動的な時間（sedentary time）を過ごしたり，またはスクリーンタイム（スマートフォンやタブレット等のデジタルデバイスの利用）が増加することによって，運動器の健康に与える悪影響が懸念されている．システマティックレビューによると[11]，6〜14 歳の児童生徒等の平均スクリーンタイムは 1 日あたり 2.8 時間で，平均スクリーンタイム 2 時間以上の割合は 46.4％であった．日本においても児童生徒等のスマートフォンの保有・使用率は年々上昇している．日本の小学 4 年生〜中学 3 年生を対

表1 スポーツ別の障害予防プログラム

対象種目	プログラムの名称	対象年齢	効果の概要	出典（webなど）	文献
サッカー	FIFA 11/FIFA 11＋	13歳以上	高いプログラム遵守で最大50％の外傷の減少	日本サッカー協会（https://www.jfa.jp/medical/11plus.html）	Bizzini M：Br J Sports Med **49**：577-579, 2015（PMID：25878073）
	FIFA 11＋Kids	7〜13歳	約50％の外傷発生率の減少	—	Rössler R：Sports Med **48**：1493-1504, 2018（PMID：29273936）
	Harmoknee	13〜19歳	膝外傷の発生率77％減少，非接触性膝外傷発生率90％減少	Harmoknee AB（https://harmoknee.com/）	Kiani A：Arch Intern Med **170**：43-49, 2010（PMID：20065198）
ラグビー	Activate	14歳以上	週3回のプログラムで約70％の外傷減少	日本ラグビーフットボール協会（https://www.jrfusc.com/activate）	Hislop MD：Br J Sports Med **51**：1140-1146, 2017（PMID：28515056）
バスケットボール	SHRed	11〜18歳	膝・足首の外傷が36％減少	カルガリー大学（https://www.ucalgary.ca/shred-injuries/all-sports/basketball）	Emery CA：J Orthop Sports Phys Ther **52**：40-48, 2022（PMID：34972488）
バレーボール	VolleyVeilig	平均年齢12.6歳	外傷が約28％減少	VolleyVeilig（https://www.volleyveilig.nl/）	Verhagen E：Br J Sports Med **57**：464-470, 2023（PMID：36801807）

象に行った調査では，テレビ，ビデオ・DVD，テレビゲーム，スマートフォン等を多面的に評価したスクリーンタイムが1日あたり2時間以上の児童生徒等は97.1％と非常に多かった[12]．

座っての非活動的な時間・スクリーンタイムの増加に対し，世界保健機関（WHO）は，5〜17歳までの青少年に対して座って非活動的な時間を減らすことを推奨している[13]．WHOのガイドラインや日本では時間の具体的な目標値を定めていないものの，カナダは児童生徒等のスクリーンタイムを1日あたり2時間に制限すべきと提言している[14]．児童生徒等を対象にしたメタ解析によると，座っての非活動的な時間（長時間のテレビ視聴とコンピュータ/モバイルの使用およびゲームのプレイ時間）が長い場合，腰痛のリスクが有意に高かった[15]．また，別のメタ解析では，長時間の携帯電話の使用が頸部痛と有意な関連を認めた[16]．長時間にわたり携帯電話やスマートフォン・タブレットを使用することで頸部を前方に突き出したままの姿勢によって生じる頸部痛は，「テキストネック症候群」とよばれる反復性ストレス障害である[17]．テキストネック症候群は，児童生徒等の体の発育を阻害し，また呼吸不良（過呼吸）や不安・ストレス等の心身の健康状態に影響する可能性があるため，注意が必要である．このように長時間の座位姿勢（スクリーンタイム含む）の悪影響が懸念されているため，学校や家庭においては，座って非活動的な時間およびスクリーンタイム（デジタルデバイスの利用）に対して，適切な時間や制限について児童生徒等と話し合い，適宜目標や利用計画を設定すること，姿勢の改善に対する教育活動や適切な椅子や机の環境整備を行うことが必要と考えられる．

D. 学校における運動器疾患・障害対策

ここまで，児童生徒等の運動・スポーツの過多や座っての非活動的な時間が長いことによる運動器への弊害について概観してきた．運動器の健康のために学校で行われた事例について紹介する．カナダの学校体育で行われたクラスターランダム化比較試験では，iSPRINT ウォームアッププログラムを 12 週間実施し，中学生女子の外傷の予防効果を認めた[18]．iSPRINT ウォームアップは，15 分間の神経筋トレーニングで有酸素運動，敏捷性，筋力，バランス運動で構成されている（詳細は文献 18）で紹介されている）．ただし，中学生男子には効果が認められなかった．また，運動器の慢性疼痛を有する児童生徒等を対象に行われた身体活動介入による疼痛軽減効果が，コクランシステマティックレビューとして報告されている[19]．レビューでは，自宅やプールでの運動による 4 件の介入研究から疼痛の強度や運動障害にわずかながら有益な効果が確認されている．しかし，エビデンスの量・質ともに不十分であることが指摘されている．今後は，日本の学校の実態に応じた運動器疾患・障害の予防対策の実践や，エビデンスの確立とその普及・実装が期待される．

文献

1）King S, et al：The epidemiology of chronic pain in children and adolescents revisited：a systematic review. Pain **152**：2729–2738, 2011
2）Kamada M, et al：Dose–response relationship between sports activity and musculoskeletal pain in adolescents. Pain **157**：1339–1345, 2016
3）Pickett W, et al：Cross national study of injury and social determinants in adolescents. Inj Prev **11**：213–218, 2005
4）El–Metwally A, et al：Risk factors for traumatic and non–traumatic lower limb pain among preadolescents：a population–based study of Finnish schoolchildren. BMC Musculoskelet Disord **7**：3, 2006
5）Jones GT, et al：Predicting the onset of widespread body pain among children. Arthritis Rheum **48**：2615–2621, 2003
6）Jayanthi NA, et al：Sports–specialized intensive training and the risk of injury in young athletes：a clinical case–control study. Am J Sports Med **43**：794–801, 2015
7）スポーツ庁：運動部活動の在り方に関する総合的なガイドライン <https://www.mext.go.jp/sports/b_menu/shingi/013_index/toushin/__icsFiles/afieldfile/2018/03/19/1402624_1.pdf>（最終確認：2024 年 4 月 30 日）
8）American Academy of Pediatrics. Committee on Sports Medicine and Fitness.：Intensive training and sports specialization in young athletes. Pediatrics **106**（1 Pt 1）：154–157, 2000
9）Brenner JS：Sports specialization and intensive training in young athletes. Pediatrics **138**：e20162148：2016
10）Shigematsu R, et al：Sports specialization and sports–related injuries in Japanese school–aged children and adolescents：a retrospective descriptive study. Int J Environ Res Public Health **18**：7369, 2021
11）Qi J, et al：Screen time among school–aged children of aged 6–14：a systematic review. Glob Health Res Policy **8**：12, 2023
12）Abe T, et al：Prevalence and correlates of physical activity among children and adolescents：a cross–sectional population–based study of a rural city in Japan. J Epidemiol **30**：404–411, 2020

13) World Health Organization：WHO guidelines on physical activity and sedentary behaviour 2020
<https://www.who.int/publications/i/item/9789240015128>（最終確認：2024 年 4 月 30 日）
14) Tremblay MS, et al：Canadian 24-hour movement guidelines for children and youth：an integration of physical activity, sedentary behaviour, and sleep. Appl Physiol Nutr Metab **41**：S311-S327, 2016
15) Mahdavi SB, et al：Association between sedentary behavior and low back pain；a systematic review and meta-analysis. Health Promot Perspect **11**：393-410, 2021
16) Mahdavi SB, et al：Sedentary behavior and neck pain in children and adolescents；a systematic review and meta-analysis. Health Promot Perspect **12**：240-248, 2022
17) Neupane S, et al：Text neck syndrome-systematic review. Imperial journal of interdisciplinary research **3**：141-148, 2017
18) Emery CA, et al：Implementing a junior high school-based programme to reduce sports injuries through neuromuscular training（iSPRINT）：a cluster randomised controlled trial（RCT）. Br J Sports Med **54**：913-919, 2020
19) Nascimento Leite M, et al：Physical activity and education about physical activity for chronic musculoskeletal pain in children and adolescents. Cochrane Database Syst Rev **7**：CD013527, 2023

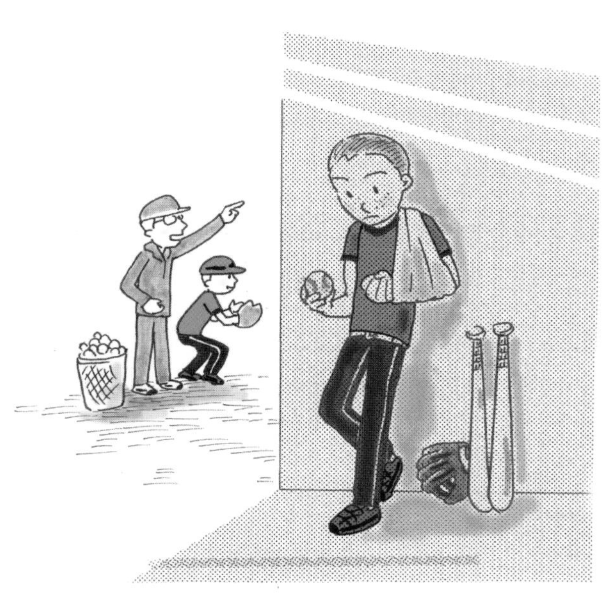

05 子どもの身体活動促進に関する世界の動向と日本の現状

A. 子どもの身体活動が世界の課題に

いわゆるグローバル化によって世界の均一化は進み，各国が直面する課題も共通化していく．そうした中では，国を超えて同じ課題にとりくもうとする動きが自然に起こる．子どもの教育や成長，そして身体活動も，そうした課題の1つである．

世界保健機関（WHO）は令和2（2020）年に「身体活動および坐位行動に関するガイドライン」を発表した[1]．その中で，5〜17歳の子ども・青少年は「1週間を通して，1日平均60分以上の中・高強度の身体活動（主に有酸素性の活動）を行うべき」，「高強度の有酸素性活動や筋肉・骨を強化する活動を，少なくとも週3日はとり入れるべき」等とされた．このガイドラインの基には，同じくWHOが平成30（2018）年に発表した「身体活動に関する世界行動計画2018-2030」がある．

B. 子どもの身体“不活動”の蔓延と，それを多面的にとらえる必要性

そのような流れで近年，子どもの身体活動について調査が重ねられ，身体“不活動”の世界的な蔓延が明らかになった．Gutholdら[2]の報告によれば，身体不活動の青少年（11〜17歳）の割合は，世界全体でおよそ8割に達し，男子よりも女子の方で高い．この報告は，多数の調査データに基づき，世界146の国・地域をカバーしている（ただし日本のデータは「ない」．理由はE（p.51）で後述）．地域別に見て，不活動者の割合が最も高いのは，男女とも高所得のアジア太平洋地域であり，逆に最も低いのは，男子では高所得の西欧諸国，女子では南アジアであった．不活動者の割合は，男子では平成13（2001）〜平成28（2016）年にかけて有意に減少したが，女子では有意な変化を示さなかった．

子どもの身体不活動は，関連要因を含めて多面的にとらえ，理解すべきである．実際，前述のような結果を「経済的に豊かになり便利になると人々は運動しなくなり……」といった“古典的”理論で説明しきることはできない．現に，同じように高所得であっても地域ごとに不活動者の割合は高くも低くもなり得る．男女の間にはトレンド（経年的な変化傾向）の違いがあり，いわゆるデジタル化（情報通信機器の普及・使用）の影響も見逃せない．つまりは多要因かつ複雑なのである．

C. 子どもの身体活動を多面的にとらえるとりくみ

そうした中，子どもの身体活動を多面的にとらえようとしているのが，国際的な非営利組織Active Healthy Kids Global Alliance（AHKGA）[3]である．AHKGAには現在，6大陸の57カ国・地域から研究者たちが参集し，5〜17歳の子ども・青少年の身体活動とその変動要因を調べている．そこでは，身体活動を多面的にとらえるべく10の共通指標（6つの行動指標・ア

表1 AHKGA が設定した10の共通指標

行動指標・アウトカム	1. 日常生活全般の身体活動量 2. 組織化されたスポーツへの参加 3. 活動的な遊び 4. 活動的な移動手段 5. 坐位行動 6. 体力
環境指標	1. 家族および仲間の影響 2. 学校 3. 地域社会と構築環境 4. 政府戦略と投資

ウトカムと4つの環境指標）が設定されている（**表1**）.

AHKGA の評価では，各指標について国・地域ごとに等級が判定される．等級には13の段階（A～Dのそれぞれに+/－を付けた12段階とF）があり，その他にINC（データ不十分：incomplete insufficient or inadequate information）がある．判定には各国・地域の子ども・青少年を代表すると見なせる既存のデータが使われ，そこへWHOのガイドライン（Aを参照）等の基準をあてはめるようにして等級は決まる．すなわち“絶対評価”であるため，全参加国・地域の平均等級がD（達成度20～39%）と低くなることもある．

評価の結果は，国・地域ごとにThe Report Card on Physical Activity for Children and Adolescents（Report Card）として公表される．日本のReport Cardは，Active Healthy Kids Japanのウェブサイト[4]で閲覧できる．それとは別にAHKGAでは，いずれかの共通指標について等級Aを得た国々の特徴をインフォグラフィックス（**図1**）で公表している．これを見ると，多くの指標について，関連する政策，財政的支援あるいは地域環境整備が好影響を及ぼしていることがわかる．

D. 日本は世界の“優等生”

AHKGA の調査にもとづけば，日本は世界の“優等生”だといえよう．実に9つの指標で，平均よりもよい等級を得た（残る1つは「活動的な遊び」で，等級はINC）．行動指標（**表1**）全体の等級B^-はフィンランドと並んで第1位，環境指標（同）全体の等級B^-は第10位であった．そして，全指標を総合した等級B^-は，他3ヵ国と並んで，57の国・地域中の第1位であった．

中でも「活動的な移動手段」と「体力」の評価は高い．前者の等級はデンマークと並んでA^-（第1位）であり，後者の等級はB（スロベニアのAに続き第2位）であった．

「活動的な移動手段」とは，徒歩や自転車による通学をいう．それが，日本では“あたり前”の習慣となっている（**図1**）.

「体力」は，全身持久力や筋力など健康関連体力のデータに基づいている．約半数の国・地域で体力の等級がINCとなる中，日本では，複数の測定項目に基づいて複合的に体力を評価できている．その背景には，国によって毎年行われている全国調査がある．

以上のような結果と評価は，これまで日本国内で主流だったネガティブな（子どもの体力の

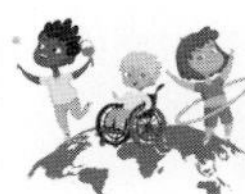

世界の子ども・青少年の身体活動量 第4版

成功した国から学ぼう！

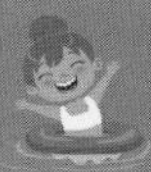

A- **日常生活全般の身体活動量**

フィンランド

幼児期からの教育に、身体活動の役割を重視
教育機関の身体活動促進プログラムに資金提供を実施

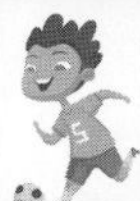

A **組織化されたスポーツと身体活動量**

デンマーク

法律で、自治体に対して、スポーツクラブなどの施設を提供、活動を財政的に支援することを義務付け

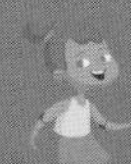

A- **活動的な移動手段**

日本

通学距離は、公立小学校が4km以内、公立中学校が6km以内
小・中学生の多くが徒歩または自転車で登校

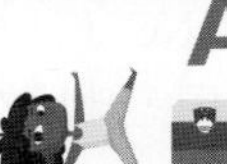

A **体力**

スロベニア

質の高い体育授業が、身体的リテラシーの向上につながり、体力を維持

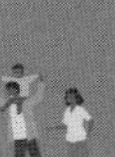

A+ **家族と仲間**

ネパール

家族が、子ども・青少年（特に男子）が放課後や週末に近所で友達と遊ぶことを認め、家族で遊び、散歩、サイクリングなどをする

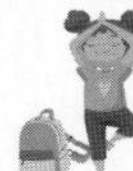

A+ **学校**

ハンガリー

週5回の45分体育授業と課外活動の推奨、学校スポーツプログラムを含む国民体育カリキュラムが、全学校で導入
導入後、余暇のスポーツや運動時間が、性別や年齢層に関係なく有意に増加

A+ **地域社会と構築環境**

スウェーデン

使いやすい緑地などの屋外環境を提供し、身体活動や活動的な移動の促進
野外レクリエーション政策を策定し、自然の中に身を置く機会を増やす

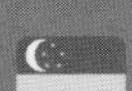

シンガポール

公共の遊び場は、公共住宅団地の基本的なレクリエーション施設
様々な活動ができるテーマ性のある遊び場

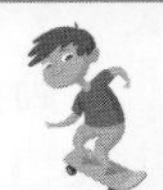

A **政府戦略**

ニュージーランド

身体活動やスポーツの取り組みに対する中央および地方政府の大規模な投資
"Sport NZ, Ihi Aotearoa"は、国の身体活動の枠組み、戦略、計画を確立し、評価を実施

詳しくは、**英語: www.activehealthykids.org　日本語： www.activekids.jp**

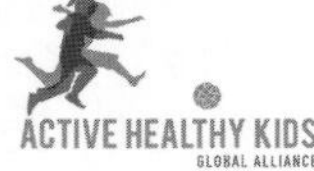

@activehealthyk1
ActiveHealthyKids
Active Healthy Kids Global Alliance
Active Healthy Kids Global Alliance

図1　AHKGA による子どもの身体活動調査で等級 A を得た国の特徴（日本語版）

現状を憂うるばかりの）論調とは一線を画す．なにしろ，目を世界に向ければ，日本にもポジティブな点，世界から“お手本”とされる点が複数あるというのであるから．

E. 日本の課題

ただし，優等生の日本にも課題はいくつかある．ここでは以下の3つのことを指摘しておこう．

1 評価のよくない指標，評価できない指標がある

AHKGAの調査によれば，家族と一緒に運動・スポーツや活動的な遊びをする機会や支援について，日本の評価はよくない（第21位，等級C⁻）．また，ほとんどの国・地域と同様に，余暇時のスクリーンタイムが推奨値（1日に2時間未満）を超えている子ども・青少年は多い（等級C⁻）．

「活動的な遊び」については，先にD（p.49）で述べたとおり，評価し得るデータが存在しない．活動的な遊びとは，組織的ではなくスポーツのようにルールがあるとも限らない，安静時代謝量を明らかに上回るような活動のことである．ただし，それを記録するのは難しいため，日本と同じ状況の国・地域も多い．

なお，現状で評価できている指標についても，定期的・継続的な調査が必ずしも行われていないため，過去からの推移や今後の見通しが不明なことも多い．

2 徒歩・自転車で通学する習慣が失われつつあるかもしれない

日本の「活動的な移動手段」の評価は，やはりD（p.49）で先述したとおり，57の国・地域の中で最も高い．活動的な移動は，日常生活全般の身体活動量や体力と正の相関関係にあることから，国際的に注目され，それを促進するための環境づくりが推奨されている．

しかし，そうした日本の誇るべき生活様式（習慣）が，まさに今，失われつつあるかもしれない．スポーツ庁の「全国体力・運動能力，運動習慣等調査」による「ふだんの登校方法」を見ると，徒歩・自転車の割合は平成20（2008）年度の91％（等級A）から平成30（2018）年度の86％（同A⁻）へと低下しており，最も低い県では59％（同B）にまで下落した．なお，その後の推移は（データがないため）わからない．

3 身体活動のとらえ方が“世界標準”ではない

日本の標準的な身体活動のとらえ方は，現在世界におけるそれと同じではない．日本では通例，身体活動をほぼ“スポーツ”に限定し，それに“参加”する週当たり日数や時間が測られる（それゆえ，上記スポーツ庁の調査では，運動部に所属する普通の中学2年生の総運動時間が週当たり900分にもなる）．それに対して，現在世界の標準は，スポーツ以外の生活活動なども含め，実際に一定以上の強度で運動している時間を積算する方法である．

そうした違いがあるために，国際調査において，日本はしばしばデータが「ない」とされてしまう（B（p.48）を参照：詳しくは田中[5]を参照）．国による“世界標準”の身体活動調査の実施や支援を望む声は，徐々に大きくなっている．

文献
1) World Health Organization : WHO guidelines on physical activity and sedentary behaviour : at a glance
<https://www.who.int/publications/i/item/9789240014886>（最終確認：2024年4月30日）
2) Guthold R, et al : Global trends in insufficient physical activity among adolescents : a pooled analysis of 298 population-based surveys with 1.6 million participants. Lancet Child Adolesc Health **4** : 23-35, 2020
3) AHKGA
<https://www.activehealthykids.org/>（最終確認：2024年4月30日）
4) Active Healthy Kids Japan
<https://activekids.jp/>（最終確認：2024年4月30日）
5) 田中千晶：基礎から学ぶ発育発達のための身体活動，杏林書院，東京，2019

COLUMN 04

略称のScT

認定スクールトレーナー制度の構築にあたって，数えきれないほど多く，「スクールトレーナー」という言葉を記載して，関係者への連絡・通知を行ってきた．やや長いので，できれば，略称で済ませられればと，皆が考えていた．世の中には，NHK，SNS，LAN，CT，MRIなどをはじめ，英語の略称があふれている．

学校教育関連で，「スクールカウンセラー」は，SCと新聞などでも記載されている．STでよいかと思えば，これは，すでにスピーチ・セラピスト（言語聴覚士）の略称として，社会に定着している．また，アスレティックトレーナーをATとよぶように，スポーツトレーナーをSTと呼称する例もあるだろう．

いろいろ検討している折に，運動器の健康・日本協会の理事の一人でもある岡田真平 身体教育医学研究所所長（長野県東御市）から，「ScT」の提案をいただいた．従来より使用されている似たような呼称との差別化ができ，なおかつ親しまれやすく，記憶しやすい略称である．小文字のcを使ったのは，小技が効いててよかった．

今後，このScTという略称が広く知られ，日常的な連絡メールや書類等に，愛用されるようになることは，「スクールトレーナー」が，全国の小・中・高等学校等で，熱心に活動し，皆から親しまれている証となろう．

06 児童生徒等の骨折の実態

A. 小児の骨折の頻度

日本スポーツ振興センター（JSC）の学校管理下の災害統計では，骨折の場面としては，小学校では休憩時間が全体の約半数を占めており，場所は運動場・校庭が最も多かった．部位は手・手指部が最も多く，実施種目では跳箱が最も多く（p.28 以下参照），次いでバスケットボール，マット運動，ドッジボールの順であった．中学校では，課外指導が最も多く，そのほとんどは体育的部活動であり，場所は体育館・屋内運動場，運動場・校庭が多く，部位は手・手指部が多く，球技のけがが全体の 7 割以上であった．高等学校等では，課外指導に多く，部位は足関節，手・手指部に多かった．球技中のけがとしては，バスケットボールが最も多かった[1)]．

また，日本スポーツ振興センターの集計によると，子どもの骨折率は，過去 40 年間で全体では 2.5 倍に増加し，ゲームが普及した 2000 年ごろよりさらに増加している．特に中・高校生では約 3 倍に増加し，高校生が顕著で，中学生では骨折率が最も高く約 3%となっている．小学生では約 2 倍に増加し，保育所・幼稚園では増減が少ない状態である（**図 1**）．学校管理下の骨折の頻度は，どの小児期でも男子が女子より多く，最も骨折頻度の高い年齢は 12～13 歳で，小学校高学年～中学 3 年にかけては，クラブ活動が盛んになるものの，骨格が未成熟で骨塩量が乏しいため，転倒や強い力が加わって多発したものと考えている．

体育事故件数と児童生徒数の関係では，全国の児童生徒数は昭和 60（1985）年以降，経年的に徐々に減少しているが，体育事故件数は減少傾向が見られず高止まりの状況が続いており，その結果として体育事故発生率は高くなっている（Ⅰ-04 の図 1［p.20］参照）．

「令和 4 年度全国体力・運動能力・運動習慣等調査」では，1 週間の総運動時間が 60 分未満のものが，小学 5 年男子で 9%，女子で 15%であり，中学 2 年男子で 8%，女子で 18%であり，週に総運動時間が 420 分以上のものが小学 5 年の男子で 50%，女子で 29%，中学 2 年の

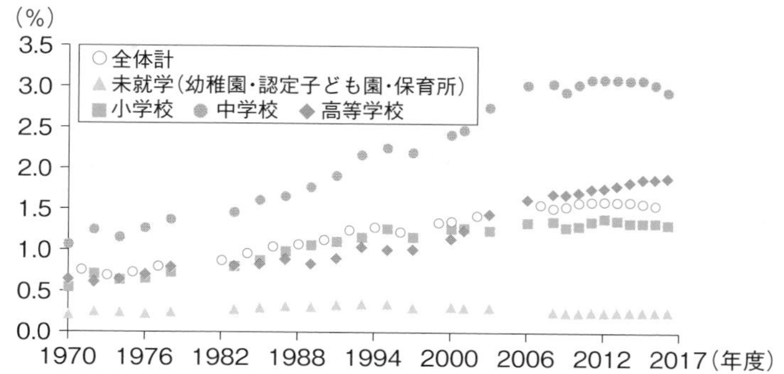

図 1　児童生徒等の骨折率の推移

（注）骨折発生率は，「骨折発生件数/災害共済給付制度加入者数」で計算した．「全体計」には，高等専門学校を含む．

男子で78%，女子で70%であった[2]．つまり，運動不足の生徒が見られる一方で，運動をしすぎる生徒が特に中学生男子では著明となっており，運動の二極化が見られる．

また，テレビやゲームの画面を見る時間は1日2時間以上の割合が小学5年男子で62%，女子で54%，中学2年男子で73%，女子で70%と高率となっており，身体を動かす時間が制限されていることが明らかとなっている[2]．p.44 以下も参照.

B. 小児の骨折の特徴と治療

小児の骨折の原因は，転倒や転落によるものがほとんどである．子どもから痛みの訴えがあったとき，「触ると泣く」，「手を使わない」，「足に体重をかけられない」などの症状があれば，骨折を疑う．特に乳幼児では，腫れが少なかったり，骨折していない部位の痛みを訴えたりすることもあるため注意が必要である．小児の骨折は肘関節の周囲や前腕など上肢の骨折が約半数を占め，次いで多いのが鎖骨や下腿である．成長過程の骨には弾力があり，骨幹部では隆起骨折や若木骨折，力学的に脆弱な成長軟骨が存在する関節周囲では，骨端骨折つまり骨端軟骨の離開など小児特有の骨折が見られる[3]．

治療には保存療法と手術療法がある．関節周囲の骨折以外は自家矯正が期待できるので，通常は徒手整復による保存療法が行われる．血管損傷や神経損傷がないことを確認した上で，ギプスなどで固定する．成長期は骨が癒合しやすいので，受傷後1～2ヵ月くらいで安定することがほとんどである．小児の骨折は，自家矯正力が強く，整復後に変形が残ったり骨折部が離れたりしていても，癒合することがほとんどである．不安定な関節周囲の骨折や大きく転位した骨折では，入院して持続牽引や経皮ピンニング手術を行うこともある[2]．

球技に多い，いわゆる突き指，マレット指（槌指）は，指が伸びた状態で急激に屈曲された場合に生じる．骨性である裂離骨折の場合は，キルシュナー（Kirschner）鋼線にて固定することが多く，腱性である伸筋腱断裂の場合は，伸筋腱の縫合を行うこともある．

C. 小児の疲労骨折

スポーツのしすぎにより，さまざまな下肢のスポーツ障害が生じる．疲労骨折の部位別発生頻度としては，太田らによると下肢が76%と最も多く，体幹は16%，上肢は8%であり，疲労骨折の部位別頻度としては，脛骨が最も多く，次いで中足骨，腰椎，尺骨，肋骨の順番であった[4]．現在，腰椎分離症は椎弓疲労骨折として認識されており，実際の頻度はさらに高いものと考える．

腰椎分離症は，腰椎の椎弓に繰り返しのストレスが加わって生じる疲労骨折であり，椎弓に亀裂が入っている状態で，進行すると手術を要することもある．腰を反らすことにより，腰痛が再現され，腰痛が2週間以上続けば，整形外科を受診し，X線検査等で診断し，適切な治療を受けることが大事である．疲労骨折の中でも脛骨は最も多いが，シンスプリント（過労性骨膜炎）との鑑別が重要である．圧痛部位は，脛骨疲労骨折では骨折部に限局しているが，シンスプリントでは比較的広い範囲に認められることが多い．足部の疲労骨折としては，第五中足骨に多く見られ，この部位では慢性化することもあり，髄内スクリュー固定をすることがある．

表1 疲労骨折予防の10ヵ条

ひ：	疲労感，体調には十分気をつけましょう
ろ：	ロードでもトラックでもたくさん走れば発生します
う：	運動しすぎは要注意です
こ：	骨密度が低ければ，発生率は高くなります
っ：	つらい減量で，骨は減り
せ：	生理（月経）が来ないようでは骨が減る
つ：	疲れた筋肉，骨を守れず
よ：	よし，走るのちょっとやめよう，痛ければ走るのをやめる勇気も必要です
ぼ：	ぼくにも，男子にも疲労骨折は起こります
う：	運動，ランニング中のしつこい痛みは，すぐ医師へ

［日本陸上競技連盟：疲労骨折予防10か条～疲労骨折に注意！予防しましょう！～，2014年より引用 <https://www.jaaf.or.jp/pdf/about/resist/medical/hirokossetsu.pdf>（最終確認：2024年4月30日）より引用］

日本陸上競技連盟医事委員会では，疲労骨折予防の頭文字をとって，疲労骨折予防のための10ヵ条を作成し，その中では運動のしすぎ，過度の減量や無月経に注意するようによびかけている（**表1**）．

D. 小児の骨増殖能

女子では，初経の初来の前後に，成長ホルモンや女性ホルモンの分泌が始まり，骨の成長と骨塩量の高まりが期待できるので，この時期に荷重刺激による骨への刺激としての運動が望ましい．

運動が長管骨に及ぼす影響として，女子では初経前では運動による骨新生は，外周，つまり外側に優位に増大し，骨が太くなるので，骨の全体幅を増加させるには，初経前がよい時期である[5, 6]（**図2**）．一方，初経後では運動による骨新生は内周，つまり内側に優位であるため，運動による骨全体の増加は初経前よりも期待されにくい状態となる[5, 6]（**図3**）．

これまでに，6～10歳の小学生に対して，7ヵ月間に60 cmの台からの着地運動を週に3日，1日に100回ずつ行った結果，腰椎，大腿骨頸部ともに，運動群が対照群より骨塩量が増加していたという報告がある[7]．また，スウェーデンでの6～9歳の子どもを対象として，小学校低学年からの6年間の長期にわたり，週に200分の球技・ランニング・ジャンプなどの楽しんで行える荷重運動の運動指導を行った結果，特に女子において，腰椎や大腿骨頸部の骨塩量を増加させることが明らかとなった．一方，男子では運動群と対照群では有意の差は見られなかった[8]．つまり，特に女子においては，運動により全身，腰椎大腿骨頸部の骨塩量を増加させるには，思春期前が最も効果的であることが明らかにされている[6]．

女子の初経前と後の運動の骨塩量に及ぼす影響としては，30 cmの台へのジャンプ・着地による昇降を1日に20分，週に2日，9ヵ月間の運動による骨塩量に及ぼす影響を調べた結果，初経前では腰椎，大腿骨頸部ともに，運動群は対照群に比べて有意に増加していた[9]．つまり，初経前の女子には，ジャンプ着地系の運動指導を行うことが，生涯にわたる骨粗鬆症を予防する手立てになることが明らかになっている．

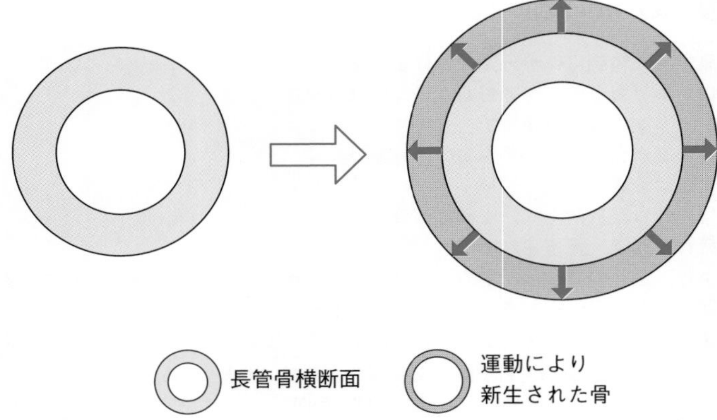

図2 運動が長管骨に及ぼす影響（女子）初経前（思春期前から前期）

［Specker B, et al：Calcium and exercise requirements for optimal development. 6th International Workshop for Musculoskeletal Interactions. Cologne, Germany, May 8, 2008 より引用］

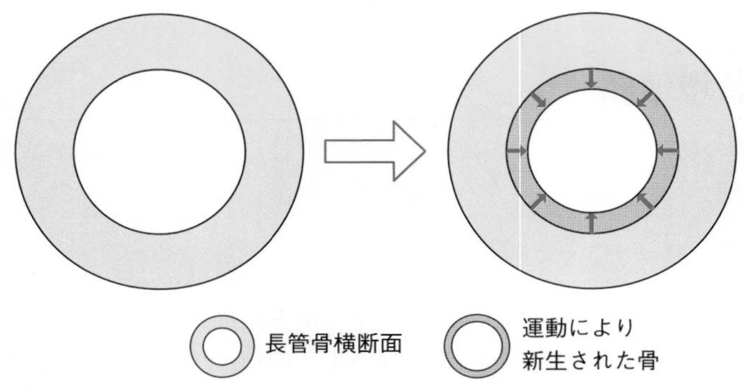

図3 運動が長管骨に及ぼす影響（女子）初経後（思春期後期）

［Specker B, et al：Calcium and exercise requirements for optimal development. 6th International Workshop for Musculoskeletal Interactions. Cologne, Germany, May 8, 2008 より引用］

E. コロナ禍での骨折頻度

コロナ禍での児童生徒等の骨折の実態調査として，運動器の健康・日本協会 学校保健委員会が令和元（2019）年のコロナ禍前とコロナ禍期間内の令和2（2020）年度の4〜5月にかけての休校やステイホームによる運動器の健康への影響を探るために，学校の管理下での子どもの骨折状況を調査し，コロナ禍期間内の骨折発症頻度を令和2年4月〜9月と令和元年の同時期について比較検討した．調査市町村は，小学生7市1区75,880人，中学生3市23,065人であった（**表2**）．

その結果，過疎地区の小学生では学校再開後に体育・スポーツ活動を再開したため，令和2

表2 コロナ禍前と期間内（4～9月）の骨折件数

調査市町村	人数	令和元年	令和２年
小学校	総計 75,880人	0.46%（352件）	0.20%（149件）↓
過疎地（2市）	計 3,284人	0.24%（8件）	0.64%（21件）↑
地方都市（2市）	計 11,327人	0.72%（81件）	0.34%（38件）↓
大都市（3市1区）	計 61,269人	0.43%（263件）	0.15%（90件）↓↓
中学校 大都市（3市）	総計 23,065人	0.91%（209件）	0.27%（63件）↓↓

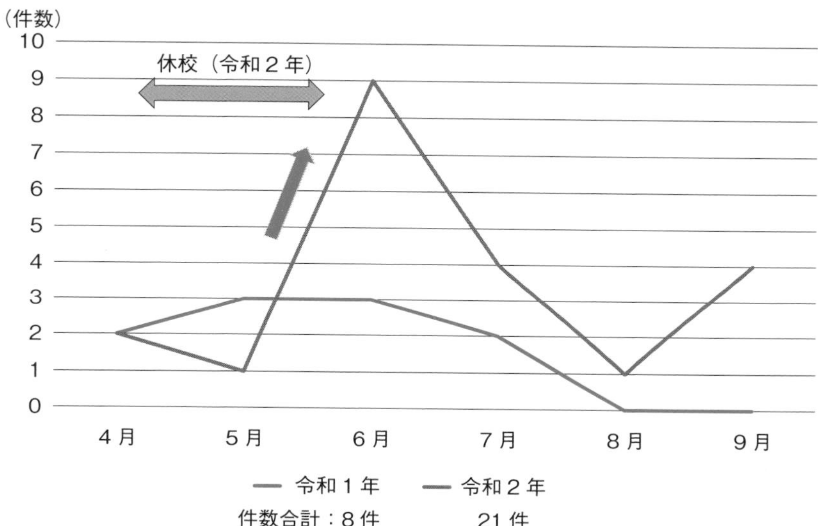

図4 過疎地の小学生における令和元年と令和２年の骨折件数の推移（2市）

年の方が元年よりも学校管理下における小学生の骨折件数は増加した（**図4**，**表2**）．大都市部では，学校再開後も感染の拡大が継続し，令和２年では学校再開の６月以降も令和元年よりも減少していたが，これは大都市での新型コロナ感染者の増加が大きく，学校再開後も体育やスポーツ活動制限が継続していたことが関係していると考えられた（**図5**）．そこで，さらには活動制限解除の10月以降の骨折数を比較検討する必要があると考える．また，中学生の骨折数は，７月以降は前年の傾向と同様であり，比較的短期の影響にとどまっていた（**図6**）．したがって，小学生は，中学生よりも，運動環境により，骨折の発生に大きく影響されることが判明した．

F. 小学生の骨折増加について

身体の転倒などを防ぐための協調運動としては，体の各部分の動きの速さ，強さ，タイミング，正確さ，姿勢やバランスのコントロールを適切に調節する能力から成り立っている．骨折の受傷原因としては，①走る，投げる，ジャンプするなどの大きく体を動かす粗大運動，②道

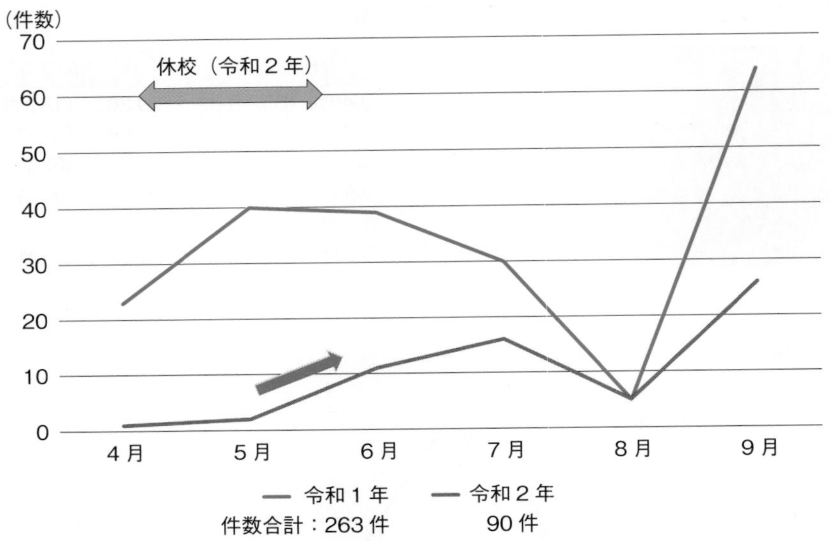

図5　大都市部の小学生における令和元年と令和２年の骨折件数の推移（3市1区）

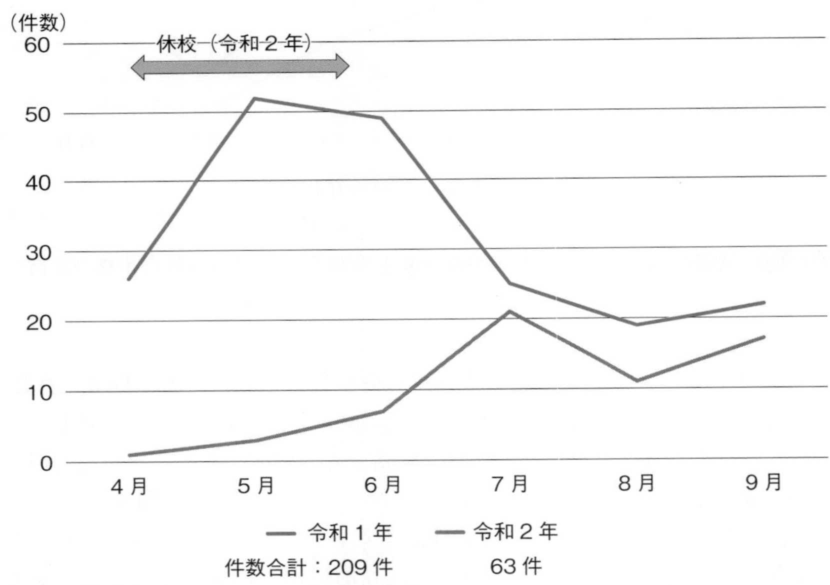

図6　大都市部の中学生における令和元年と令和２年の骨折件数の推移

具を使いこなす，字を書くなどの細かい作業である微細運動・書字動作，③ボールをキャッチする，ラケットやバットで打つなどの手と目の協調，④よい姿勢を保つなどの姿勢制御などの機能が低下していたことが考えられる．

協調運動が未発達である小学生が，運動不足によりさらに協調運動能力の低下している状態となり，急に激しい運動を再開したことにより，転倒や突き指による骨折が増加したことが考えられた．

G. 定期的な運動の必要性

一方，学校再開後も屋外やスポーツ活動が制限すると，骨折件数そのものは，コロナ禍前よりも減少していたが，長期間の運動制限は，体力・筋力の低下，肥満や骨粗鬆症の増加，ストレスの増大によるメンタルの不調や運動能力の低下などさまざまな悪影響を及ぼし，健康維持が困難となる．そのため，長期間にわたっての経過や影響をチェックする必要がある．

すなわち，休校時にいかに適切な運動を行うかが非常に重要である．そこで，休校や屋外運動制限時やステイホーム時には，協調運動や体力・筋力を維持するための対策としては，自宅で実施することのできるトレーニング指導をさらに充実させ，成長発達期ごとに統一マニュアルを策定することが重要である．インターネットや YouTube で動画配信することはわかりやすく効果的である．またオンライン授業やスマートフォン等による定期健康チェックを実施することも有用である．日本全国すべての児童生徒等に実施することが必要であるため，紙媒体のトレーニング指導や毎日家庭で実施するパンフレットを制作し，パンデミック感染拡大や大災害が発生する以前に配布しておく必要がある．これらの資料は，日本のさまざまな関係団体が共同して，早急に制作することが求められている．

また，子どもの運動習慣を形成するには，学校では子どもが生き生きとして参加する楽しい体育授業を実践し，運動意欲を高めることが重要である．そこで，コミュニティスクールの一環として，近くの地域に住んでいるアスリートが体育授業に出向いていき，直接指導することが望ましい．

H. 生涯にわたる骨折発生の低減に向かって

骨折発生率増大の原因としては，体力・運動能力の低下，高カロリー食の多量摂取や幼少期時からの身体活動量の低下などによる肥満，転びやすく転倒したときに，けがをしにくい受け身の動作をとっさにとることができないことが多いことと関係している[10]．また，痩身願望によるカルシウムの摂取不足や，スナック菓子，炭酸飲料などのカルシウムを吸収阻害する食べ物のとりすぎが影響していることが考えられる．

そこで，対策としては，学校のみならず家庭でも運動量を確保することが重要であり，成人の運動習慣も足りないことを合わせると，家族ぐるみでジョギングや縄跳びなどのジャンプをとり入れた運動を行うことが勧められる．また，食事においては，朝食を欠かさずに，バランスのよいとされている和食を中心とした食事が勧められる．

文献

1) 日本スポーツ振興センター：学校の管理下の災害「令和 4 年度版」基本統計（負傷・疾病の概況と帳票），pp.96-97, 2022
<https://www.jpnsport.go.jp/anzen/kankobutuichiran/kanrika/tabid/3020/Default.aspx>（最終確認：2024 年 4 月 30 日）
2) スポーツ庁：令和 4 年度全国体力・運動能力，運動習慣等調査
<https://www.mext.go.jp/sports/b_menu/toukei/kodomo/zencyo/1411922_00004.html>（最終確認：2024 年 4 月 30 日）
3) 日本整形外科学会：小児の骨折
<https://www.joa.or.jp/public/sick/condition/infants_bone_fracture.html>（最終確認：

2024年4月30日）
4）太田美穂，他：疲労骨折の臨床的特徴及びスポーツ活動との関連．関節外科 **19**：680-692, 2000
5）Specker B, et al：Calcium and exercise requirements for optimal development. 6th International Workshop for Musculoskeletal Interactions. Cologne, Germany, p.11 May 8, 2008
6）増島　篤，他：子供の運動をスポーツ医学の立場から考える―小・中学生の身体活動が運動器に与える効果―，日本臨床スポーツ医学会学術委員会整形外科部会，pp.8-11, 2016
7）Fuchs RK, et al：Jumping improves hip and lumbar spine bone mass in prepubescent children：a randomized controlled trial. J Bone Miner Res **16**：148-156, 2001
8）Detter F, et al：A 6-year exercise program improves skeletal traits without affecting fracture risk：a prospective controlled study in 2621 children. J Bone Miner Res **29**：1325-1336, 2014
9）Heinonen A, et al：High-impact exercise and bones of growing girls：a 9-month controlled trial. Osteoporos Int **11**：1010-1017, 2000
10）鳥居　俊：小児骨折の疫学的検討．日小整会誌 **14**：125-130, 2005

CHAPTER

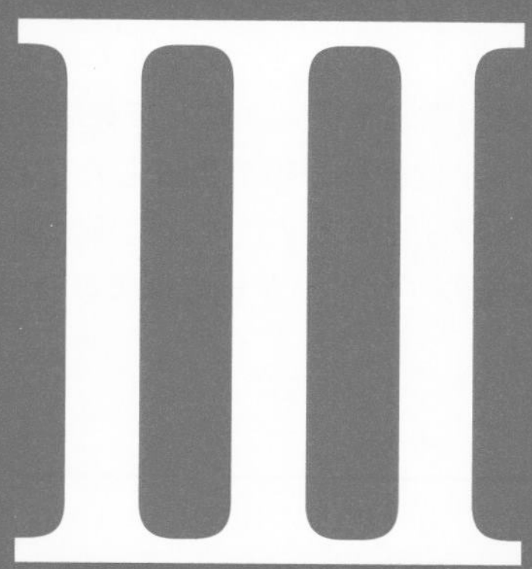

学校健診における運動器検診の現状と課題

01 学校健診の方法・内容と課題―学校医の立場から

A. 学校健診の概要

児童生徒等の健康診断は，学校教育法および学校保健安全法の規定にもとづいて行われる．児童生徒等の健康の保持増進を図るため健康診断を行う．健康診断は個人を対象とした確定診断を行うものではなく，児童生徒等が学校生活をする上で健康か，疾病や異常の疑いがあるか等の視点で行い，学校における健康課題を明らかにして健康教育に役立てる役割がある．

各学校では学校職員，学校医，学校歯科医等で構成した学校保健委員会が1～3月までの期間で開催され，次年度の健康診断の日程など学校健診実施計画を決定する．学校健診は一般的に4～6月末の期間で，児童生徒等のプライバシーの保護に十分配慮して行う．

B. 学校健診の実際

学校健診の項目は学校保健安全法施行規則に規定されている．①身長および体重，②栄養状態，③脊柱および胸郭の疾病および異常の有無ならびに四肢の状態，④視力および聴力，⑤眼の疾病および異常の有無，⑥耳鼻咽喉疾患および皮膚疾患の有無，⑦歯および口腔の疾病および異常の有無，⑧結核の有無，⑨心臓の疾病および異常の有無，⑩尿，⑪その他の疾病および異常の有無，の11項目がある．

1 身長および体重

一人ひとりの身長と体重を測定して測定値を身長成長曲線，体重成長曲線および肥満度曲線を描いて検討することにより，低身長，肥満とやせを発見できる（**図1**）．思春期の児童生徒等は個人差が特に大きく注意が必要である．思春期早発症，甲状腺機能低下症，成長ホルモン分泌低下症など内分泌系疾患の早期発見が可能である．

2 栄養状態

皮膚の色や光沢，皮下脂肪の状態や貧血の有無など全身状態を観察する．身長と体重の測定値に基づき肥満度を計算する．

> 肥満度＝（実測体重－身長別標準体重)/身長別標準体重×100（%）
> 肥満度＋20%以上の者を肥満，－20%以下の者をやせとする．

3 脊柱および胸郭の疾病および異常の有無ならびに四肢の状態

家庭における観察の結果，整形外科のチェックのある運動器検診保健調査票の情報を参考に脊柱側わん症の検査など運動器検診を行う．「背骨が曲がっている」，「腰を曲げたり，反らしたりすると痛みがある」，「上肢に痛みや動きの悪いところがある」，「膝に痛みや動きの悪いと

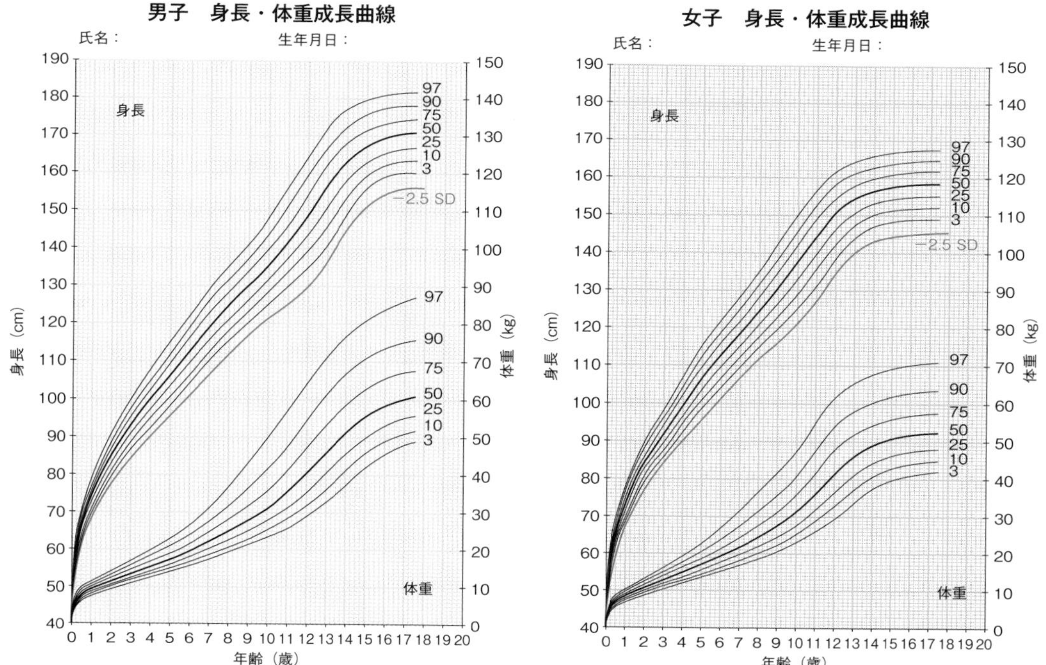

図1　成長曲線基準図
男子　身長・体重成長曲線
女子　身長・体重成長曲線
［文部科学省スポーツ・青少年局学校健康教育課（監）：児童生徒等の健康診断マニュアル　平成 27 年度改訂，日本学校保健会，東京，pp.68-69, 2015 より許諾を得て転載］

ころがある」，「片脚立ちが 5 秒以上できない．しゃがみ込みができない」などをチェックする．スポーツ活動が盛んになり成長期の児童生徒等が野球で上肢を過度に使うことにより肘関節およびその周囲の障害が起こり，骨や軟骨に障害が発生する野球肘が見られる．逆に新型コロナウィルス感染症の流行により学校閉鎖となり，外出できず運動不足になり，体力が低下したことによる転倒などによる障害もある．ペルテス病，大腿骨頭すべり症，先天性股関節脱臼やオズグッド・シュラッター病など歩行の異常をきたす疾患が疑われる場合は，早急に整形外科を受診することが必要である．

4 視力および聴力

視力検査結果で 0.6 以下の児童生徒等には眼科専門医の受診を勧める．聴力検査は選別オージオメータを用い，検査音の高さや音量を調節して検査する．選別聴力検査の結果で所見があった場合，耳鼻咽喉科専門医での精密聴力検査を勧める．

5 眼の疾病および異常の有無

感染症に注意して，眼の周囲，まつ毛，眼瞼，結膜や角膜などを視診して，眼球運動も観察する．学校における健康診断で対象となる疾患は結膜炎，アレルギー性結膜炎，眼瞼炎，内反症（逆さまつげ），麦粒腫，霰粒腫や遠視，近視，乱視など屈折異常と斜視などの眼位の異常がある．

最近の児童生徒等は外出せず家庭内で過ごすことが増え，長時間テレビゲームを行い，眼を酷使して眼の調節緊張の障害を引き起こしている．そのため，テレビゲームをする時間を例えば1時間と決めて約束し守らせる．ときどき遠くの方を眺めて，眼を休めることで眼の緊張を回復する．外出して日光を浴び，体を動かし外遊びの習慣をつけることも大切である．

6 耳鼻咽喉疾患および皮膚疾患の有無

言語発達や精神発達に加えて，社会性，生活習慣を考慮して，耳，鼻，咽喉頭疾患を検診する．学校における健康診断で対象となる疾患は，耳垢栓塞（耳あか），滲出性中耳炎，慢性中耳炎，難聴の疑い，アレルギー性鼻炎，副鼻腔炎，慢性鼻炎，鼻中隔わん曲症，アデノイドの疑い，扁桃肥大，扁桃炎，音声異常と言語異常がある．皮膚疾患については，いぼ，とびひ，アタマジラミや疥癬など感染性のある疾患を早期に発見して，感染を予防して，感染症以外のアトピー性皮膚炎，かぶれ，にきび，あざや円形脱毛症などの疾患について全身を視診する．

7 歯および口腔の疾病および異常の有無

歯の検査は歯科用探針や歯鏡などを事前に消毒・滅菌を済ませたものを使用して行う．児童生徒等の発達段階に即した歯および顎口腔系器官の発育・発達を把握して検診する．検診項目として，むし歯（う歯），歯肉炎，歯周炎，歯垢，顎・かみ合わせ・歯並び等顎関節の異常の有無がある．

8 結核の有無

結核感染者の発見率は低下しているが，集団感染を予防すべき感染症である．本人の結核罹患歴，予防内服歴，家族の結核罹患歴，高蔓延国での居住歴，特に2週間以上の長引く咳や痰など自覚症状や健康状態やBCG接種の有無を記載した問診票の情報を把握して，健康状態を健診する．健診結果は結核対策委員会へ送られ，①慎重な経過観察か，②保健所に相談するよう指導されるか，③精密検査か，④医療機関受診勧奨か，⑤問題なし，のいずれかに判定される．

9 心臓の疾病および異常の有無

学校健診の目的として児童生徒等の心臓疾患の早期発見，心臓疾患のある児童生徒等に適切な治療を受けるよう指示する．適切な指導を行い児童生徒等ができるだけ健康な生活を送れることである．家庭から提出された心臓疾患の有無を記載した調査票と学校における日常の健康観察の情報を把握して健診を行う．一次検診で学校医健診と心電図検査を行う．異常が認められると，専門医による二次検診に送られて精密検査が行われる．

10 尿

意義は初期には無症状で経過して，悪化すると腎不全に移行する慢性腎炎の早期発見，生活習慣の変化により増加している2型糖尿病の児童生徒等に対する適切な治療と管理が必要である．尿は尿中の蛋白と糖を試験紙により検査する．正しい採尿は就寝前に排尿させ，翌日一番尿を少し排尿してから中間尿を 10 mL 程度採尿する．検査で異常が見つかった場合には専門医を紹介して精密検査を受けさせる．

11 その他の疾病および異常の有無

a．産婦人科関連として

第二次性徴は個人差があり，一般的に初経は 10～14 歳の間で発来する．思春期早発症は早く初経がはじまり，身長が早く伸びはじめ，骨端線の早期閉鎖により身長の伸びが早く停止するため低身長になる．身長成長曲線などにより早期発見して，治療が必要である．女子のマラソンやフィギュアスケートの選手は貧血，無月経や疲労骨折などの疾患を起こすことがあり，注意が必要である．

b．精神科関連として

発達特性が著しくて本人や周囲の苦痛や生活の困難を生じている場合に発達障害と診断する．発達障害は，自閉症スペクトラム障害（ASD），注意欠陥多動性障害（ADHD），学習障害（LD）がある．発達障害が疑われる諸事情としては，落ち着きがない，ぼうっとしていて話を聞いていないように見える，話がかみ合わない，場にそぐわない行動をする，妙なことにこだわる，などが挙げられる．不器用であり，指示に合わせて体を動かすことが苦手である．内側の問題として，不安とうつがある．うつとしては，気持ちが沈んで悲しくなる，意欲をもってとりくめない等がある．外側の問題として，いらいらして人や物に当たる攻撃行動がある．かんしゃくを起こす，腹を立てる，口論する，挑発的な行動をとる，執念深いなどの行動があると反抗挑発症である．精神疾患として，幻覚，妄想，思考・感情・意欲の障害を認める場合は統合失調症を疑う．

新型コロナウィルス感染症の流行により学校閉鎖やマスク着用やオンラインによる授業など児童生徒等が環境の変化についていけずコミュニケーション能力が低下した．その影響により，いじめ，虐待，不登校，教職員による体罰や不適切な指導などが社会問題となっている．

c．アレルギー疾患として

気管支喘息，アレルギー性鼻炎，アレルギー性結膜炎，アトピー性皮膚炎や食物アレルギー・アナフィラキシー等の疾患をもつ児童生徒等が増加している．アレルギー疾患の重症度，アレルギーの原因，治療薬や緊急時の対策等を主治医に学校生活管理指導表（アレルギー疾患用）を記載してもらい保護者が学校へ提出する．食物アレルギー病型には，即時型，口腔アレルギー症候群，食物依存性運動誘発性アナフィラキシーがある．

食物アレルギーの児童生徒等はアレルギーの原因となる食物を給食メニューから外す注意が必要である．アナフィラキシーを起こす危険性の高い児童生徒等は万一の場合に備えてアドレナリン自己注射薬（エピペン）を用意して緊急時対応に備える．

学校健診はすべての児童生徒等に対して短時間で 11 項目の健診を行うが，児童生徒等が楽しい学校生活を送ることが目的であり，個人の診断をするためではなく，疑いがある場合は専門医を紹介することである．

02 学校健診の方法・内容と課題—養護教諭の立場から

A. 運動器検診の方法・内容

1 事前準備

運動器検診の準備として保健調査票の配付・回収・集計の作業が必要となる．運動器検診ではこの保健調査票をもとに学校医による診察が行われる．

a. 運動器についての保健調査の実施

保健調査票は学校により形式が異なるが，ここでは運動器の健康・日本協会作成の運動器（脊柱・胸郭，四肢，骨・関節）についての保健調査票を例に説明する（**図 1**）．回答は，①運動歴，②既往歴，③背骨の曲がり，④腰の痛み，⑤腕，脚の痛み，⑥腕，脚の動き，⑦片脚立ちが5秒以上できるか，⑧しゃがみ込みができるか，の8項目は保護者が記載し，その他学校での様子や運動・スポーツ活動で気づいたことについては学校が記載する．③〜⑧の6項目は次項（p.70 以下）で詳しく解説される．

公益財団法人　運動器の健康・日本協会　令和2(2020)年1月版

運動器（脊柱・胸郭，四肢，骨・関節）についての保健調査票

学校名	学年　組　出席番号	氏名（フリガナ）　性別	生年月日
学校	年　組　番	（　　）□男 □女	平成　年　月　日生

次の質問のあてはまる項目に☑印をつけてください。（**↓保護者記入欄**）　記入日　平成　年　月　日

I. 現在、どんな運動部活動やスポーツ少年団各種教室・クラブなどに入っていますか？（例：小3よりサッカースクール，小1よりバレエ）	□入っていない □入っている （　　）
II. 以前や現在、病院などで治療または経過観察を受けていますか？（例：10歳の時、右膝半月板手術）	□なし □ある（　　）

III. 背骨についてあてはまる□にチェックしてください。（**↓保護者記入欄**）		**学校医記入欄（事後措置）**
1．背骨が曲がっている。	□①肩の高さに左右差がある □②ウエストラインに左右差がある □③肩甲骨の位置に左右差がある □④前屈した背面の高さに左右差があり、肋骨隆起もしくは腰部隆起がみられる（※このチェックが最も重要です） □⑤①〜④はない	（全員に直接検診します） □①異常なし □②経過観察・簡易指導＊ □③整形外科への受診要

IV. 腰と四肢についてあてはめる	□にチェックしてください。（**↓保護者記入欄**）	（支障があれば、直接検診します）
1．腰を曲げたり反らしたりすると痛みがある。	□①曲げたら痛い（いつ頃から：　） □②反らしたら痛い（いつ頃から：　） □③曲げても反らしても痛くない	□①経過観察・簡易指導＊ □②整形外科への受診要
2．腕（うで）、脚（あし）を動かすと痛みがある。（右の図に、痛い部位に○をつけてください。）	□①痛みがある（いつ頃から：　） □②痛みがない	□①経過観察・簡易指導＊ □②整形外科への受診要
3．腕、脚の動きに悪いところがある（右の図に、動きが悪い部位に×をつけてください。）	□①動きが悪い（いつ頃から：　） □②動きは悪くない	
4．片脚立ちが5秒以上できない。	□①5秒以上できない □②できる	□①経過観察・簡易指導＊ □②整形外科への受診要
5．しゃがみこみができない。（足のうらを全部床につけて完全に）	□①しゃがめない □②しゃがめる	□①経過観察・簡易指導＊ □②整形外科への受診要

学校記載欄（養護教諭など）
学校での様子や運動・スポーツ活動での気付いたことなどがあれば記載する

総合判定　学校医名
□①経過観察・簡易指導＊（＊親子のための運動器相談サイト参照）
□②整形外科への受診要
備考（学校医記載欄）

図 1　運動器についての保健調査票

保健調査票の回収の遅れが生じると作業期間が短くなってしまうが，正確性を保つため細心の注意が必要である．養護教諭は回収後の作業として記入漏れのチェックや集計を行う．

b. 学校医との連携

学校医は限られた時間の中で多くの児童生徒等の診察を行うため，保健調査票の回答に特記事項がある場合は事前に共有しておくとスムーズに実施できる．

2 検査の実際

運動器検診を下記「脊柱」，「胸郭」，「四肢」に分けて説明する．

a. 脊柱の検査

脊柱の検査方法は学校の設置者や地方公共団体によって異なっており，学校医の視診・触診で行う方法や，3 次元モアレ画像を用いて実施する場合がある．前者では前述の「運動器についての保健調査票」をもとに上半身を裸にして楽な立位姿勢と前屈姿勢で診察が行われる．後者は左右背面の高さの違いを LED 光で 3 次元測定し，そのデータをもとに等高線を作成し光学的に知る方法である．この検査は専門機関に依頼し撮影と読影が行われる．本校で 3 次元モアレ画像検査を実施した年度は脊柱側わん症の発見率が上昇した．

b. 胸郭の検査

胸郭の異常の検査は学校医の視診・触診により行われる．漏斗胸であると他の児童生徒等に見られたくないという思いを強くもつ可能性があるので，着替えや検診の際は特に配慮が必要である．

c. 四肢の検査

保健調査の結果，骨や関節に疼痛や異常が見られる場合や，関節可動域に異常がある児童生徒等には学校医の視診・触診が行われる．スポーツ外傷や障害の予防や，疾患の早期発見のために重要な検査となる．

3 事後措置

a. 結果の通知と受診勧告

学校保健安全法施行規則第九条にもとづき，健康診断後 21 日以内にその結果を児童生徒等および保護者に通知する必要がある．医療につながる必要がある場合には結果の通知とともに受診勧告を行う．

b. 学校で必要な配慮事項の共有

受診の結果主治医の指導により，日常の学校生活や，行事等において特別な配慮や活動制限が必要な場合には，担任や養護教諭は事前に保護者や児童生徒等と面談を行い，状況を把握し職員間で情報を共有する必要がある．

脊柱側わん症では，症状の進行具合によって装具（コルセット）治療が行われる．装具治療は締め付けにより運動制限や食事が摂りづらいなど日常生活に支障をきたすことがある．

漏斗胸の治療で手術が必要な場合，術後学校生活で必要な配慮事項や活動制限について確認しておく必要がある．胸部に金属製の固定具が入っているため宿泊行事で飛行機を利用する際，保安検査場で係員に説明することがある．事前に本人や保護者と面談を行い，必要に応じて旅行会社と共有する．他の生徒に知られたくない場合もあるので最後尾に並ばせるなど細かな配慮が必要となる．

四肢の状態に異常がある場合，医師の指導をもとに運動制限や運動後の冷却など，養護教諭，担任，授業の担当者等と情報共有し，必要な措置を講じる．

B. 運動器検診の課題

1 検診実施上の課題

a. 確実な情報収集

「運動器についての保健調査票」の不備により学校医への情報提供が不十分な場合がある．児童生徒等および保護者に，運動器検診の重要性や「運動器についての保健調査票」の役割を伝え，期限内に正確な情報を報告するよう啓発する必要がある．

b. 情報活用

問診票に記載されている情報の有効活用が十分になされていない場合がある．脊柱側わん症の疑いや疼痛の訴えは重要視されているが，「しゃがめない」等の日常生活に大きな支障とならない所見は放置されている実情がある．

例えば「しゃがめない生徒には，運動不足等による筋肉や関節の柔軟性の低下が予測される」といった健康問題の抽出までは教員集団で行えるが，それをどのように解決していくかという具体的な対応にまでいたることは少ない．スクールトレーナーがかかわることでより質の高い課題解決が望めるであろう．

c. 検診の質の維持

検診時の脱衣に抵抗のある児童生徒等や保護者は少なくない．プライバシー保護に努め，心情への配慮もしつつ，医師が確実な診察と正確な診断ができるよう，必要な脱衣に協力してもらう必要がある．検診体制立案にあたっては，児童生徒等の抵抗感を和らげる工夫も求められる．また，運動器検診に携わる医師が必ずしも運動器の専門医というわけではなく，医師の経験知によっても判断に幅が出る可能性はある．それを補い，より正確な診断を行うため，視診・触診に加えて3次元モアレ検査の活用が望まれるが，全校での実施にはいたっていない．

2 事後措置における課題

a. 治療勧告後の受診率の改善

健康診断は実施して完了ではなく，結果を活用し児童生徒等の健康保持増進につなげてはじめて有効に機能しているといえる．しかし実際には，治療勧告を行った児童生徒等の受診率は高いとはいい難い．さらに，学年が上がり保護者の手が離れるほど受診率が下降していく傾向が見られる．多忙さや受診の必要性の認識不足等の理由から，所見がありながら放置されている例は少なくない．より多くの児童生徒等を受診につなげていく方策を検討する必要がある．

例えば本校の高校生では，校内通信の『保健だより』で繰り返し受診を促した上で，健康診断後，一定期間経過後も未受診の生徒に対して，保護者宛に個別に受診を勧める通知を出すことで，約11%であった受診率を約44%にまで改善することができた．受診率としてはまだ十分とはいえないが，一定の効果を得た．このように，各校の実態や児童生徒等の成長発達段階等を考慮し，より効果的な啓発を試行していくことが求められる．

b. 治療に関する課題

専門医への相談が遅れたことで脊柱側わん症が重症化してしまったケースを紹介する．

Aさんは小学校時代に脊柱側わん症の診断を受け，一時期コルセットを着用していたものの，「着用を継続することで心身の健全な発育に悪影響を与える恐れがある」との保護者判断により，着用を中断していた．中学校入学後も定期健康診断にて脊柱側わん症を指摘され治療勧告を受けていたが，マッサージ等の民間療法を受けてはいたものの専門医への受診を拒否していた．年を追うごとに側わんの程度が進行していたため，学校医と相談の上，養護教諭より保護者に直接連絡をとり，「脊柱側わん症には治療が有効で適切な時期があり，そこを逃すと症状の進行を止めることが難しくなること」等を説明し繰り返し受診を勧めた．しかし，保護者の判断は変わらず受診にはいたらなかった．その後高等学校に進学し，脊柱のわん曲の進行に伴い，生徒本人が容貌を気にかけQOLの低下を自覚したことにより，ようやく専門医への受診が実現した．しかしその段階では，手術以外の治療はできない程度に症状は進行していた．

このケースのように，受診を勧めても保護者や本人の同意が得られない場合，特に保護者に固有の価値観があったり，民間療法を信頼していたりする場合，適切な医療につなぐことが難しいことがある．また，脊柱側わん症には治療が有効で適切な時期があることを理解していない保護者も存在する．今後スクールトレーナーが配置されることで，脊柱側わん症や四肢の状態についてより専門的な説明や指導が可能になり，速やかに適切な治療につなげられるものと期待したい．

COLUMN 05

学校健診時の衣服

例えば病院・診療所で，胸や背中の視診や聴打診のため，医師から「衣服を脱いで」と要請された際，女性の患者も，特に違和感も抵抗もなく，その言葉に従う．一方，学校健診時に，学校医から女子児童生徒等に対して同じ言葉が発せられたとき，強い違和感や抵抗を覚え，ときにはセクシャルハラスメントとさえ感ずる児童生徒等もある．そして，その保護者も，学校に対して苦情や改善意見を強く述べるような事例も決して珍しくない．

病院でも学校でも，胸や背中等上半身について，医師の正確な診察・検査のためには，脱衣して裸体が基本である．それは，胸郭異常（漏斗胸など），脊柱側わん症，心臓疾患，皮膚疾患（アトピー性皮膚炎など），虐待・自傷などを見落とすことなく，短時間に正確に発見し，児童生徒等の健康と命を守り，必要に応じて適切な事後措置と治療に結びつけるためである．

一方，学校は病院とは違う．本来，学校は，児童生徒等の教育と人間形成の場であり，独自の学校文化が尊重されている．したがって，学校の健診時といえども，児童生徒等の心情に配慮し，診察時にプライバシーが十分に保護されるような教育的配慮と工夫・対応が求められる．また，学校医との共通認識に基づいて，児童生徒等および保護者に事前に健診時の脱衣の必要性と目的・効果に関する情報提供を丁寧に行い，理解を得ることも必要である．

文部科学省初等中等教育局健康教育食育課発出の「児童生徒等の健康診断時の脱衣を伴う検査における留意点について」（令和3（2021）年3月26日）の内容が参考になる．

03 学校健診における運動器検診の事後措置と予防教育

A. 運動器検診とその事後措置

学校保健安全法令に基づいた学校健診は，日本学校保健会[1]の『児童生徒等の健康診断マニュアル　平成27年度改訂』にもとづいて，実施するように指導されている．そこで，『児童生徒等の健康診断マニュアル』に準拠し，「運動器の健康・日本協会」の学校保健委員会による運動器検診の実施方法と事後措置について説明する[2]．

運動器についての保健調査票（**図1**）では，保護者が運動部などのスポーツ活動歴と運動器の治療歴を記載する（調査票のⅠとⅡ）とともに，Ⅲ以下の運動器についての6項目を家庭でチェックし，期日までに担任学校教諭に提出する（**図1**の青緑色で囲んでいる計8項目）．養護教諭は，学校で気が付いたことを**図1**の灰色枠内に記載し，その保健調査票の異常所見にチェックのある項目を整理し，現在のスポーツ活動や治療歴の情報を収集する．養護教諭と体育・部活動担任教諭が，Ⅲ以下の6項目のうちいずれかに異常のある児童生徒等に対し，運動器の直接検診の対象者とし，健康診断の際に学校医に報告する．

学校医が直接検診した結果，実際には痛みや動きの悪い箇所がなく支障なしと判断すれば，学校医名の署名のみとする．支障箇所があるものの，以下の判断基準により整形外科への受診が必要でないと考えた場合には，経過観察もしくは簡易指導として，「運動器の健康・日本協会」のインターネットの『親子のための運動器相談サイト』を改訂したリーフレット[3]を閲覧もしくは印刷して配布，もしくは『改訂版　学校の運動器疾患・障害に対するとりくみの手引き』を参考にするように指導する（**図2**）．

学校医による視触診等で，学業・体育授業に支障があると判断した場合には，整形外科医療機関で検査を受けるように勧める．整形外科医を受診し，保護者を通じて学校に受診報告書を提出する（**図3**）．

B. 検診・事後措置のポイント

『児童生徒等の健康診断マニュアル』では，運動器に関する検査の意義，実際，事後措置，留意事項が記載された．同書の保健調査票の項目を**表1**に示し（前述の6項目），以下にそれぞれの検診ポイントと事後措置について説明する．

1 背骨が曲がっている

これまでの法令により脊柱側わん症は全員検診の対象となっており，**図1**の保健調査票の「Ⅲ-1. 背骨が曲がっている」の結果を参考にして，全員に対し検査を行う．

脊柱側わん症には，4つのチェックポイントがある．

①肩の高さに左右差がある．

②ウエストラインに左右差がある．

公益財団法人　運動器の健康・日本協会　令和2(2020)年1月版

運動器（脊柱・胸郭，四肢，骨・関節）についての保健調査票

学校名	学年　組　出席番号	氏名（フリガナ）	性別	生年月日
学校	年　組　番	（　　　）	□男 □女	平成　年　月　日生

次の質問のあてはまる項目に☑印をつけてください。（↓保護者記入欄）　記入日　平成　年　月　日

I. 現在、どんな運動部活動やスポーツ少年団各種教室・クラブなどに入っていますか？（例：小3よりサッカースクール，小1よりバレエ）	□入っていない □入っている （　　　）
II. 以前や現在、病院などで治療または経過観察を受けていますか？（例：10歳の時、右膝半月板手術）	□なし □ある（　　　）

III. 背骨についてあてはまる□にチェックしてください。（↓保護者記入欄）		学校医記入欄（事後措置）
1．背骨が曲がっている。 ①②③④	□①肩の高さに左右差がある □②ウエストラインに左右差がある □③肩甲骨の位置に左右差がある □④前屈した背面の高さに左右差があり、肋骨隆起もしくは腰部隆起がみられる （※このチェックが最も重要です） □⑤①～④はない	（全員に直接検診します） □①異常なし □②経過観察・簡易指導＊ □③整形外科への受診要

IV. 腰と四肢についてあてはめる□にチェックしてください。（↓保護者記入欄）		（支障があれば、直接検診します）
1．腰を曲げたり反らしたりすると痛みがある。 屈曲（曲げる）　伸展（反らす）	□①曲げたら痛い（いつ頃から：　） □②反らしたら痛い(いつ頃から：　） □③曲げても反らしても痛くない	□①経過観察・簡易指導＊ □②整形外科への受診要
2．腕（うで）、脚（あし）を動かすと痛みがある。 （右の図に、痛い部位に○をつけてください。）	□①痛みがある (いつ頃から：　） □②痛みがない	□①経過観察・簡易指導＊ □②整形外科への受診要
3．腕、脚の動きに悪いところがある （右の図に、動きが悪い部位に×をつけてください。）	□①動きが悪い (いつ頃から：　） □②動きは悪くない	
4．片脚立ちが5秒以上できない。	□①5秒以上できない □②できる	□①経過観察・簡易指導＊ □②整形外科への受診要
5．しゃがみこみができない。 （足のうらを全部床につけて完全に）	□①しゃがめない □②しゃがめる	□①経過観察・簡易指導＊ □②整形外科への受診要

学校記載欄（養護教諭など）
学校での様子や運動・スポーツ活動での気付いたことなどがあれば記載する

総合判定　学校医名
□①経過観察・簡易指導＊（＊親子のための運動器相談サイト参照）
□②整形外科への受診要
備考（学校医記載欄）

図1　運動器検診保健調査票兼診察実施票
□は保護者記入欄
□は養護教諭記入欄

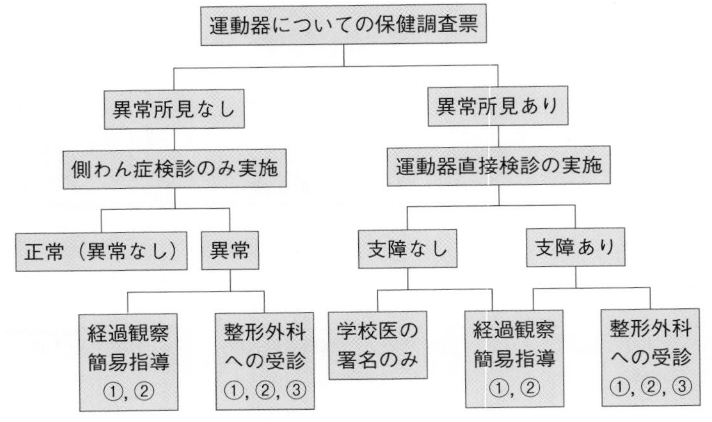

●**学校での直接検診後，児童生徒等に配布するもの**
①運動器についての保健調査票のコピー
②親子のための運動器相談サイト参照・指導やリーフレットなどの配布
③結果通知と治療勧告書

図 2　学校での直接検診の流れと事後措置への対応

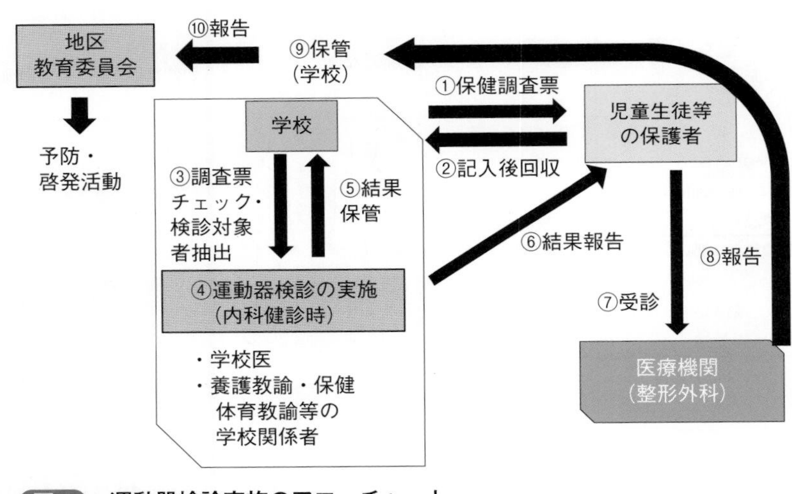

図 3　運動器検診実施のフローチャート

③肩甲骨の位置に左右差がある．

④前屈テスト：前屈した背面の高さに左右差があり，肋骨隆起もしくは腰部隆起が見られる．

これらの 4 項目の中では，④の前屈テストが最も重要である．

前屈テストで，明らかな背部，腰部の非対称な後方への隆起とは 5° 以上の肋骨隆起もしくは腰部隆起が見られる場合で，整形外科医への受診を勧める．5° 未満の場合では，経過観察もしくは簡易指導を行う．目視にてウエストライン，肩甲骨の位置や肩の高さに明らかな左右差があるときには，進行している可能性が高いので，整形外科医への受診を勧める．

受診した場合には，整形外科医は，診察と全脊柱の正面立位 X 線検査を実施する．一般に，

表1 運動器についての保健調査票の6項目

1. 背骨が曲がっている
2. 腰を曲げたり反らしたりすると痛みがある
3. 腕，脚を動かすと痛みがある
4. 腕，脚の動きに悪いところがある
5. 片脚立ちが5秒以上できない
6. しゃがみ込みができない

Cobb 角が 10° 未満では正常範囲，10° ～14° では学校や家庭での姿勢に注意し，次年度での検診で慎重にチェックする．15° ～24° では 3～6 ヵ月ごとの整形外科医への受診を勧める．25° ～45° では専門医による装具治療を受ける．45° 以上では，変形矯正や進行防止および呼吸機能悪化防止のために，手術療法が適応となる．

【アドバイス】

小学校高学年から中学生の時期に変形の進行することが多いので，その時期には特に注意を要することを伝え，整形外科医による定期検診が必要とされれば，本人や保護者に受診するように指導する．装具装着している場合には，体育の時間等での着替え時には配慮する必要がある．なお，民間療法としての体操や整体などでの変形矯正は効果が見られないとされている．

図1のⅣの 1～5 の 5 項目の腰と四肢の状態については，入室時の姿勢・歩行にも注意を払い，保健調査票の異常所見にチェックがあれば，必要に応じて検査を行う．その結果を学校医が事後措置として，該当する箇所にチェックする．以下に診察の要点と代表的な疾患について説明する．

2 腰を曲げたり反らしたりすると痛みがある

体幹の屈曲もしくは伸展時の痛みがあり，日常生活や運動に支障があれば整形外科医への受診を勧める．特に，2 週間以上の運動痛が持続していれば，整形外科医への受診を勧める．腰の痛みがあるものの日常生活や運動時に支障がなければ，経過観察もしくは簡易指導を行う．一般的には，屈曲時の痛みでは腰椎椎間板症の疑いがあり，伸展時の痛みでは腰椎分離症の疑いがあることが多い．

●腰椎分離症（腰椎椎弓疲労骨折）

腰椎分離症は，病態としては腰椎椎弓の疲労骨折であることが判明している．腰椎 X 線正面，側面に加え斜位像および早期診断には MRI が有用であり，分離部の詳細な形態把握には CT 検査を行う．早期では，スポーツ等の激しい運動を禁止し，腰椎装具を装用することもある．また，保存療法で痛みや下肢痛が改善しない場合もしくは下肢のしびれが出現すると分離部固定術などの手術加療を要することもある．

【アドバイス】

整形外科医の診断で腰椎分離症と診断されると，少なくともスポーツ活動のペースダウンは必要である．早期では，腰椎装具を装着して除痛を図り，ジョギング等の軽い運動は許可する．体育や運動クラブでの激しい運動，特に身体をそらす動作は控えるようにしっかりと指導する．早期では，安静により骨癒合を得る可能性がある．定期的に整形外科を受診し，骨癒合状況をチェックすることが重要である．

●腰椎椎間板ヘルニア

腰椎の椎間板が変性して髄核が突出し，馬尾神経や神経根を圧迫している病態であり，腰痛や下肢痛および下肢のしびれを生じる．SLR テスト（straight leg raising test）にて下肢を挙上できないことや MRI 検査にて腰椎椎間板ヘルニアと診断する．治療として，安静や腰椎装具の装用や NSAIDs の投与で軽快することが多い．しかし，それでも下肢のしびれの増悪や頑固な腰痛が持続するようであれば，低侵襲の椎間板ヘルニア切除術などの手術を行うことがある．

【アドバイス】

保存的な治療により改善することがほとんどである．スポーツ活動は痛みの程度によりペースダウンし，特に腰椎を屈曲する動作は控える．痛みの程度に応じて，体育や運動クラブでの激しいスポーツ活動は控える．腰椎装具の装用や腰痛体操が効果的である．頻尿や尿が出なくなれば，馬尾神経の圧迫症状であるので，すぐに整形外科を受診するように指導する．

なお，本疾患の発症を予防するために，腹筋のトレーニングにおいて仰臥位となり膝を伸展して両足首をおさえた形式で上体を起こす方法では，腰椎が過度に前わんし椎間板内圧が上昇し椎間板症を悪化させるので，必ず膝を屈曲した状態で行う必要がある．

3 腕，脚を動かすと痛みがある

運動器の痛みがひどくて運動に際し支障があれば整形外科医への受診を勧める．また，体育活動の支障や学校内生活および通学に支障があれば，整形外科医への受診を勧める．

4 腕，脚の動きに悪いところがある

目視ではっきりした関節可動域制限とは，例えば肘の伸展時に左右差で 5° 以上の時や完全に伸びないなどを意味する．このときには整形外科医への受診を勧める．一方，関節可動域制限がわずかであれば経過観察もしくは簡易指導を行う．

●疲労骨折

繰り返しの走る，跳ぶなどの動作の使いすぎにより，骨組織が一部離断したり，完全骨折にいたったりする過労性骨障害である．場合によっては，1 回の X 線像でははっきりしないこともあるので 2 週ごとに受診し，補助診断として，MRI や CT 検査が有用である．

【アドバイス】

成長期の疲労骨折は，栄養不足や貧血が原因にもなるので，栄養状態を改善することも大切である．1 度整形外科を受診し，異常がないといわれても，痛みが持続するようであれば，再検査のために再度受診することを勧める．また，体重減少，貧血，女性では無月経のある選手は疲労骨折のリスクが高いので，過度の減量は実施しないように十分に注意する．

5 片脚立ちが 5 秒以上できない

片方でも 5 秒以上できなくて，歩行時に股関節や大腿部に痛みがあれば，整形外科医の受診を勧める．この検査で異常のある場合，ペルテス病，大腿骨頭すべり症，発育性股関節形成不全（先天性股関節脱臼）などのスクリーニングとなる．5 秒以上できないが歩行時痛のないときや 5 秒できるがふらつきが大きいときには，定期的にチェックし，成長過程による一過性の

ものと異常かどうかを注意する．立位バランスが不良であると転びやすく，けがを生じやすいので，下肢を中心としたストレッチングや立位バランス訓練を行う必要がある．

運動器に異常なしと判断された場合には，平衡感覚機能低下や体幹や下肢の筋力低下による姿勢制御機能低下なども原因となるので，内科，小児科，耳鼻咽喉科，眼科の学校医に報告することが望ましい．

6 しゃがみ込みができない

足の裏を全部床につけて完全にできなければ，しゃがみ込みができないと判断する．しゃがみ込みができず，膝や足・足関節に運動時痛があれば，整形外科医の受診を勧める．しゃがみ込みができず，運動時の痛みがなければ，経過観察とする．

しゃがみ込みができず，①脛骨粗面部（膝蓋腱付着部）の痛みがあれば，オズグッド・シュラッター（Osgood-Schlatter）病と考えられ，②足関節の痛みがあれば，足関節拘縮や足関節靱帯損傷後の後遺症と考えられ，①と②ともに痛みの持続する可能性が高いので，整形外科医の受診を勧める．通常はしゃがみ込みができないだけでは，学校生活の上では特に支障をきたさないので，日常で下肢のストレッチングを行うことを指導し経過観察する．ただし，しゃがみ込みができないことから脊髄終糸症候群が発見された事例も報告されており，留意が必要である．

●オズグッド・シュラッター病

小学高学年から中学生の膝蓋腱の脛骨付着部（脛骨粗面）に発症するもので，スポーツなどにより大腿四頭筋に強い牽引力が加わり，腱より脆弱な成長軟骨部の裂離が生じ，その部位が隆起するものである．しゃがみ込み動作ができない，もしくはしり上がり現象が陽性になることが多い．治療としては，運動前後のストレッチングの励行，スポーツ活動の休止，NSAIDsの内服などで，成長期が終了すると痛みも消失することが多い．温熱療法は，その有効性・エビデンスが明らかでないため，勧めないことが望ましい．

【アドバイス】

身長が伸びているときに運動をしすぎると痛みが悪化するが，伸びがなくなれば症状が改善することが多い．治療として，日頃より大腿四頭筋のストレッチングを欠かさないことが重要である．痛みが強ければ，スポーツにも支障をきたすので，上肢中心のトレーニングに変更することが望ましい．軽い運動は許可できるが，運動前後のストレッチングや運動直後の局所のアイシングを励行する．

●靱帯損傷（捻挫）

小児の障害の中では非常に頻度が高い外傷である．ランニングや方向転換のときに，足関節の内反や底屈強制された場合に足関節外側靱帯が断裂することがほとんどである．特に前距腓靱帯が高頻度で生じ，重症になればさらに踵腓靱帯が損傷する．小児では，成人に比べ骨軟骨が脆弱であるため，裂離骨折の頻度が多い．治療は，保存的にサポーター，装具やギプスを行うことがほとんどであるが，裂離骨折では手術を行うことがある．

【アドバイス】

初回の外傷の治療をしっかりとしていないと何度も繰り返し，足関節の外側の痛みが持続し，しゃがみ込み動作の支障になることが多いので，しっかりと安静の期間を設けて，次第に関節可動域訓練（ROM 訓練）やストレッチングを行う．受傷直後はアイシングをしっかりと行い，足関節を固定し，局所の安静を保つことが重要である．受傷してしばらくの期間は体育やスポーツ活動を休止することが望ましい．

C. 予防方法とその教育

1 ストレッチング

効果としては，関節の動きをスムーズにし，パフォーマンスを向上させ，関節の動きを大きくすることができ，よりよいフォームでの運動を行うことができるようにする．また，障害に対しては，ストレッチされることにより筋の収縮・弛緩がスムーズになり，筋の骨への付着部に加わる引張り力が軽減され，筋腱の付着部炎が改善する．さらにストレッチングにより，心の緊張が和らぐことも長所である．

ストレッチングにはさまざまな方法がある．静的ストレッチングは，反動をつけずに，筋をゆっくりと自身の限界付近まで伸ばし，その状態を維持する方法であり，最も普及し，安全かつ簡便である．

動的なストレッチングは，動きながら行うもので，動作をスムーズにし，関節可動域の拡大には効果的である．しかし，介助者が急に過度の力を入れて行ったときに児童生徒等が痛みを伴うと，その痛みを軽減しようとして，作用筋に対して児童生徒等の反作用の力が強くなり，筋緊張の状態で筋を伸長させるため筋の断裂などの障害が生じる危険性があるので，十分注意する必要がある．

2 アイシング

スポーツ障害の予防や慢性の障害の進行予防には，練習直後のアイシングは欠かすことができない．痛みを軽減し，内出血を防止し，腫脹を防ぐことが目的である．ビニール袋やアイスパックに氷を入れて袋の空気を抜いて，患部を10〜15分間，冷却する．直接皮膚にあてないでハンカチやタオルで患部を覆ってあてる．現状では，全国の小・中学校には製氷機が十分に設置されていないので，改善を要すると思われる．

3 予防教育

上記の学校における運動器検診とその事後措置だけでは，児童生徒等の運動器にかかわる疾患・障害の発生を撲滅することは困難である．そこで，理学療法士が学校で児童生徒等に対して保健指導的な役割を果たし，運動器疾患・障害の予防教育を実施し，児童生徒等の運動器の健康を推進するとともに，心身の健全な成長，発達に資することを目指すのが，「認定スクールトレーナー制度」である．

文献

1) 文部科学省スポーツ・青少年局学校健康教育課（監）：脊柱及び胸郭の疾病及び異常の有無並びに四肢の状態．児童生徒等の健康診断マニュアル　平成27年度改訂，日本学校保健会，東京，pp.27-28, 2015
2) 高橋敏明，他：学校健康診断における運動器検診．日医雑誌 **145**：1874-1878, 2016
3) 内尾祐司：学校における運動器疾患・障害の現状と課題．日整会誌 **91**：243-252, 2017

COLUMN 06

疲労骨折の心理的背景

硬い針金も幾度も折り曲げていると，最後は折れる．同様に，ヒトの骨も，同じような力学的ストレスが繰り返し加えられることで，ついには疲労骨折（過労性骨障害）をきたす．「骨も疲れると折れる」のである．

スポーツや舞台表現などの，走る，跳ぶ，投げる，回る，蹴るなどの特定動作を反復することにより，全身の各部位の骨に疲労骨折は生ずるが，そのメカニズムは，「too much too soon」の言葉に象徴されるトレーニング・練習の方法・内容にある．

もちろん，たとえば連日のウサギ跳びの強制による両側腓骨疲労骨折の発生のように，明らかにまちがった指導や体罰の実施が原因となる例は多い．その一方，疲労骨折の発生要因が，その個人の心理的背景による例も少なくない．

「休まずトレーニング（練習・稽古）をしていないと不安でたまらない」，「人に後れをとりたくない」，「レギュラー（主役）の座を奪われたくない」，「夢中になって入れこんでしまう」などの性格，行動パターンとその人のチーム・学校・組織などにおける関係性が根底に横たわっている．そして，疲労骨折は，そうした全体の発生メカニズムの氷山の一角として，表面化している現象ととらえることができる．

このように「なぜ疲労骨折を起こしたのか？」，「なぜ自分の骨が折れるまで，その活動をし続けたのか？」という問いかけを行い，それを自己分析させ，その心理的背景を明らかにすることで疲労骨折の治療を長引かせたり，同様の疲労骨折を再発させることを予防できるはずである．

04 運動器検診の質を高めるために—上肢・下肢の異常

上肢・下肢に関する運動器検診の項目として，「静的」な評価と「動的」評価がある．静的な評価には，関節アライメントや変形の有無をチェックする．上肢では肘のアライメント（外反肘，内反肘），手指変形，下肢ではO脚，X脚，内反足，扁平足，足趾変形の有無をチェックする．動的評価として，上肢では，バンザイ（肩関節屈曲角度），肘関節屈伸角度，下肢ではしゃがみ込み（股，膝，足関節可動域），5秒以上の片脚立ち，歩行動作をチェックする．

特に動的評価に関しては，代償動作を見抜くこと，姿勢の影響を受けることを念頭に入れてチェックする必要がある．本項では，バンザイおよびしゃがみ込み動作を中心に，上肢・下肢の異常を早期に発見できる質の高いチェック方法を紹介する．

A. 上肢のチェック：バンザイ

1 方　法

バンザイを行わせ，上肢を挙上し，その角度をチェックする．手が挙がらない，挙げにくい，疼痛がある，などの場合は陽性と判定する．

2 質を高めるための工夫

a. 足を肩幅程度に開かせ，安定させる

これによって上肢が挙上しやすくなる．

特に低年齢の場合，上肢挙上の際にふらつきなどを認め，適切なチェックができないことがある（**図1**）．あらかじめ規定しておくことが望ましい．

b. 上肢挙上前の姿勢をチェックする

円背を呈している場合，それによって肩甲骨の動きが阻害され，上肢挙上困難になっていることがある．挙上できないのが，上肢の機能異常ではなく，姿勢による影響の可能性がある（**図2**）．

c. 前腕および上腕の回旋角度（図3）

前腕回内，肩関節内旋位での挙上では，肩峰下でのインピンジメントを生じる可能性があり，挙上困難となる．そのため，前腕，上腕を中間位で挙上させる．

3 代償動作

a. 体幹の過度伸展（図4a）

体幹を過度に伸展し，見かけ上挙上しているようにしていることがある．その際は体幹をまっすぐにするよう指示する．

b. 肘関節屈曲（図4b）

上肢挙上の際に，肘関節を屈曲することで見かけ上挙上しているように見える場合がある．肘関節はなるべく伸展位とし，計測は上腕骨で行うことが重要である．

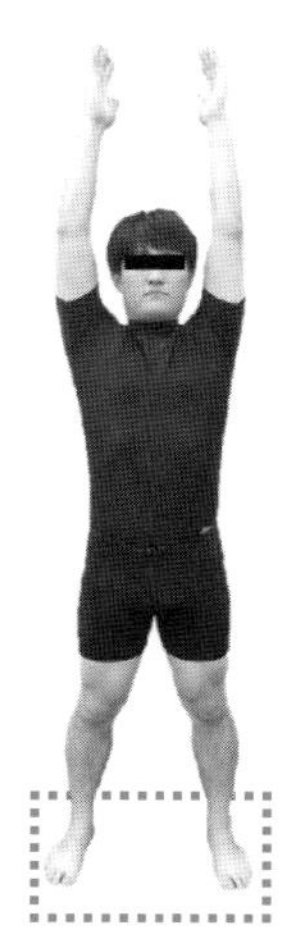
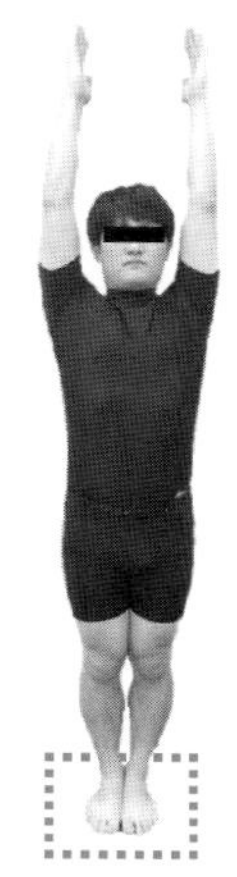

図1 **足幅による影響**
支持基底面が狭くなると不安定となり挙上に影響を及ぼす場合がある.

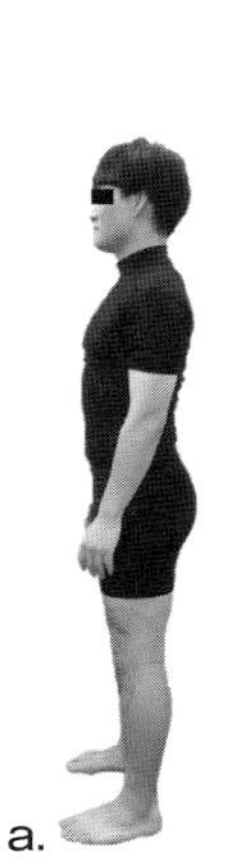
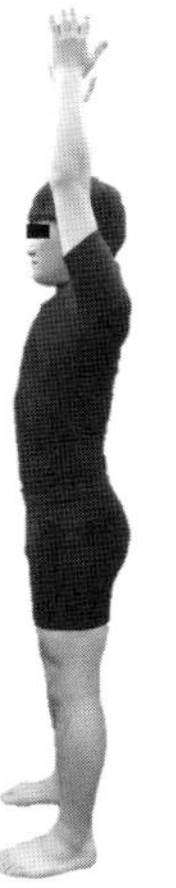
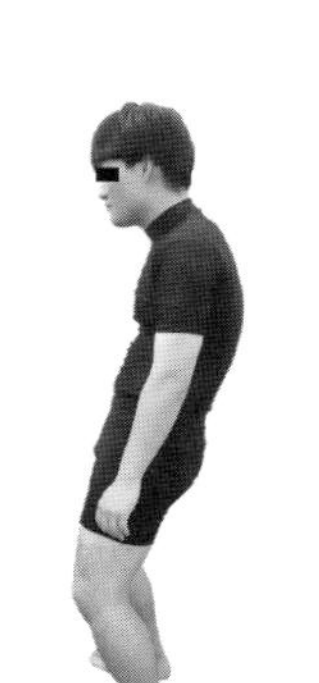
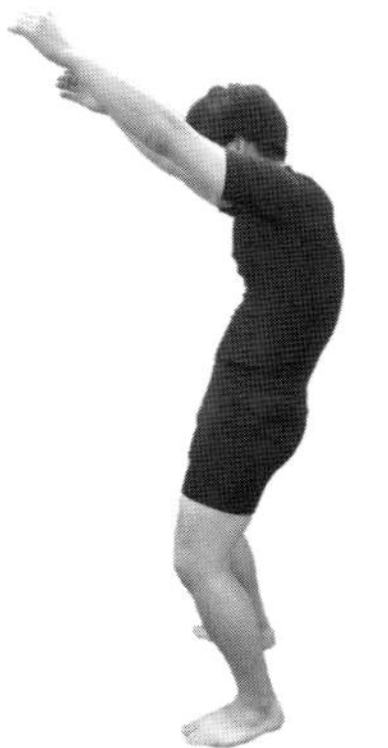

a. b.

図2 **良姿勢（a）と不良姿勢（b）との違い**
胸椎後わんなど不良姿勢の場合，挙上困難となることが多い.

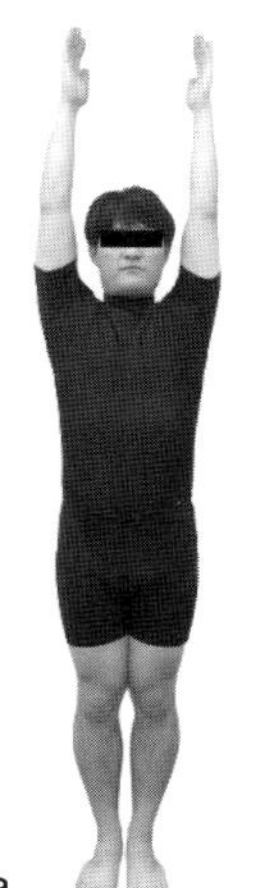
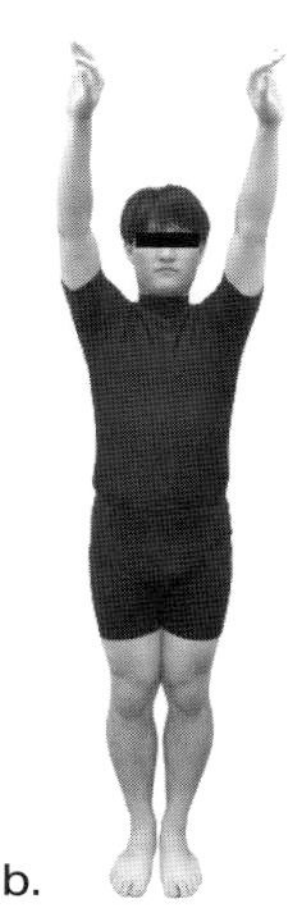

a. b.

図3 **前腕回外・肩関節外旋（a）と前腕回内・肩関節内旋（b）との違い**
前腕回内・肩関節内旋位では挙上しにくくなる.

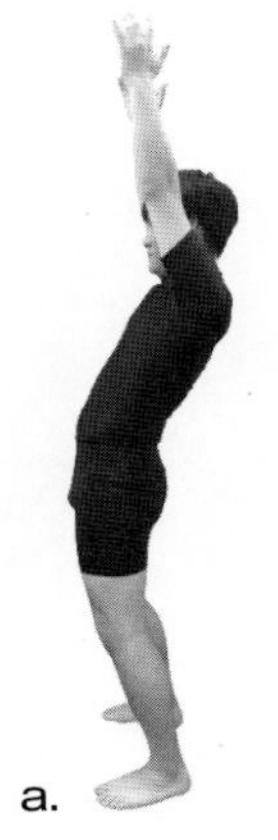

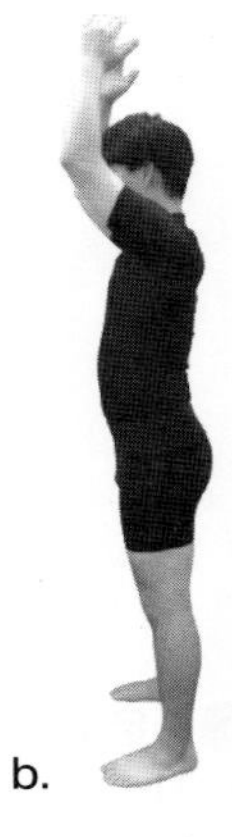

図4 体幹伸展による代償（a）と肘関節屈曲による代償（b）

見かけ上の挙上運動に注意が必要である.

B. 下肢のチェック：しゃがみ込み

1 方 法

両下肢を閉じた状態（足関節，膝関節の左右を接地させる）で，足底を全接地したまましゃがみ込みを行わせる．両上肢は90°屈曲位とする．

2 質を高めるための工夫

動作開始前の立位姿勢をチェックする（**図5**）．

a. 骨盤後傾・円背姿勢

骨盤後傾，円背姿勢の場合，後方重心となり，しゃがみ込み時に後方へバランスを崩し，動作不可になることが多い．

b. 腰椎過前わん，骨盤前傾

背筋群などの過緊張によって，腰椎過前わん，骨盤前傾の立位姿勢では，しゃがみ込み時の胸腰椎屈曲，骨盤後傾，股関節屈曲動作がスムーズに行えず，動作不可になることが多い．

3 代償動作（図6）

a. 踵部離地（踵が浮く）

足関節背屈制限がある場合，しゃがみ込みの最終段階で，踵部離地を生じることが多い．

b. 足部外転（距骨下関節回内）

足関節背屈制限がある場合，足部の過度な回内によって代償する．

c. 膝割れ（股関節外転）

股関節屈曲の制限を生じている場合，いわゆる膝割れが生じ，両膝が離れてしまう．

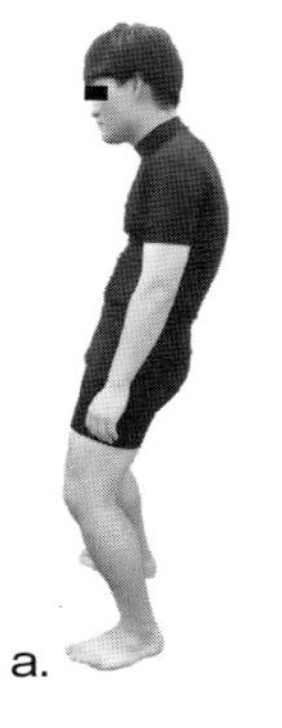

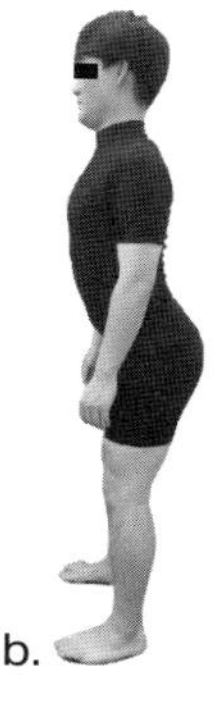

図 5　立位姿勢の評価
胸椎後わん（a）や腰椎の過前わん（b）などの姿勢では上肢挙上やしゃがみ込みなどさまざまな動作に影響を及ぼす．

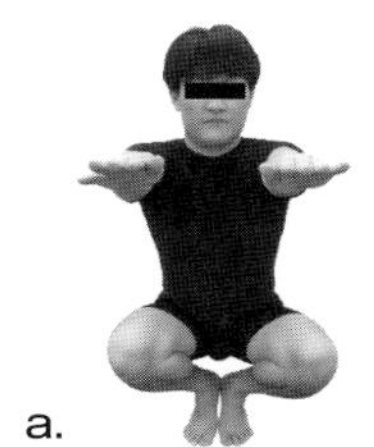

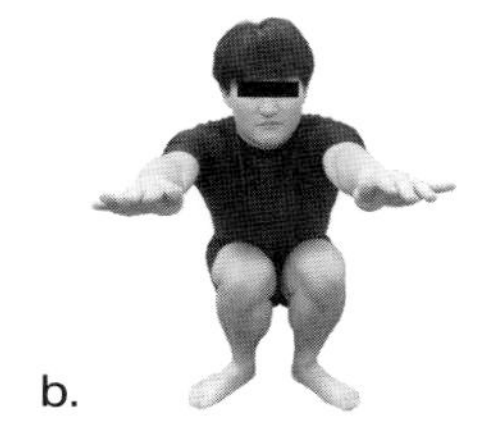

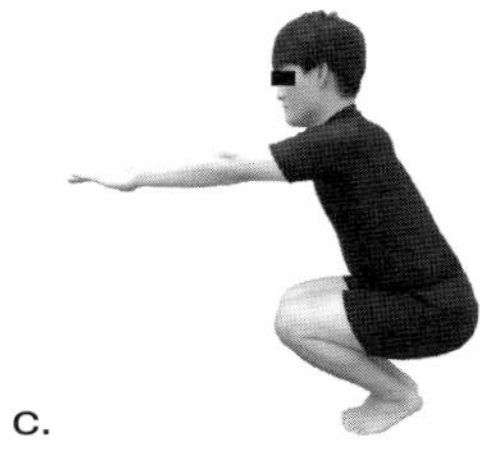

図 6　しゃがみ込み動作の代償
踵離地（a），足部外転（b），股関節外転（c）などの代償動作を生じることが多い．

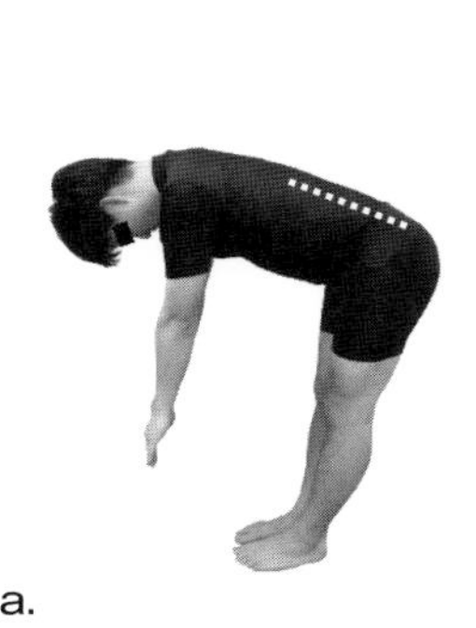

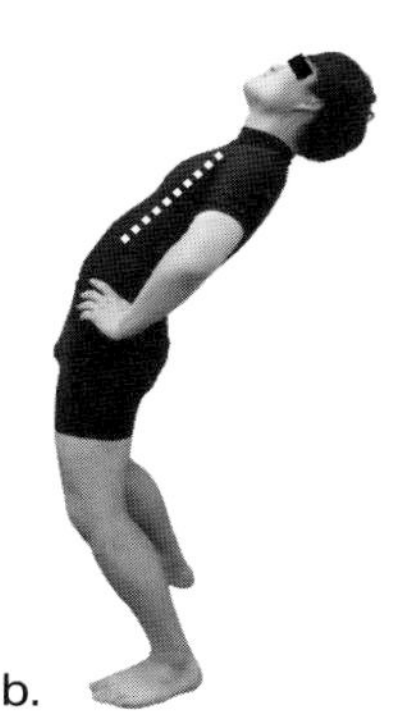

図 7　体幹評価
前屈（a）では腰椎の屈曲，後屈（b）では胸椎の伸展を評価し，きれいな「弧」になっているか評価する．

C. 体幹評価（体幹前屈，後屈）

運動器検診のチェックポイントに，立位体位前屈，後屈がある（**図 7**）．主に脊柱疾患のスクリーニングに使用されるが，前述のとおり，上下肢の機能に関しても姿勢の影響を受けるため，この評価は重要である．

例えば，前屈時に腰椎のわん曲が少ない場合，しゃがみ込み時の骨盤後傾，股関節屈曲制限が推測できる．一方後屈時に胸椎伸展不足を認める場合，上肢挙上時の胸郭可動性不足が推察できる．このように上肢・下肢の運動器検診を実施する前に，姿勢および体幹の前屈・後屈テストを実施しておくとよい．

本項では上下肢の動的な評価におけるポイントを紹介した．上肢運動のチェック項目である「バンザイ」で陽性のまま，オーバーヘッドスポーツを続けると，肩・肘関節障害につながる恐れがある．またその背景には不良姿勢が隠されていることが多く[1~3]，まずは日常生活における姿勢改善を行う必要がある．

下肢においても，しゃがみ込み動作と下肢障害発生リスクについて，しゃがみ込みができない選手では障害発生リスクが増大する[4]と報告されている．また，上肢外傷発生リスクや下肢柔軟性としゃがみ込みの可否が関連している[5]とされており，重要な評価項目である．

文献

1） 幸田仁志，他：高校野球投手における肩痛と脊柱アライメントとの関係．臨バイオメカニクス **41**：93-97, 2020
2） 甲斐義浩，他：腱板断裂肩における肩甲骨の運動異常と姿勢不良との関係．肩関節 **45**：93-97, 2021
3） 松井知之，他：中・高校生野球選手における姿勢と肘関節痛との関係．日肘関節会誌 **25**：219-221, 2018
4） 川井謙太朗，他：野球，サッカー選手におけるしゃがみ込み動作，正座の可否と下肢障害発生との関連性について―前向き研究―．理学療法学 **30**：783-786, 2015
5） 真田玲子，他：しゃがみ込み動作の可否と上下肢外傷発生リスクの関連性．運動器リハ **31**：269-274, 2020

05 運動器検診の質を高めるために―脊柱の異常

脊柱は体幹の中心に位置する，建物に例えるならば柱のような役目がある．正常な背骨は正面から見るとまっすぐに並んでいるが，「脊柱側わん症」では背骨がねじれるように曲がっている（**図1**）．「脊柱側わん症」は神経や筋肉の病気などのいろいろな原因で起こるが，その中で最も頻度が高いタイプの側わん症は思春期（10～18歳）に発症する「思春期特発性側わん症」で，脊柱が曲がる原因が明らかではない．その発生頻度は女子が男子の5～7倍で，女子の1～2%程度と報告されている[1)]．本項ではこの思春期特発性側わん症の症状，原因，スクリーニング方法，そして治療について概説する．

A. 症　状

側わん症になると脊柱変形の進行に伴い体表面が変形する．さらに変形が重度に進行すると，腰背部の痛みや胸郭の変形による呼吸機能低下を生じる場合がある．しかし，初期の段階では体表変形は目立たず自覚症状も乏しいため，本人も周りの人たちも気づかない場合がほとんどである．外見の変化が明らかになり自覚症状が出る頃には，側わん症は手術が必要なくらい重度に進行している場合が多いので，治療のタイミングを逃さないためにも早期発見が大切である．

B. 原　因

思春期特発性側わん症は遺伝的因子と生活環境が関与して発症すると考えられている．全ゲノム相関解析（genome-wide association study）という方法を用いて，*LBX1* をはじめ多く

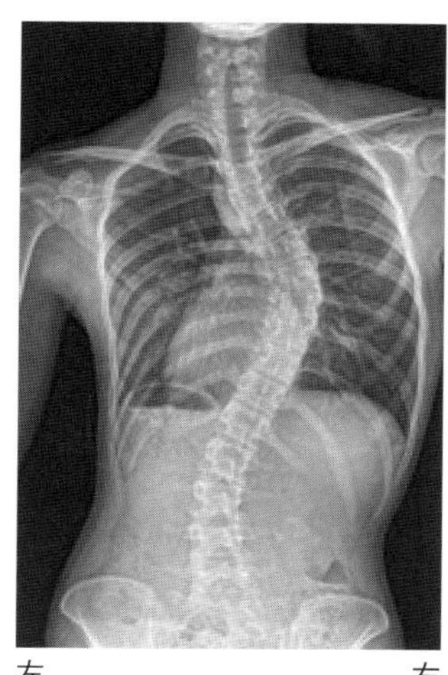

図1　脊柱側わん症X線画像（背面から見た画像）

の側わん症の原因遺伝子を同定されている．生活習慣や食生活との関連も心配される内容である．約 2,800 人の中学生女児を対象としたアンケート調査結果からは，側わん症と側わん症でない児童との間に，鞄の持ち方・その重量，食事内容，睡眠時間・姿勢，勉強時間・姿勢，食事などの生活習慣は側わん症と関連がないことがわかった[2, 3]．一方でクラシックバレエの経験や，やせ型の体型の女児に側わん症は有意に高頻度であった．しかしこの研究からは，生活習慣と側わん症との時間的な関連性（例えば，バレエの結果，側わんになったのか，側わんになるようなやせ形の子がバレエを続けているのか．低 BMI が続いた結果として側わん症になったのか，側わん症だから低 BMI なのか）が不明である．

これらの結果を踏まえて，側わん症の患者や保護者へは，日常生活については心配不要で通常どおりでよいこと，クラシックバレエを幼少児から行っている場合には子どもの背中の状態に注意すること，バランスのよい食生活を送ることを勧める．

C. 診　断

わが国では学校保健安全法により就学時および定期健康診断時に脊柱の異常（側わん症）の検診が義務づけられている．方法は各自治体に任されており，一次検診は校医（一部で養護教員，整形外科医）による視診や前屈テストが簡易な方法のため広く普及している．そして二次検診あるいは三次検診で病院を受診し，X 線写真で診断を確定する．

1 視　診

後ろ向きにまっすぐ立った，気をつけの姿勢をとり，以下のような側わん症に特徴的な体型の変形を確認する（**図 2**）．

- 肩の高さに左右差
- 肩甲骨の高さと突出の程度と左右差
- ウエストライン（腰の脇線）が左右非対称

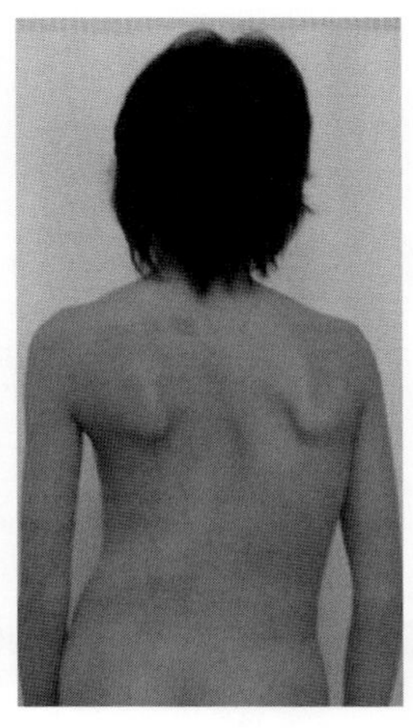

図 2　側わん症の外見の変形

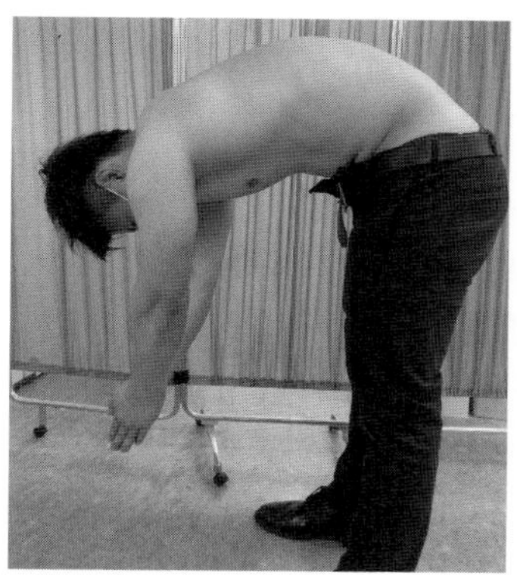

図3 前屈テスト　姿勢

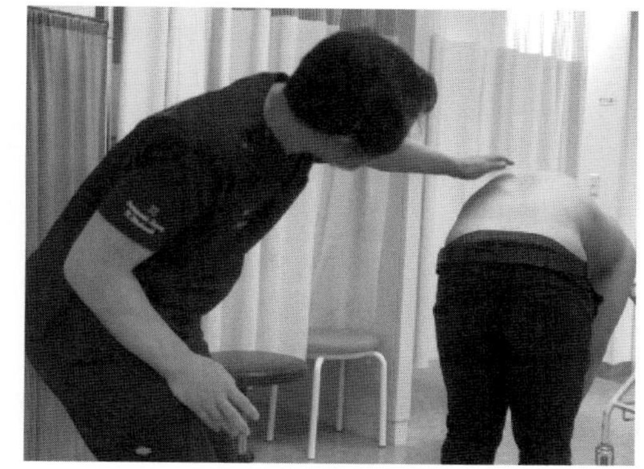

図4 前屈テスト
後方からの背部の左右対称性の確認

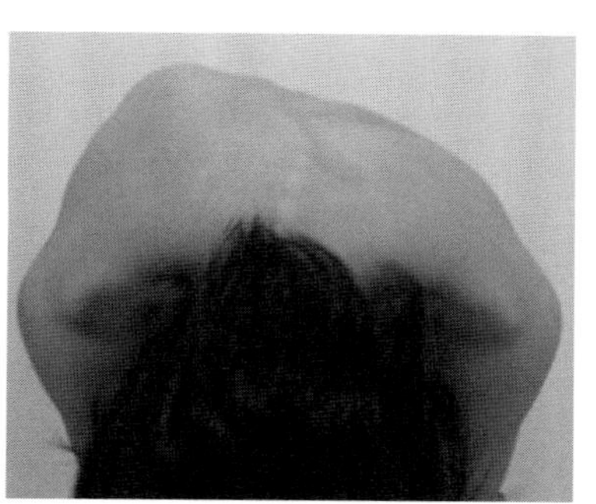

図5 肋骨隆起

しかし，前述したように初期の段階では体表変形は目立たない．上記の外見の変化が明らかになるころには，側わん症は重度に進行している場合が多い．

2 前屈テスト

視診による外見の変形より，感度は高い検査である．以下がその方法である．

①両方の手のひらを合わせる．

②肩の力を抜いて両腕を自然に垂らす（**図3**）．

③ゆっくりおじぎをする（このとき，体幹部分が水平になるように股関節を屈曲させる）．

④主に後ろから体表面の左右の非対称性を確認する（**図4**）．特徴的なのは肋骨部の隆起と腰の隆起である（**図5**）．主に後ろから観察するが，自信がもてない場合は前からも確認してみる．

D. 治　療

治療は大きく分けて「装具治療」と「手術」がある．側わんの重症度は脊柱の Cobb 角で表し，どの治療を行うかは側わんの程度により決まる．軽度の側わん（Cobb 角 20° 未満）の場合は，定期的（3〜6 ヵ月に 1 度）な X 線写真撮影で，側わんの進行を見逃さないように観察する．中等度の側わん（Cobb 角 20° 〜40° ）の場合は，装具治療を行う．

2013 年に無作為化比較試験によって，装具治療の有効性が高いエビデンスレベルで証明された[4]．装具を行った群の治療成功率（手術にいたらない）は 75%であったのに対し，装具を行わなかった群では 42%であった．そのため，治療のタイミングを逃さないためにも，検診で早期の側わん症をしっかりとスクリーニングすることが重要である．

装具を行っても進行を抑え込めず，高度の側わん（40° 〜50° 以上）に進行した場合は，脊椎インプラントを用いた矯正固定手術が必要になる．

文献

1） Ueno M, et al：A 5-year epidemiological study on the prevalence rate of idiopathic scoliosis in Tokyo：school screening of more than 250, 000 children. J Orthop Sci **16**：1-6, 2011
2） Watanabe K, et al：Physical activities and lifestyle factors related to adolescent idiopathic scoliosis. J Bone Joint Surg Am **99**：284-294, 2017
3） Asakura K, et al：Dietary habits had no relationship with adolescent idiopathic scoliosis：analysis utilizing quantitative data about dietary intakes. Nutrients **11**：2327, 2019
4） Weinstein SL, et al：Effects of bracing in adolescents with idiopathic scoliosis. N Engl J Med **369**：1512-1521, 2013

CHAPTER

IV

児童生徒等によく見られる主な運動器疾患・障害の診断・治療と予防のポイント

01 児童生徒等のスポーツ外傷・障害の動向と予防

A. 児童生徒等のスポーツ外傷・障害の動向

わが国では平成 21（2009）年 4 月に学校保健安全法が施行され，平成 23（2011）年 8 月にスポーツ基本法が施行された．これらにより学校は子どものスポーツ活動の安全管理，およびスポーツ施設の整備と指導者の研修措置を講じるよう努めなければならない．一方，文部科学省は「中学校・高等学校スポーツ振興事業（1985 年度～）」また「運動部活動等活性化推進事業（2007～）」などの事業を展開し，指導者の活用を含めた運動部活動の活性化と安全管理を唱えた．

しかしながら，このようなスポーツ活動における安全管理に関する法整備と事業が展開されているにもかかわらず，近年児童のスポーツ活動中の外傷・障害が減少しないことは事実であり，スポーツ外傷・障害の安全管理はいまだに大きな課題を抱えているのが現実である（Ⅱ-06，図 1［p.53］参照）．特に小学生の骨折・捻挫は合わせて 44％を占める（**図 1**）．

一般に子どものスポーツ活動による外傷・障害はスキャモンの発育曲線をもとに，児童の脳および運動器（骨，関節，筋・腱，神経）の成長と発育を鑑みれば，小学生の学校教育機関における外傷・障害と，中学生および高校生の課外活動における外傷・障害は同一のものと考えるべきではない．バランスや感覚系を含めた神経系は 10 歳までにほぼ完成するが，関節，筋力を含めた運動器系の完成は 16 歳になってからである（**図 2**）．

日本スポーツ振興センター（JSC）の統計によると，外傷・障害は小学校においては休憩時間に発生する場合が半数以上で，教師の目の届きにくい時間帯で，中学校以上では課外活動（部活動）の占める割合が極めて高くなる．これらの傾向は過去 10 年間以上変化がなく，リスクマネジメントの方法が小学校と中学校以降では異なることがわかる（**図 3**）．

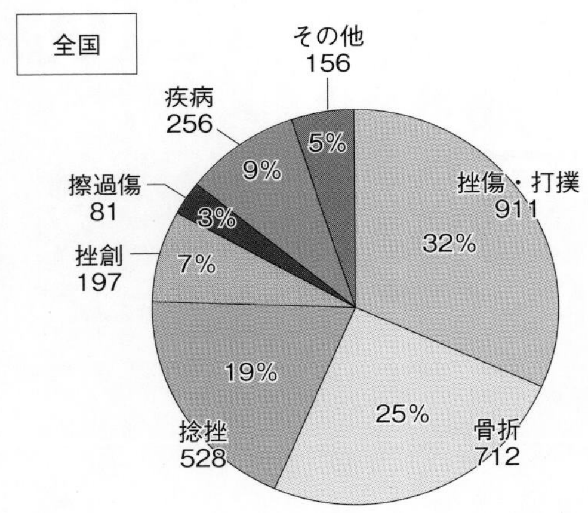

図 1　小学校で多いけがの割合
［日本スポーツ振興センター：体育祭・運動会のけがについて　負傷の種類別．平成 21 年度災害共済給付状況を参考に作成］

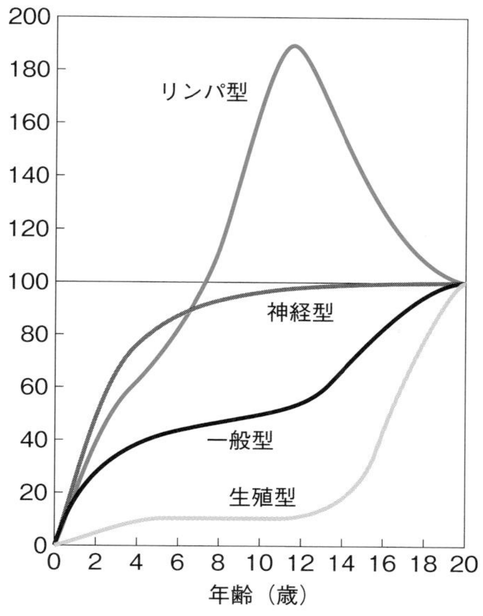

図2 小児の成長におけるスキャモンの発育曲線

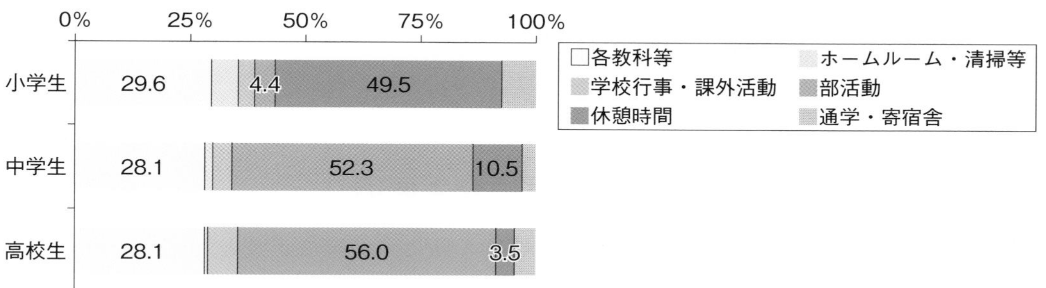

図3 骨折の場面

［日本スポーツ振興センター：学校等の管理下の災害，［平成 30 年版］<https://www.jpnsport.go.jp/anzen/kankobutuichiran/tabid/1912/Default.aspx>（最終確認：2024 年 4 月 30 日）を参考に作成］

スポーツ外傷・障害を受けた児童生徒等は医師の診察を受けるが，児童生徒等のスポーツ障害の管理を行うには，障害の予防も含めて現場で医師，理学療法士を含めた多職種による指導を行うべきであるという理解も必要である．実際に学校における種類別発生率の 3 大疾患である骨折，捻挫（靱帯損傷），打撲，に関して外傷発生後の学校における保健室のファーストエイドの対応は，平日放課後や土曜・日曜の午前も含め対応が不十分である．

学校教育現場におけるスポーツ外傷・障害の管理は子どもの発育障害や健康，運動機能障害だけではなく，成人になってからの生涯スポーツに伴う健康管理という側面も有する．運動器疾患単位でのスポーツ障害管理・予防という専門性の多様化に対応する質の向上が望まれる．

COLUMN 07

知っておきたい「スポーツ基本法」

スポーツ基本法には「指導者の養成等」，「スポーツ施設の整備等」，「学校施設の利用」，「スポーツ事故の防止等」，「スポーツに関する紛争の迅速かつ適正な解決」，「スポーツに関する科学的研究の推進等」，「学校における体育の充実」，「スポーツ産業の事業者との連携等」，「スポーツに係る国際的な交流及び貢献の推進」，「顕彰」などがまとめられている．スポーツ環境を整え，競技水準の向上を図るのみならず，スポーツそのものを楽しみ，活力ある社会の実現，国際社会の調和ある発展，ひいては健康寿命の延長や，経済の活性化なども視野に入っている．

また「スポーツは，障害者が自主的かつ積極的にスポーツを行うことができるよう，障害の種類及び程度に応じ必要な配慮をしつつ推進されなければならない」とされており，パラスポーツやユニバーサルスポーツの発展をも包括し，まとめられている．

文献

1) スポーツ庁：スポーツ基本法の条文 <https://www.mext.go.jp/sports/b_menu/sports/mcatetop01/list/1371905.htm#:~:text=%E3%82%B9%E3%83%9D%E3%83%BC%E3%83%84%E5%9F%BA%E6%9C%AC%E6%B3%95%E3%81%AF%EF%BC%8C%E6%98%AD%E5%92%8C36,%E4%BA%8B%E9%A0%85%E3%82%92%E5%AE%9A%E3%82%81%E3%82%8B%E3%82%82%E3%81%AE%E3%81%A7%E3%81%99%E3%80%82>（最終確認：2024 年 4 月 30 日）
2) 文部科学省：スポーツ基本法 <https://www.mext.go.jp/sports/content/1310250_01.pdf>（最終確認：2024 年 4 月 30 日）

B. 成長期のスポーツ外傷・障害の発生要因

1992 年，van Mechelen はスポーツ外傷・障害予防の 4 段階モデルとして“Sequence of Prevention”を提唱し，第 1 段階ではスポーツ障害の発生率と重症度を，第 2 段階ではスポーツ障害の発生要因とそのメカニズムとリスクファクターを，第 3 段階において予防的介入の実践を，第 4 段階でトレーニング効果を検証する仮説を唱えた[1)](p.134 も参照)．

スポーツ障害の発生要因は主として内的因子（internal personal factor）と外的因子（external environmental factor）に分類される．

児童生徒等においては内的因子は，解剖学的形態（アライメント），体力（筋力），バランス，柔軟性（関節可動域），体型，年齢，性別，心理（モチベーション）等であり，外的因子はスポーツを実践する際の環境（天候，使用器具，床や地面の種類と状況，気温，競技の種類，ポジション，ルール等）である．

近年，適切な環境下で内的および外的因子がコントロールされても予防効果が現れにくいことが指摘されて，心理社会的，行動的な側面からの研究も盛んであるが，競技レベルの高い成人にはこのアプローチは有効であっても，子どものスポーツ外傷・障害に関してはまだ成熟された議論はなく，わが国においては運動器の検診や学校におけるスポーツ障害の予防が喫緊の課題といえよう[2, 3)]．

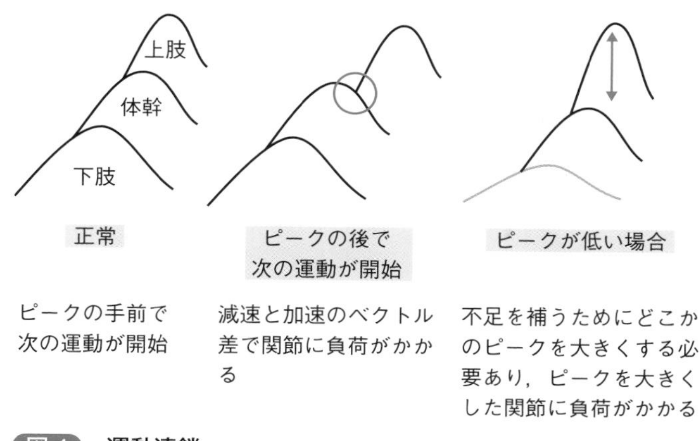

ピークの手前で次の運動が開始

減速と加速のベクトル差で関節に負荷がかかる

不足を補うためにどこかのピークを大きくする必要あり，ピークを大きくした関節に負荷がかかる

図4 運動連鎖

C.「運動連鎖」によるスポーツ障害への理解

高校野球選手において痛みの出やすい部位は肘関節，次に肩関節，腰と続き，これらの障害は小学校の高学年頃から病態の発症が起きることが知られている．例えば，成長期に生じる重篤な障害の肘の離断性骨軟骨炎の発症は中学校・高等学校ではなく，すでに小学校高学年からはじまっていることは広く知られた事実である[4]．この疾患の病因は骨壊死同様にいまだに不明であり，多くの発症因子が報告されているが，最もわれわれ理学療法士が理解し児童生徒等や指導者に教えなければいけないことは「運動連鎖」である（**図4**）．

「運動連鎖」に関し投球障害の中でも，近年，子どもの野球肘に関して最もインパクトのある論文は，大谷選手はじめ多くのプロ野球選手の肘手術を手掛けた米国ロサンゼルスのカーラン・ジョーブクリニック（Kerlan-Jobes Surgery Center）からの報告である．**図5**にあるように児童生徒等を9～13歳と14～18歳の2グループに分けて投球障害の肘関節にかかる負担を分析し，小学生から中学1年生（13歳）までは投球フォームを成人とは異なるフォームで指導すべきであると論じた[5]．わが国においては，これら科学的なオーバーヘッドスロー選手への適切な配慮と指導がなされていない施設（チーム）が多いのも事実であり，指導者への教育も今後の課題である．

D. 子どものスポーツ障害の予防

子どものスポーツ外傷・障害の予防に関しては，段階的なロールモデルを作り，内的因子と外的因子を理解し，次に各競技における外傷のレポートをもとに子どもの年齢とスポーツ障害の発生，ことに発生パターンと発生頻度，受傷部位，ポジション，シーズン比較，重症度等を学習し，その見識を有する現場の指導者により，「運動連鎖」を把握し，それに伴うスポーツ障害の予防実践が必要と考える．

これにより，スポーツ開始前後の十分に時間をかけたストレッチングおよび筋力とコンディショニングとバランスの傾向評価を示した指導を行い，たとえスポーツ障害が児童に生じたとしても，重症化せず軽い障害にとどめ，早期にスポーツ活動に復帰できるような教育指導が可

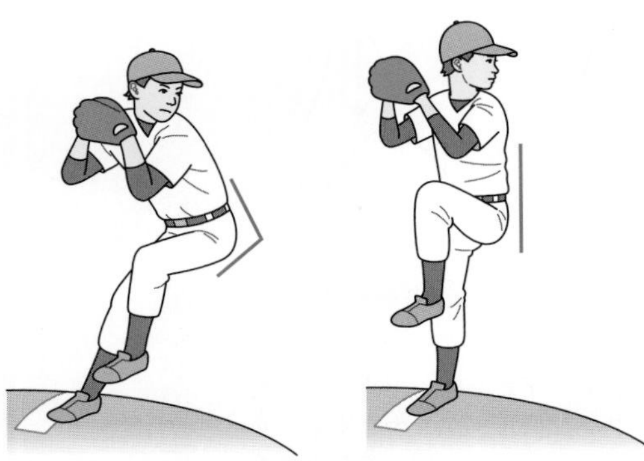

早期 cocking 相では股関節先行のフォームが子どもでは障害が少ない［左］

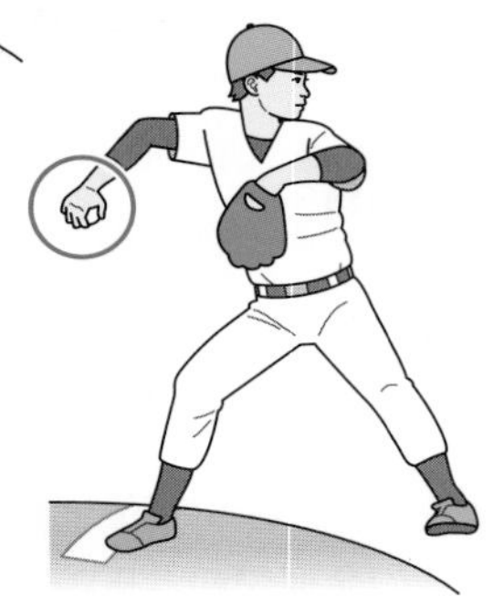

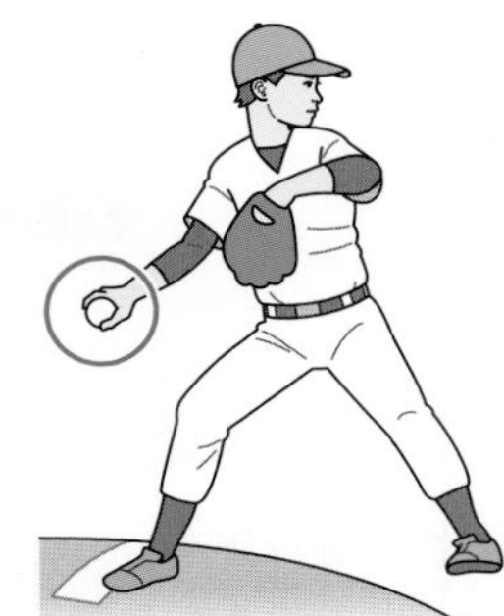

左足接地前では前腕回内位のフォームが推奨される［左］

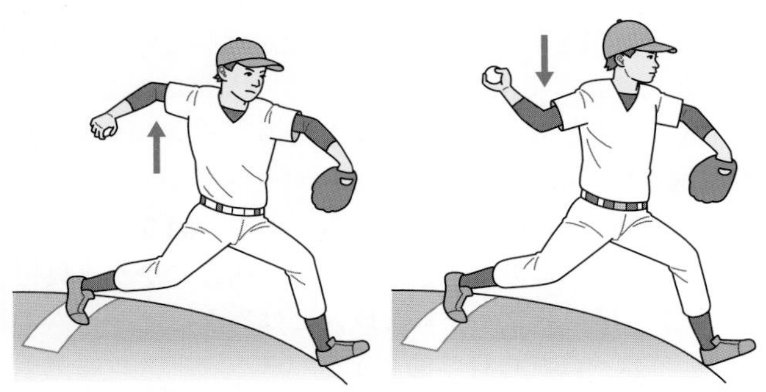

足接地時の肘の高さは肩と平行または高位がよい［左］

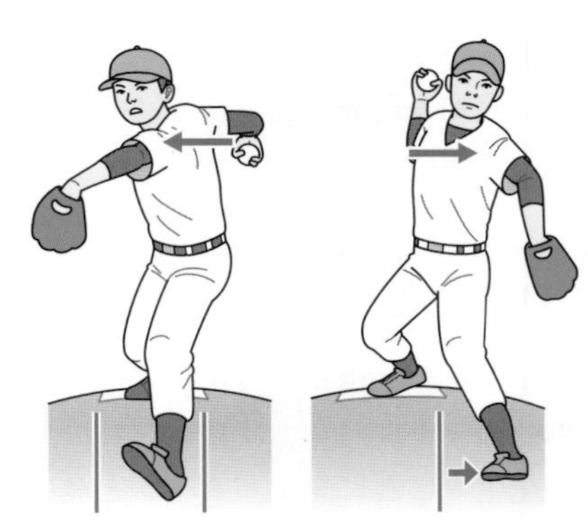

ボールリリース時に足はホームプレートの方向に正しく接地し体幹が開いてはいけない［左］

図5 運動連鎖

正しいピッチング（左側の図）により肩と肘のトルクが軽減し，肘の障害も減少した．

［Davis' JT, et al：The effect of pitching biomechanics on the upper extremity in youth and adolescent baseball pitchers. Am J Sports Med **37**：1484-1491, 2009 を参考に作成］

能となろう．

現在，運動器の健康・日本協会を中心に障害モデルのモデル検診（野球肘検診）は全国展開されており，学校保健におけるスクールトレーナー制度との両輪で事業が進行中である．

今後，これらの事業を軸に子どもの成長期における運動器（スポーツ）外傷・障害の予防が進化し発展していくことを切に望む次第である．

文献

1） van Mechelen W, et al：Incidence, severity, aetiology and prevention of sports injuries. A review of concepts. Sports Med **14**：82–99, 1992
2） Matsuura T, et al：Epidemiology of shoulder and elbow pain in youth baseball players. Phys Sportsmed **44**：97–100, 2016
3） Takagishi K, et al：Shoulder and elbow pain in junior high school baseball players：Results of a nationwide survey. J Orthop Sci **24**：708–714, 2019
4） Matsuura T, et al：Prevalence of osteochondritis dissecans of the capitellum in young baseball players：results based on ultrasonographic findings. Orthop J Sports Med **2**：1–5, 2014
5） Davis JT, et al：The effect of pitching biomechanics on the upper extremity in youth and adolescent baseball pitchers. Am J Sports Med **37**：1484–1491, 2009

02 スポーツ外傷・障害の予防—上肢

疾患の予防では，実態に基づいて要因を抽出し，要因への対応が求められる．上肢に生じるスポーツ外傷と障害について，その実態・要因と予防法について述べる．

A. 上肢のスポーツ外傷

1 実 態

代表的な疾患として，肩関節脱臼，肩関節唇損傷，肩鎖関節脱臼，肘関節脱臼，手関節・手指の骨折や靱帯損傷などが挙げられる．

まとまった疫学調査は少ないが，コリジョン，コンタクトスポーツで外傷の発生率が高いのは事実である．ラグビーでは，国内ユースカテゴリーの肩関節脱臼頻度はラグビー強豪国に比べて高いと報告されている[1]．また，コリジョン，コンタクトスポーツより頻度は少ないが，オーバーヘッドスポーツでもヘッドスライディングなどで各種外傷が生じる．

2 要 因

コリジョン，コンタクトスポーツではタックル，転倒して手をつくなどで生じることが多い．オーバーヘッドスポーツでは帰塁，ヘッドスライディング，ダイビングキャッチなどで生じることが多い．

ラグビーによる肩関節脱臼では，受傷機転の6割以上がタックルによると報告されており，アームタックルと逆ヘッドタックルの2つのパターンに大別される[1]．アームタックルでの受傷は，タックルする選手が相手に肩をあてることができず，上肢を伸展して捕まえに行く状況で生じる．逆ヘッドタックルでの受傷は，タックルする選手が相手の肩に強くあてて夕ックルする状況で生じる．いずれもアプローチや姿勢に問題がある．

さらに環境要因として，技術が低いうちに外傷のリスクを伴うコンタクトを強いられることや，体格や競技レベルに応じたチーム編成やマッチメイクに適切な配慮がないことなどが挙げられる[1]．

3 予防法

予防法を**表1**に示す．

コリジョン，コンタクトスポーツでは正しいタックル動作や柔道の受け身の指導などを行う．

アームタックルは相手へのアプローチに難のあることが多い．相手の動きに対応して姿勢を崩すことなく，身体の中心をまっすぐにあてる身体能力が求められ，肩周囲の強化のみならず，反応速度や俊敏性の向上を目的とした下肢体幹の機能訓練を行う．また，下肢と体幹が残らないことを意図して，両手で（反対側の手も）相手をとらえるような認知的側面の能力改善も行う[1]．

表1 上肢スポーツ外傷の予防法

1. 正しいタックルや受け身の指導
2. 帰塁で投球側を使わない
3. ダイビングキャッチは可能な限り避ける
4. テーピングやサポーターを使用する
5. 体格や競技レベルの差が著しい相手との対戦を避ける

逆ヘッドタックルに対する予防では，頭が下がると相手の動きを追視し対応するのが遅くなるため，タックル直前まで頭を上げて相手をしっかり追視することが基本となる．さらに身体機能面では，股関節・脊柱・肩甲骨の可動性を高め，タックル時の姿勢制御戦略の幅を広げることが重要である[1)]．

柔道の受け身では，上肢を丸くしながら軸圧を避けることができれば，肘関節など各関節に加わる衝撃を緩和することができる[2)]．この動作は，転倒時に上肢を伸展位で手をつくことを防ぐもので，他のスポーツ競技にも応用できる．

オーバーヘッドスポーツではヘッドスライディング，ダイビングキャッチで受傷することが多く，投球側では帰塁で投球側を使わない，ダイビングキャッチを可能な限り避けることで予防する．

競技時にテーピングやサポーターを使用することも勧められ，体格や競技レベルの差が著しい相手との対戦を避けるなどの配慮も必要である．

B. 上肢のスポーツ障害

1 実　態

代表的な疾患として，成長途上にある骨端骨軟骨に生じる骨軟骨障害，疲労骨折，腱板損傷，テニス肘，尺骨神経障害などが挙げられる．

外傷と同様に大規模な疫学調査は少ない．国民的スポーツともいえる野球に関して，日本整形外科学会ならびに運動器の10年・日本協会が，全日本野球協会の協力を得て，平成26（2014）年度から2年間にわたって小学生野球選手[3,4)]，平成28（2016）年度には中学生野球選手の全国調査を行っている[5)]．10,228人の小学生選手を対象とした平成26年度の調査では，疼痛既往が肩19.3%，肘24.8%，手・手関節6.3%で，肘・肩の順に多かった（**図1**）．中でも投手では肩24.7%，肘36.1%と他のポジションよりも多かった．中学生野球選手11,134人の調査では直近1年間の疼痛につき季節ごとに質問しているため，疼痛既往を調べた小学生との単純比較はできないが，少なくとも肩20.0%，肘28.8%，手・手関節5.5%で，小学生と同様に肘・肩の順に多かった．ただしポジション別での比較は行われていない．部位別疼痛発生頻度は，小学生選手では内側68.6%，外側18.0%，後方16.1%，前方6.1%だった[4)]．中学生選手では内側65.6%，外側19.5%，後方28.4%，前方16.1%だった（**図2**）[5)]．小学生・中学生ともに内側が最も多く，次いで多いのは小学生では外側，中学生では後方だった．

国際ジュニア大会で活躍する18歳以下のテニス選手の調査では，手関節障害が最も多いと報告されている[6)]．

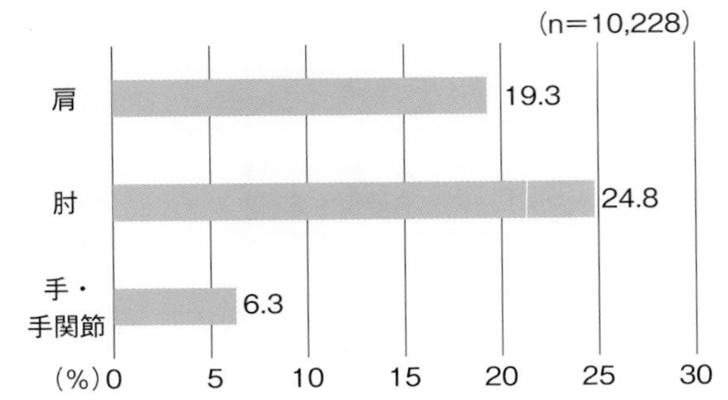

図1 小学生野球選手の上肢関節別の疼痛既往の頻度

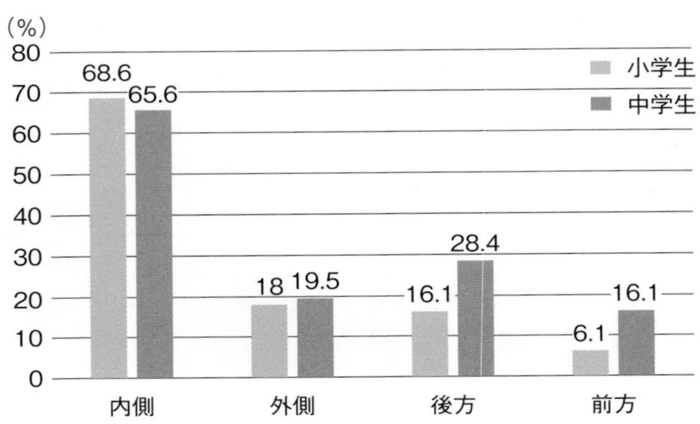

図2 小・中学生野球選手における肘関節痛の部位別頻度

2 要 因

小中学生野球選手を対象とした全国規模の疫学調査を受けて，Takagishi らは小中学生選手ではオーバーユースが障害の要因と結論づけている．その根拠として，小学生では 39.9％が 1 週間に 4 日以上，97.6％が土曜・日曜に 1 日 3 時間以上の練習や試合をしていること[7]，中学生では 36％が毎日練習や試合をしており，82.3％がシーズンオフの期間が 3 ヵ月以下であることを指摘している[8]．さらに肘・肩関節痛の要因を検討し，小学生では高学年，投手・捕手，全力投球が 1 日 50 球以上を挙げている[7]．中学生では，小学生同様に投手・捕手が肘・肩関節痛の要因であるが，加えて肘では週間投球数が 300 球以上，1 ヵ月に平均 10 試合以上，肩では 2 年生が疼痛発症の危険因子と報告している[8]．

オーバーユース以外の要因として下肢・体幹の柔軟性低下，姿勢異常や下肢，体幹，上肢（手）への運動連鎖が効率的に行われない運動機能不全が挙げられる．

3 予防法

オーバーユースに対する予防法として，平成 7（1995）年に日本臨床スポーツ医学会から成長期の野球選手に向けた提言がある（**表 2**）[9]．この提言では，全力投球数を小学生では 1 日 50 球以内，週 200 球を超えないこと，中学生では 1 日 70 球以内，週 350 球を超えないこと，

表2 日本臨床スポーツ医学会の提言における予防に関する項目

1. 全力投球数は，小学生では1日50球以内，試合を含めて週200球を超えないこと，中学生では1日70球以内，週350球を超えないこと，高校生では1日100球以内，週500球を超えないこと，1日2試合の登板は禁止すべきである
2. 練習日数と時間は，小学生では週3日以内，1日2時間を超えないこと，中学生・高校生では週1日以上の休養日をとること
3. シーズンオフを設けること

［日本臨床スポーツ医学会整形外科学術部会（編）：野球障害予防ガイドライン，文光堂，東京，p.219, 1998より引用］

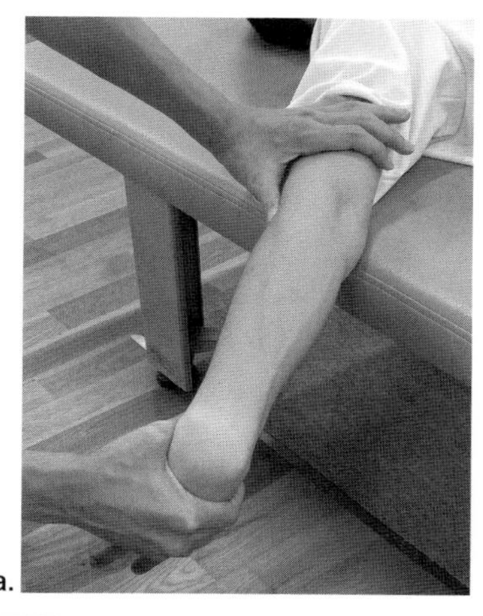
a.

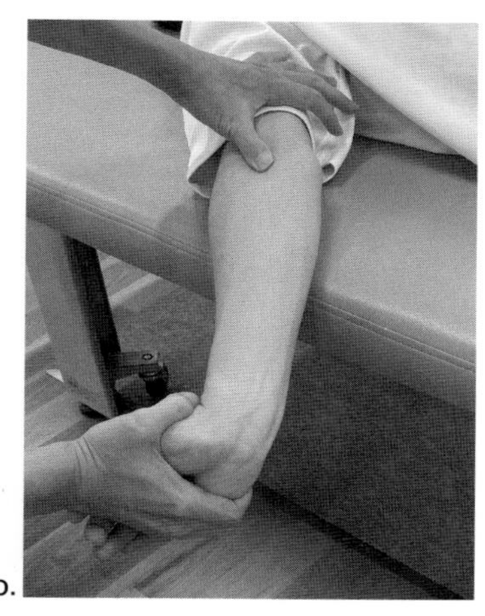
b.

図3 前腕屈筋のストレッチング
a：伸筋群，b：屈筋群
［松浦哲也：肘のスポーツ障害．運動器疾患・外傷のリハビリテーション医学・医療テキスト，一般社団法人 日本リハビリテーション医学教育推進機構/公益社団法人 日本リハビリテーション医学会（監），医学書院，東京，図23，2022より許諾を得て転載］

高校生では1日100球以内，週500球を超えないこととし，さらに1日2試合の登板は禁止すべきとしている．また，練習日数と時間について，小学生では週3日以内，1日2時間を超えないこと，中・高校生においては週1日以上の休養日をとることとしており，他のスポーツ種目にも適応できると思われる．

運動機能の点から見た予防法として，障害部位のストレッチング（**図3**），筋力訓練（**図4**）[10]や，下肢・体幹を含めた他部位の機能問題点に対して訓練にとりくむことが挙げられる．具体的には全身の関節可動域および筋力，立位バランス，体重移動の改善などである．ただ，学童期では，理想とされる「下半身から運動が連鎖した投球動作」は筋力的に困難なことも多い．また投球動作を言語で理解できても，それをうまく再現することができないこともある．言葉ではなく，投球の“イメージ作り”をさせることで，動作の改善が得られることが理想である[11]．

日常生活での正しい姿勢指導，ボールの握り方（**図5**）[10]，テニスなど道具を使うスポーツでは道具を調整なども障害予防には重要である．

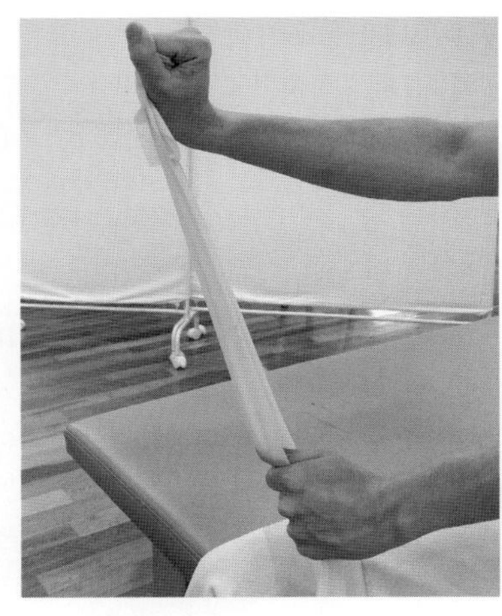

図4　橈側手根伸筋の筋力訓練
［松浦哲也：肘のスポーツ障害．運動器疾患・外傷のリハビリテーション医学・医療テキスト，一般社団法人 日本リハビリテーション医学教育推進機構/公益社団法人 日本リハビリテーション医学会（監），医学書院，東京，図24，2022より許諾を得て転載］

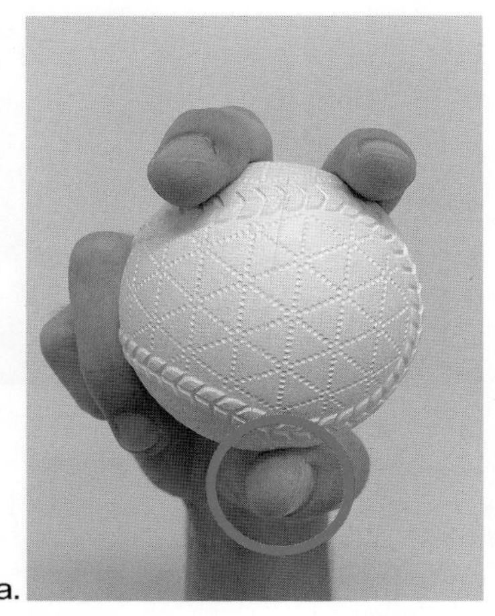

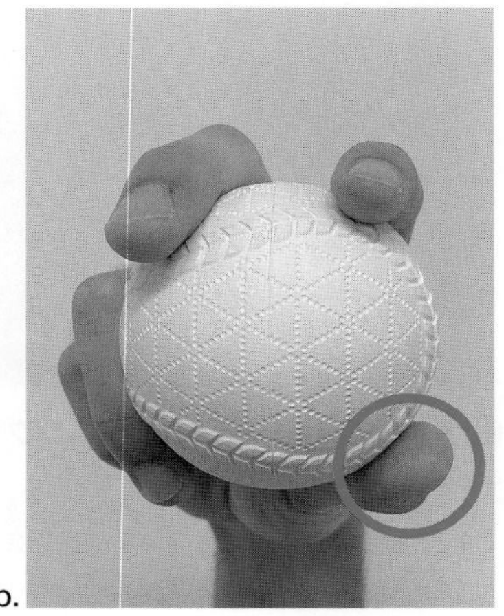

図5　ボールの握り方　母指指腹握りであれば母指尺側握りに修正する
a：母指尺側握り，b：母指指腹握り
［松浦哲也：肘のスポーツ障害．運動器疾患・外傷のリハビリテーション医学・医療テキスト，一般社団法人 日本リハビリテーション医学教育推進機構/公益社団法人 日本リハビリテーション医学会（監），医学書院，東京，図22，2022より許諾を得て転載］

文献

1）川崎隆之：ラグビーでの疫学調査と動作解析．予防に導くスポーツ整形外科，古賀英之，他（編），文光堂，東京，pp.116-124, 2019
2）紙谷　武：外傷性肘関節脱臼．スポーツ整形外科学，松本秀男，他（編），文光堂，東京，pp.323-326, 2020
3）全日本野球協会，他：平成26年度少年野球（軟式・硬式）実態調査　調査報告 <https://www.joa.or.jp/media/comment/pdf/2014_survey_childrensbaseball.pdf>（最終確認：2024年4月30日）
4）全日本野球協会，他：平成27年度少年野球（軟式・硬式）実態調査　調査報告 <https://www.joa.or.jp/media/comment/pdf/2016_survey_childrensbaseball.pdf>（最終確認：2024年4月30日）

5) 全日本野球協会，他：平成28年度中学野球（軟式・硬式）実態調査　調査報告 <https://www.joa.or.jp/media/comment/pdf/2016_survey_middleschool_baseball.pdf>（最終確認：2024年4月30日）
6) 髙橋信夫，他：テニスによる上肢障害の病態とその予防．予防に導くスポーツ整形外科，古賀英之，他（編），文光堂，東京，pp.198-205, 2019
7) Takagishi K, et al：Shoulder and elbow pain in elementary school baseball players：The results from a nation-wide survey in Japan. J Orthop Sci **22**：682-686, 2017
8) Takagishi K, et al：Shoulder and elbow pain in junior high school baseball players：Results of a nationwide survey. J Orthop Sci **24**：708-714, 2019
9) 日本臨床スポーツ医学会整形外科学術部会（編）：野球障害予防ガイドライン，文光堂，東京，1998
10) 松浦哲也：肘のスポーツ障害．運動器疾患・外傷のリハビリテーション医学・医療テキスト，一般社団法人 日本リハビリテーション医学教育推進機構/公益社団法人 日本リハビリテーション医学会（監），医学書院，東京，pp.188-195, 2022
11) 高松　晃：成長期野球肘内側障害．スポーツ整形外科学，松本秀男，他（編），文光堂，東京，pp.280-284, 2020

03 スポーツ外傷・障害の予防—体幹

A. 児童生徒等における体幹外傷・障害の特徴

児童生徒等における体幹の外傷・障害は，腰椎分離症，腰椎椎間板ヘルニア（椎間板症），椎体終板障害が日常的に多く見られる．また腰痛症として，脊柱起立筋・多裂筋，胸腰筋膜などに障害が起こる筋・筋膜性由来の痛み，椎間関節などに過剰ストレスがかかることによる痛みがある．その他には，思春期女子に多い特発性側わん症や，小児科疾患（白血病・悪性腫瘍・血友病など）でも腰痛の症状を訴えることがある．診断の際にはこれら小児科疾患との鑑別も重要となる．本項では成長期スポーツ外傷・障害における腰部についてフォーカスをあて，発生要因，診断のポイント，予防的ポイントについて述べていく．

B. 成長期の腰痛について

急速な成長期（growth spurt）では骨の成長に対し傍脊柱筋の伸張性が追い付かないことに加えて，大腿四頭筋，腸腰筋，ハムストリングスのタイトネス（堅さ）が生じ股関節の可動性が減少する．これらタイトネスに不十分な体幹筋力や腹・背筋のバランス不良が加わり，腰椎の代償運動が大きくなることで腰椎には大きな負担が強いられる．このように発生した過剰なメカニカルストレスは腰椎分離症，椎間板ヘルニア，椎間板症といった病態を示す．

特に注意すべき疾患は腰椎分離症である．小学生～高校生の腰痛患者を対象とした報告では，44.0％に腰椎分離症があったとされている[1)]．成長期にある子どもの1～2週間続く腰痛はすでにred flagであり[2)]，腰痛期間にとらわれず積極的にMRIによる鑑別診断が重要とされている[3)]．腰椎分離症における終末期で骨癒合が期待できず後方の不安定性が生じる場合，分離すべり症へと進むことが危惧される．分離すべり症においては，発育期に発症/進行することが報告されており[4)]，この期間にいかに腰椎への負担を減らすかが重要である．

C. 腰痛患者の病態とメカニカルストレスの関係

腰部疾患を起こすメカニカルストレスとして，腰椎の過剰な伸展・回旋動作が問題になることが多い．野球やサッカーなどの頻繁に回旋動作を繰り返すスポーツでは過剰な回旋ストレスがかかっていることが予測される．形状の違いから胸椎と比べ腰椎は回旋可動性が十分に得られない（**図1**）．腰椎の回旋可動性は全体で7°～10°程度しかないことから，股関節・胸椎・肩甲骨の可動性，胸郭の伸張性が低下すると腰椎への過剰な回旋が求められ，腰椎関節突起間部へのメカニカルストレスが大きくなる．バレーボールのアタック動作や走動作などにおいても，腰椎の過剰な伸展・回旋動作の繰り返しが問題になることが多い．

股関節の伸展可動性低下や胸郭の伸張性低下，肩甲骨の内転・後傾低下は腰椎の伸展動作に代償される可能性がある．

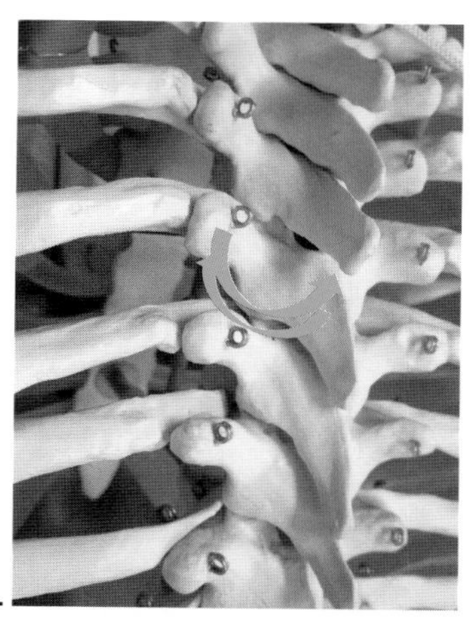

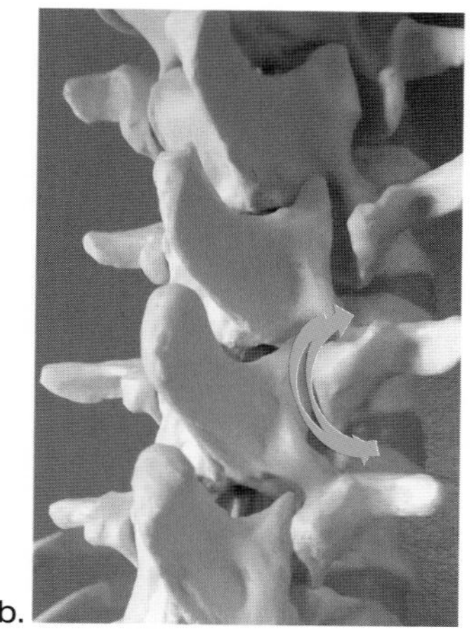

図1　胸椎・腰椎の椎間関節の形状の違い
a：胸椎は側屈・回旋に優位な形状を有している
b：腰椎は屈伸に優位で回旋の要素は乏しい

D. 診　断

画像診断はX線に加えてMRI, CTを必要に応じて実施する．特に腰椎分離症については，X線で発覚するものは終末期が多く，完治の可能性がある初期の段階を評価できるのはMRIとCTの組み合わせが重要といわれている．MRIにおいて早期診断を行い，高輝度変化の程度で発症時期の推測を行う．CTで骨異常が認められない場合でもMRIで高輝度変化を認めることもあり，分離症寸前のところの判断も可能である．そして，CTにおいて病期分類（初期・進行期・終末期）と骨癒合判断を行うことになる．

身体所見は圧痛部位（筋，棘突起など），痛みの誘発姿勢・動作，痛みの種類（鋭い痛み，鈍痛），整形外科テストを組み合わせて行う．痛みの誘発姿勢・動作は，診察室レベル（その場で検査できる体幹の屈伸やKempテスト*など）に加えて，日常生活（長時間の坐位や立位），スポーツ活動（走る・蹴る・投げるなど）に分けて情報を得るようにする．これら画像所見と身体所見・問診をもとに診断をすることになる．

E. 予防のポイント

腰椎は肋骨を備える胸椎と骨盤の間にあり，容易に代償運動を受けやすい．股関節や胸部の柔軟性が欠如し，体幹の固定性が弱ければ代償動作はなお進む．野球の打撃動作，サッカーの蹴る動作では胸椎の回旋，股関節の回旋が不十分であると腰椎への回旋ストレスが増加する．走動作で股関節の伸展が不十分であれば骨盤の前傾を促し，腰椎伸展が増加することが予測される．そして不適切な技術や不適当なスポーツ用具の使用がさらなる障害発生の要因となる．

* 　Kempテスト：検査者は患者の後ろに立ち骨盤を固定し，体幹を側屈・伸展・同側に後方回旋させる．下肢への神経症状があれば腰椎椎間板ヘルニアを疑う．椎間部の痛みがあれば分離症や椎間板病変等を疑う．

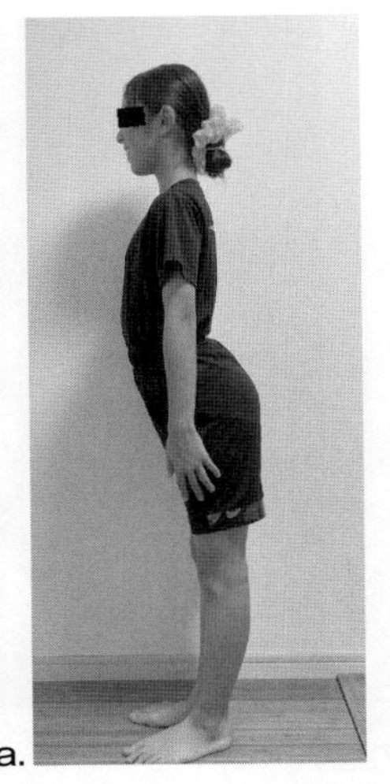
a.

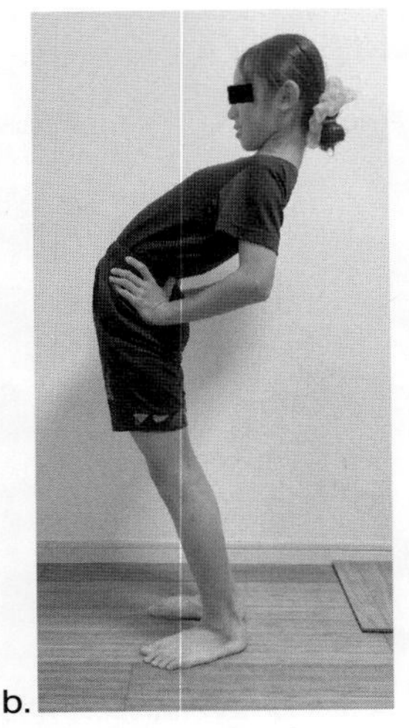
b.

図2 腰椎前わん過剰姿勢と腰椎での過伸展例
a：骨盤過前傾-腰椎過伸展姿勢
b：体幹伸展時に胸部がうまく使えておらず，腰椎で過剰な伸展例

例として，未熟な身体で重いバットを持ち，体幹を反らせながら回旋を主とする素振りを繰り返すなど，診察，検診では判断しづらい要因も多々ある．さらに不良姿勢や運動連鎖の破綻が基盤にあることが多く（**図2**），こういった腰部への負担が増加する問題要素を解決することが目標となる．腰部への過度な負担を減らすため，基本的に腰部はstability（安定性）を確保し，股関節・胸椎・胸郭はmobility（可動性）を確保することが一般的な予防ポイントとなる．柔軟性の改善，体幹機能の改善を図り，静的・動的姿勢の改善と良好なスポーツ動作時フォームの習得が最終的な予防目標となる．

1 予防アプローチの実際

a．柔軟性の獲得のためのストレッチング，mobilityトレーニング

- トランクローテーションエクササイズ（**図3**）：肩甲骨の内外転を加えながら，胸椎の回旋・胸郭の伸張を出す目的で行う．四つ這いまたは膝立て位で行う．うまく動きがとれない場合は，側臥位で重力の影響を減らして行う．
- 股関節伸展ストレッチング（**図4**）：対側の股関節をしっかり屈曲させ，骨盤の前傾・腰椎の伸展をしっかり抑えながら行う．
- ジャックナイフストレッチング（**図5**）[5]：踵をしっかりつけ，足首を持った状態でしゃがむ．殿部を持ち上げてハムストリングスのストレッチングを行う．

b．体幹stabilityトレーニング

- elbow-knee姿勢（**図6**）：基本姿勢（**図6a**），上肢片側挙上（**図6b**），下肢片側挙上（**図6c**），対側上下肢同時挙上（**図6d**）．いずれも腰椎の過伸展が起こらないように，脊柱ラインが一直線となる状態を保持しながら行う．

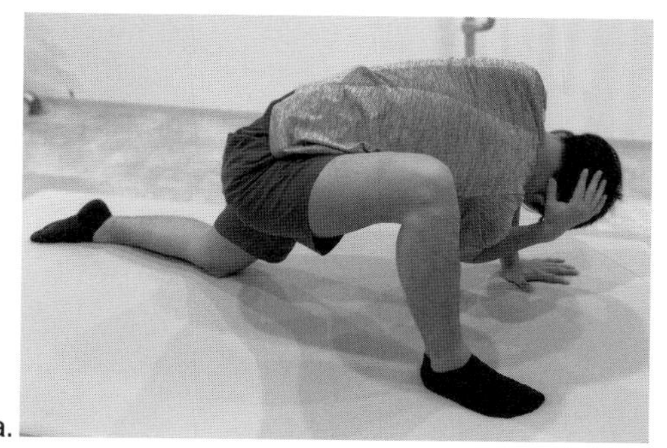
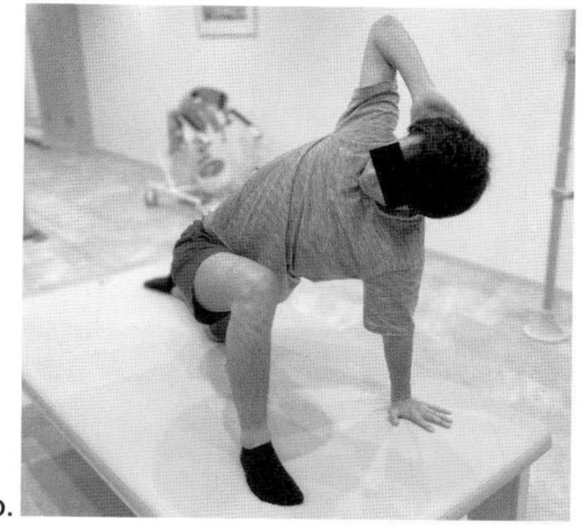

図3 トランクローテーション（膝立て位）
a：肩甲骨外転＋回旋
b：肩甲骨内転＋回旋．胸郭の伸張を意識する
aとbを交互に行う

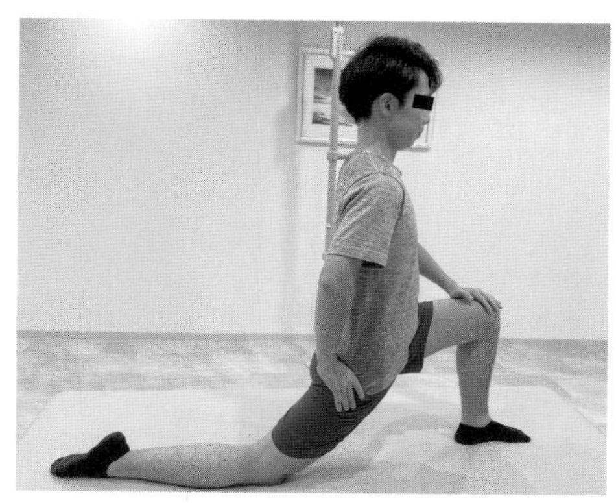

図4 股関節伸展ストレッチング
腰椎の伸展が出ないように注意する．バランスが悪い場合は壁や椅子などを支えにしながら行う

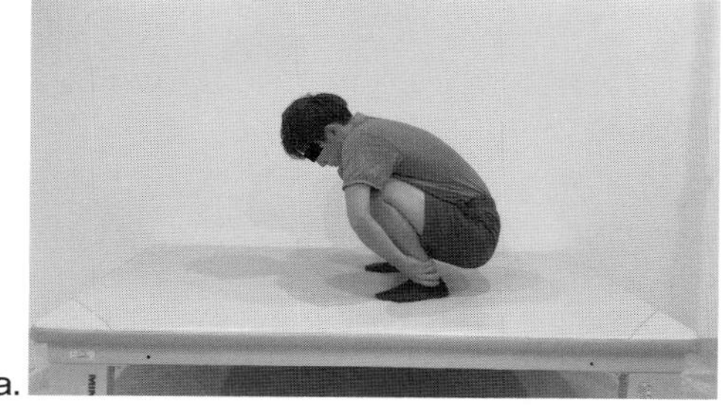
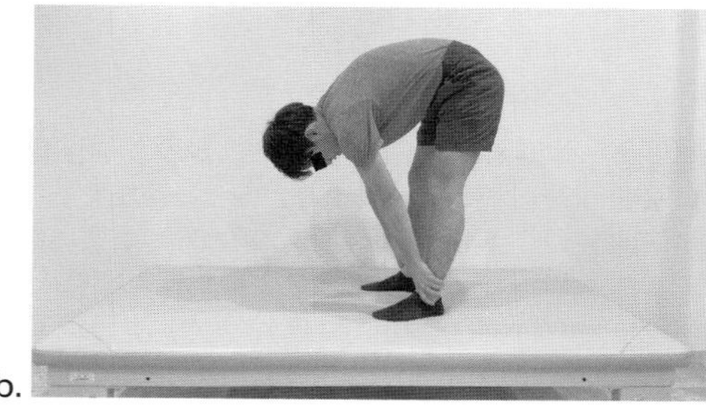

図5 ジャックナイフストレッチング
a：踵をしっかり持って，足首を持った状態でしゃがむ
b：殿部を持ち上げてハムストリングスのストレッチングを行う

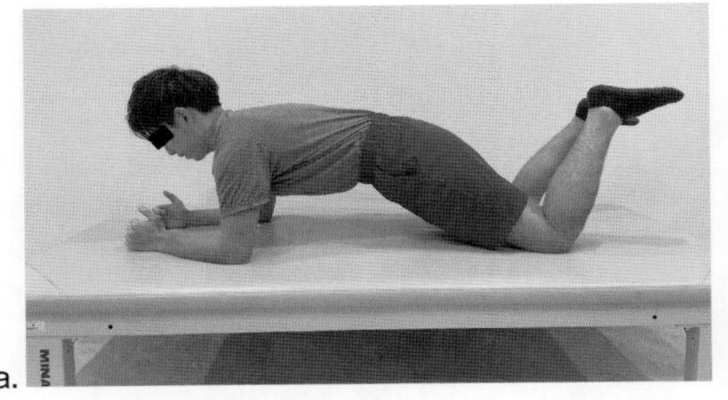
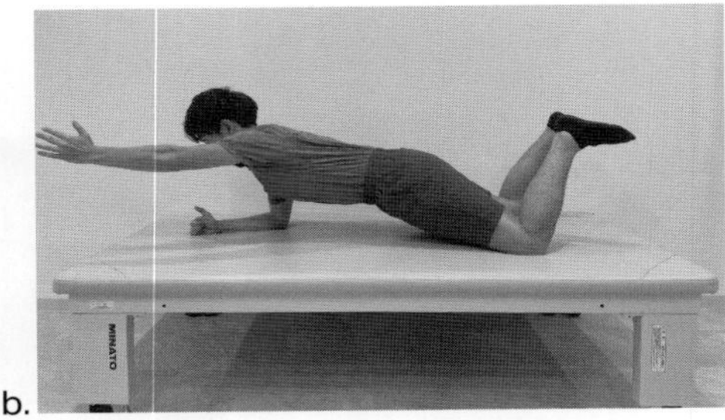
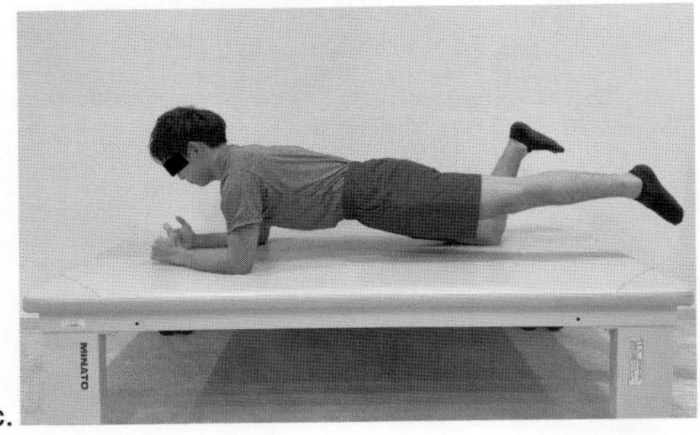
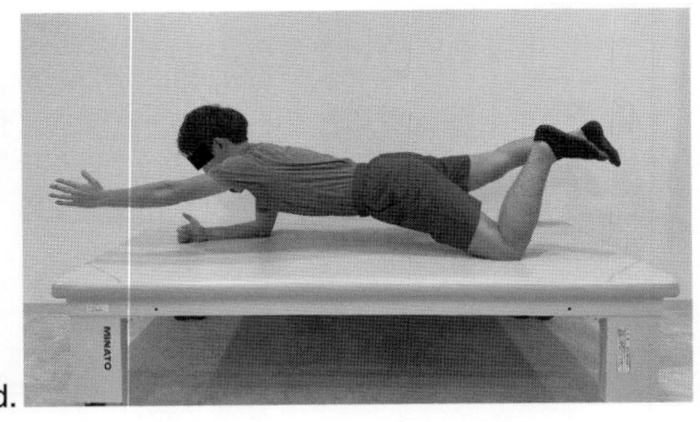

図6　体幹 stability トレーニング：elbow-knee
a：腹圧を上げて脊柱のラインをまっすぐにする
b：上肢片側挙上
c：下肢片側挙上
d：交互に上肢・下肢挙上
いずれも過剰な腰椎の伸展が出ないように注意する

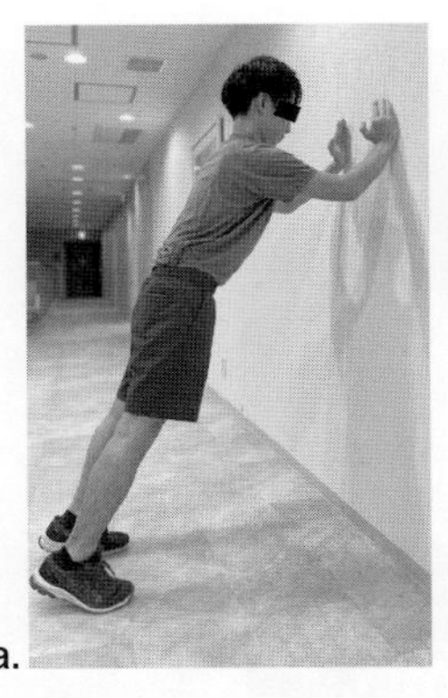
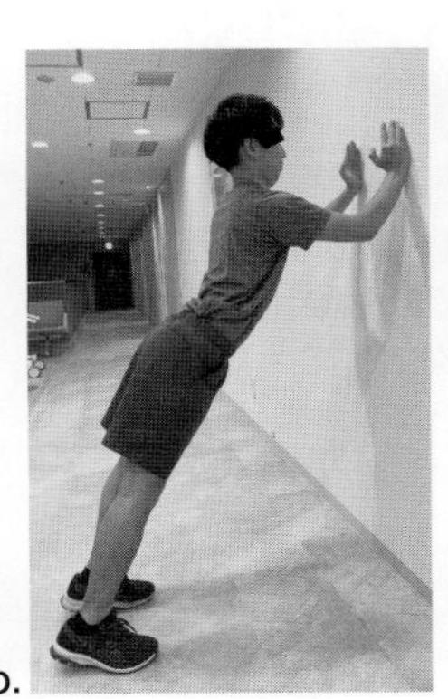
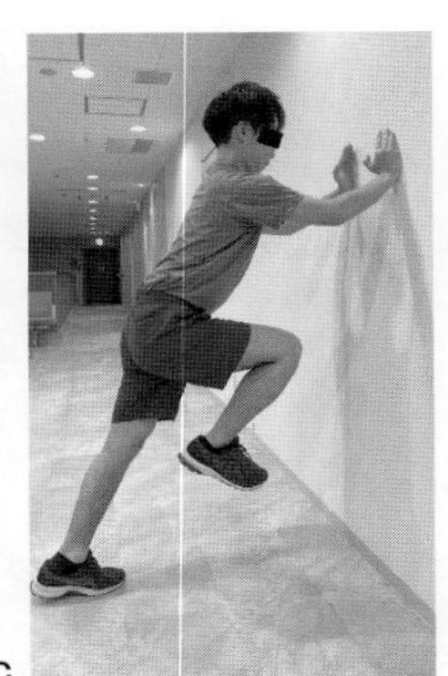
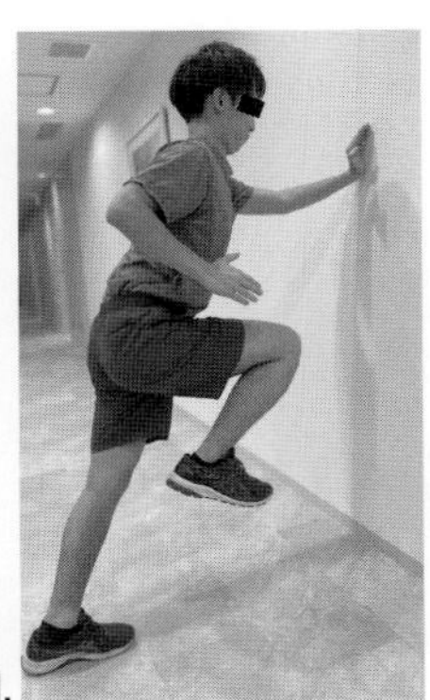

図7　体幹 stability トレーニング：wall push
a：wall push　壁に斜めによりかかり，腹圧を上げて脊柱をまっすぐにする
b：wall push　腹圧が弱く腰椎が前わんした悪い例
c：wall push＋hip flex　腹圧を上げたまま股関節の屈曲を左右交互に行う
d：one hand wall push＋hip flex　c と同じ方法で走行を意識して片手で支持しながら対側パターンで行う．壁につく手は，前腕中間位，尺側で支持する

- wall push（**図 7**）：壁押し姿勢で腹圧を上げて腰椎の伸展が出ないようにする（**図 7a**）．腹圧が弱く腰椎過伸展している例（**図 7b**）．wall push＋股関節屈曲エクササイズ（**図 7c**）．股関節屈曲時に過剰な体幹屈曲動作がないか注意する．腹圧を上げてから股関節屈曲運動を行う．走行を意識し対側パターンでの応用（**図 7d**）．壁につく手は尺側で支持する．

さまざまな腰部の外傷・障害があるが，基本的に腰部以外の柔軟性の確保，腰部の固定性を上げることが外傷・障害の予防の大きなポイントであろう．そして，技術不足による腰部への負担増加，過剰な練習量，不適切な用具や環境も含めて考えると医師，スクールトレーナーの範疇だけでは難しいところもある．教員，スポーツコーチとの連携も含めて考えると，腰部にかかるメカニカルストレスの共通知識をもつことも重要と考える．なお，その他の予防アプローチは「巻末資料-08．予防アプローチその他の方法」(p.222）を参照．

文献

1）三宅秀俊，他：成長期腰痛患者における腰椎分離症患者の特徴．日臨スポーツ医会誌 **29**：228-234, 2021
2）酒井典紀：成長期のスポーツと腰痛．関節外科 **39**：39-47, 2020
3）三宅秀俊，他：成長期腰痛における新鮮腰椎分離症の特徴．日臨スポーツ医会誌 **31**：86-91, 2023
4）Sairyo K, et al：Development of spondylolytic olisthesis in adolescents. Spine J **1**：171-175, 2001
5）Sairyo K, et al：Jack-knife stretching promotes flexibility of tight hamstring after 4 weeks：a pilot study. Eur J Orthop Surg Traumatol **23**：657-663, 2013

04 スポーツ外傷・障害の予防―下肢

A. 肉離れ

肉離れはスポーツ動作において筋線維に急激な遠心性収縮が生じることにより，筋線維や筋腱移行部が強く伸張されて損傷をきたした状態である．特に二関節筋に発生しやすく，羽状筋の筋腱移行部が好発部位であり，病態や重症度によりタイプ分類されている[1)]．競技特性として，陸上競技では短距離種目においてハムストリングス，中長距離種目では下腿三頭筋を損傷する割合が多く，サッカーやバスケットボール，野球，ハンドボールなどの球技やジャンプを伴う競技ではハムストリングス，大腿四頭筋，内転筋を損傷しやすい．さらに年齢特性では，加齢に伴い下腿三頭筋を損傷する割合が増加する[2)]（**図 1a**）．

治療は，いずれも RICE 処置を主とする保存療法が第一選択となるが，重症例では手術療法

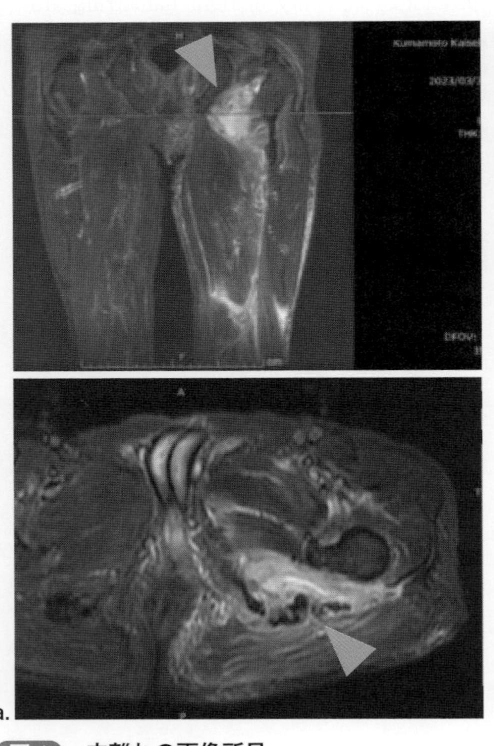

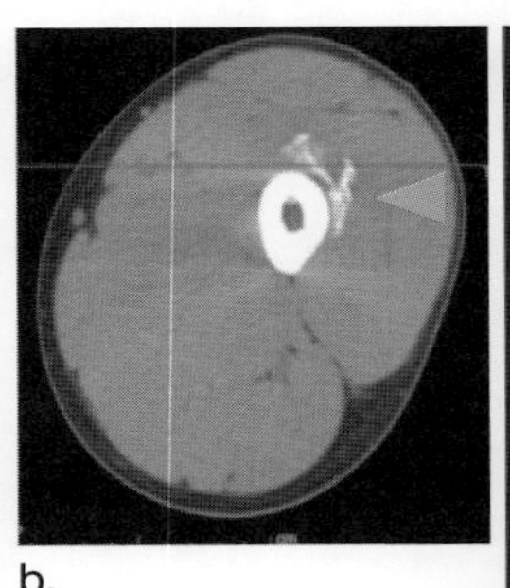

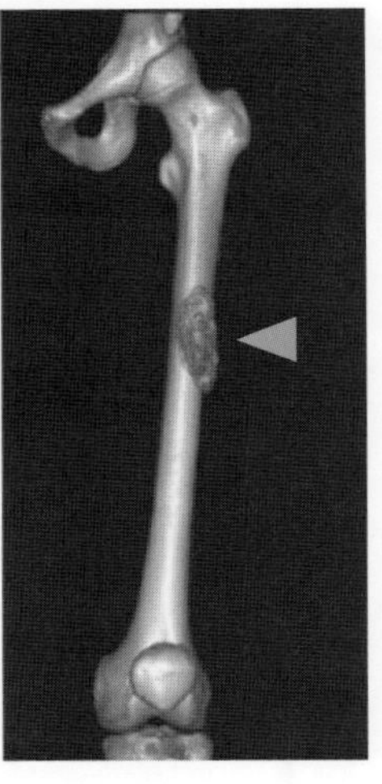

a. b.

図 1　肉離れの画像所見

a：80 歳男性．陸上．左ハムストリングス肉離れ

b：17 歳男性．バスケットボール．左大腿四頭筋肉離れ後異所性骨化

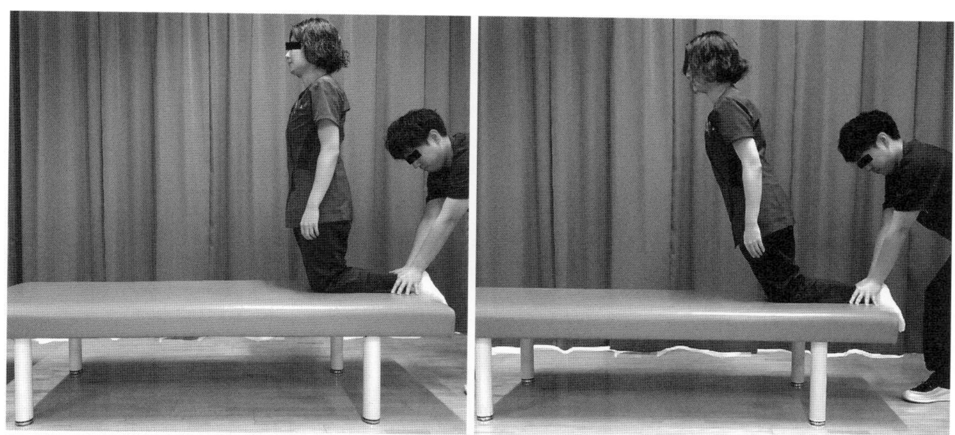

図2 Nordic hamstringsによる遠心性収縮トレーニング

が選択される場合もある．スポーツ復帰時期は，身体所見やMRI所見を参考に慎重にリハビリテーションを進め，筋力の回復を見ながら決定していく．競技復帰を急ぐあまり適切な治療を受けず，患部の治癒がなされないまま過度な負荷が加えられ続けると，組織の瘢痕化，変性をきたし，再発を招く可能性があるだけではなく，筋が骨組織に置換される骨化性筋炎を発症する（**図1b**）．そのため，安易に考えず，的確な診断，正確な治療，段階的な復帰を行うことが肝要である．

予防のポイントとして，筋力の低下は肉離れ受傷リスクを増加させるため，受傷前のレベル以上に筋力および筋柔軟性の強化を図ることが重要である．特にNordic hamstringsなどの遠心性収縮トレーニングは，ハムストリングスの肉離れ受傷予防に有効である（**図2**）．また肉離れを繰り返す症例では，筋運動連鎖の破綻や協調運動不全が考えられるため，体幹筋機能の改善を目的としたトレーニングが必須である．

B. 膝前十字靱帯損傷

膝前十字靱帯（anterior cruciate ligament：ACL）は，大腿骨外顆内側面から脛骨前顆間区へ走行する関節内靱帯であり，主に脛骨の前方移動と回旋の制御に関与している．

ACLの損傷はスポーツ活動中に発生することが多く，ジャンプ着地，急激な方向転換，ストップ動作時などで受傷する非接触性損傷が多い．特に女性での発症が多い．ACLを損傷すると自然治癒能力が乏しいために，自然経過例や保存療法例の多くは，膝の不安定性が残存し，膝くずれ（giving way）をきたすようになり，半月板損傷や軟骨損傷など関節内の二次的損傷を起こす．若年で変形性膝関節症を発症するため，ACL再建術が必要となることが多い．ACL損傷の原因には先天的要因もあるが，後天的要因としては，膝伸展・屈曲筋力比の不均衡，固有受容感覚の低下などに併せて，ジャンプ，ストップ動作，方向転換時に受傷危険肢位（**図3**）である膝関節が内側（knee-in，toe-out）となりやすいこと，股関節，膝関節の柔軟性の欠如，体幹・下肢の動作パターンの不良など知られている．

予防として具体的には筋力増強，神経筋コントロール，バランス改善，瞬発力（プライオメ

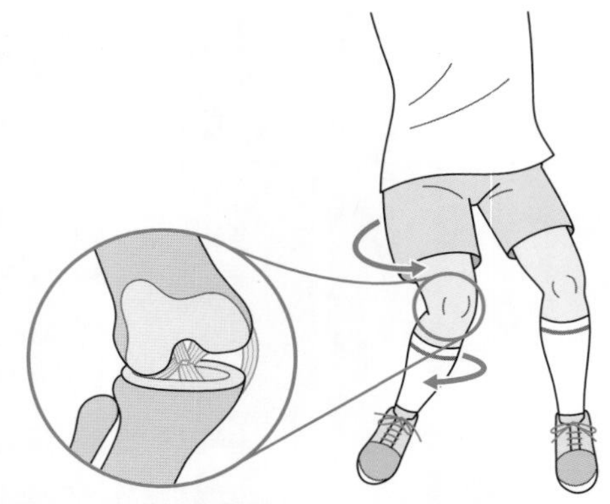

図3　前十字靱帯損傷の受傷機転となる危険肢位

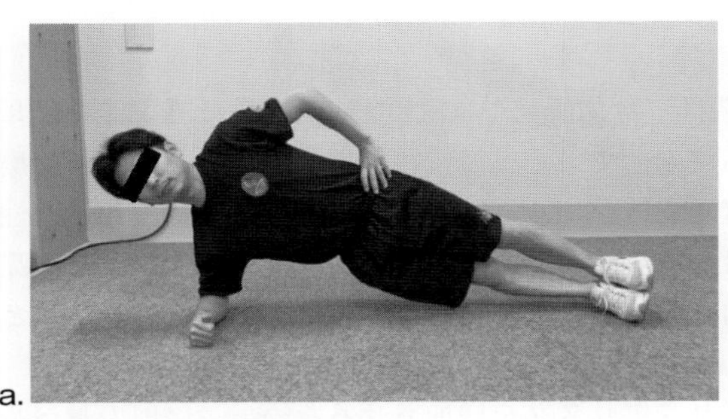

a.

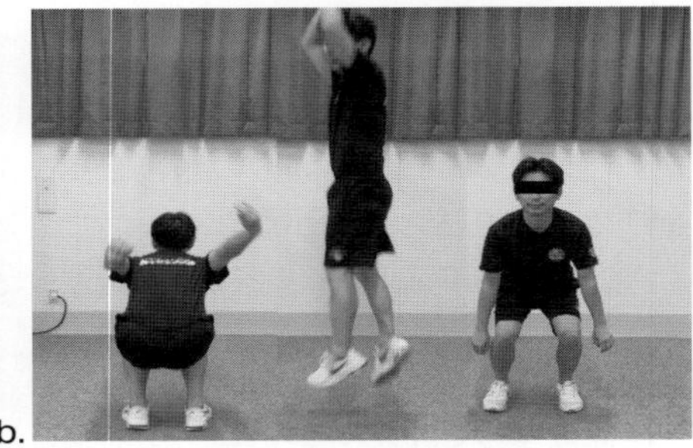

b.

図4　前十字靱帯損傷予防に対する代表的トレーニング
a：サイドブリッジ，b：180° ターンジャンプ

トリクス），敏捷力（アジリティ），柔軟性といった複数の項目を包含したトレーニングプログラムが必要であり，動作時の膝のコントロールを円滑にすることが推奨されている[3]（**図4**）．プログラムの適切な継続は予防効果があり，ACL損傷の発生が53%減少したとする報告もある[4]．一方，予防が奏効しない要因として選手のモチベーションの欠如，時間不足，指導側の技量不足，コンプライアンス低下，経済的負担などが課題といわれ[5]，今後の課題といえる．

C. 半月板損傷

半月板は，膝関節の大腿骨脛骨間にある通常三日月型をしたコラーゲン線維軟骨であり，内側と外側に存在し，関節の安定性や荷重分散，衝撃吸収，潤滑，栄養供給などの機能を有している．スポーツ活動での損傷が多く，着地やカッティング動作時の膝外反や外旋など膝関節への圧縮・剪断・回旋ストレスが損傷に関与しており，またサッカーのキック動作でも多い（**図5**）．一方，外側円板状半月板損傷は半月板の形態異常であり，明確な受傷機転なく損傷することがある．症状としては腫脹，しゃがみ込みや捻り動作での疼痛，引っかかり感などを訴え，断裂した半月板がロッキングを起こすと，膝の伸展や屈曲，歩行が困難となる．

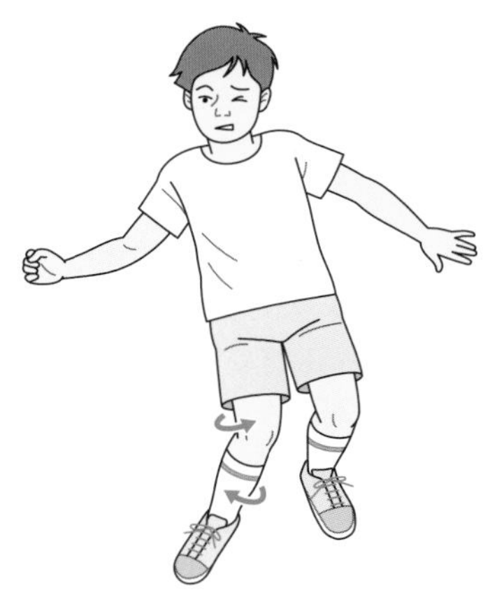
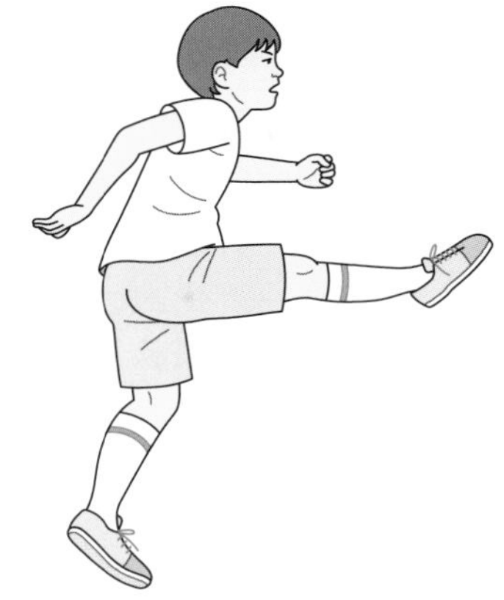

図5 半月板損傷の受傷肢位

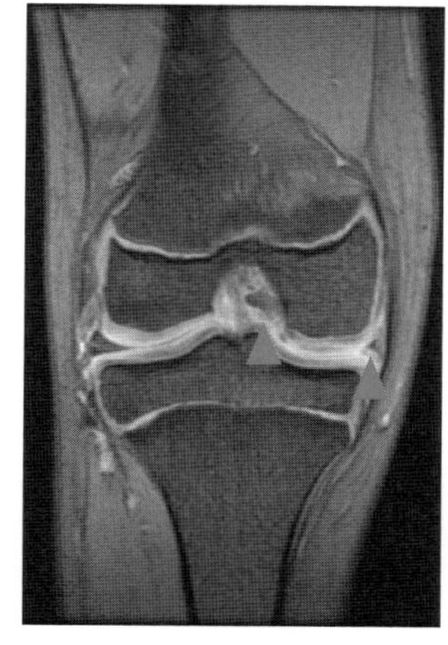

図6 右膝内側半月板ロッキング（T2*強調画像）
13歳男性，サッカーで受傷

診断にはMRI検査が有用であるが（**図6**），受傷機転や症状，身体所見など踏まえ，総合的に判断する．身体所見では関節裂隙に圧痛を認め，徒手検査ではマクマレーテスト（McMurray test）やワトソン・ジョーンズテスト（Watson-Jones test）があり，内側側副靱帯損傷や鵞足炎，腸脛靱帯炎，軟骨損傷，離断性骨軟骨炎などとの鑑別が必要である．

治療法は損傷形態・部位・程度によって選択され，半月板は外周1/3の領域にしか血流がなく，症状が持続する場合は外科的治療が選択されることが多い．

予防としては動作中の膝外反と外旋を制御することが重要であり，不良動作の改善には体幹や股関節，足部の機能および動作パターンの向上が必要とされているが，いずれもエビデンスが乏しくいまだ不明な点も多い．その中でも「B．膝前十字靱帯損傷」（p.107）で述べたACL損傷予防トレーニングは半月板損傷に対しても一定の予防効果が期待できると考えられており，現在，研究が進んでいる．

D. 膝周囲炎

膝周囲においては膝蓋骨に大腿四頭筋腱と膝蓋腱，脛骨近位内側の鵞足にハムストリングスの一部，脛骨近位外側に腸脛靱帯が付着しており，腱実質の微小断裂，筋腱移行部の牽引性疼痛，骨との摩擦による疼痛が引き起こされる（**図7**）．疼痛発生の原因は体幹–骨盤周囲，下肢の筋力や柔軟性不足，運動連鎖不全だけでなく，トレーニング内容や環境も影響する．若年者では腱や腱付着部の強度より成長軟骨板の強度が脆弱であるため，脛骨粗面部ではオズグッド・シュラッター（Osgood–Schlatter）病に代表される骨端症を引き起こすことがある．

膝周囲炎に関する予防法としてストレッチングが重要と思われがちだが，ストレッチングのみでは効果は乏しく，筋力，固有感覚，運動連鎖機能などを含めた複合的なトレーニングが必要といわれている[7]．また骨盤の傾斜は体幹機能や下肢の筋緊張に与える影響が高いとされ，前傾でハムストリングス，後傾で大腿四頭筋の筋緊張が増強するとする報告もあり[9]，実際当院でスポーツ障害・外傷と体幹機能低下の関連について調査したところ，下肢疾患と体幹機能低下の合併率は78％にものぼり，体幹機能訓練のみでも膝周囲炎が軽減していたことからも[8]，体幹–骨盤周囲筋や柔軟性へのアプローチが必須といえる（**図8**）．

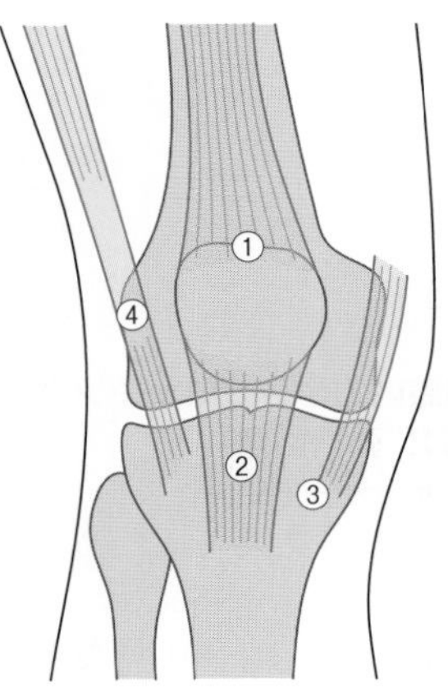

図7　膝関節周囲の腱，付着部の圧痛点
①大腿四頭筋腱炎，②膝蓋腱炎，③鵞足炎，
④腸脛靱帯炎

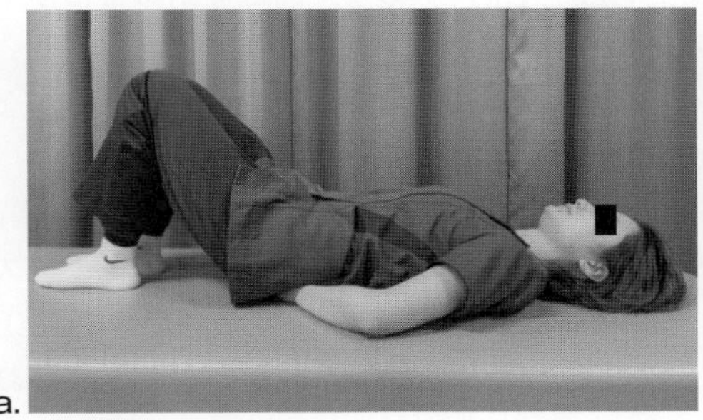
a.

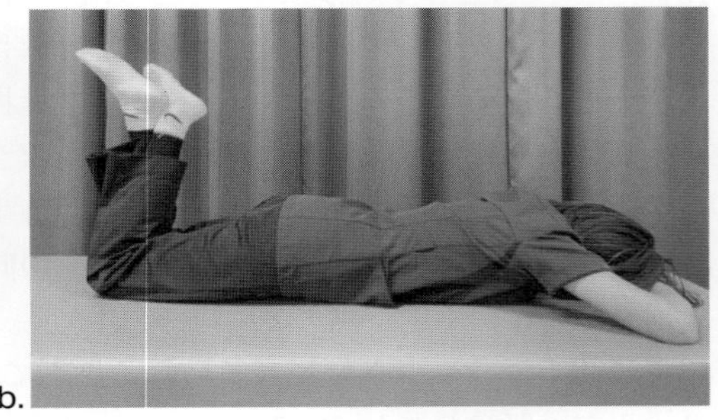
b.

図8　膝周囲炎に対する代表的なトレーニング
a：ドローイン
b：下肢に対する PNF を用いたストレッチング

E. シンスプリント

シンスプリントはヒラメ筋，後脛骨筋，長趾屈筋などの下腿内側の底屈筋や筋膜が繰り返し加える牽引によって，脛骨の骨膜もしくは筋付着部に炎症を惹起すると思われているが，近年ではMTSS（medial tibial stress syndrome）といわれ，炎症所見を伴わない病態も知られている[10]．スポーツ種目では陸上競技やカッティングスポーツに多く，好発年代は中高生であり，女性選手に多い傾向がある．

初期症状としては運動後の下腿内側部の違和感であるが，疼痛が増強するにつれて，スポーツが困難となる．さらに悪化する安静時痛が続き，疲労骨折に進展する症例もいる．圧痛や疼痛の部位としては脛骨前縁から内側面，内側縁，内側縁の後方の筋群に認められる．一般的な症例では内外側アーチの低下や下腿内側屈筋群のタイトネスにより骨膜が牽引され疼痛が生じるが，重症化する症例の多くは，足部回外に伴い脛骨が外旋し，膝より近位が相対的に内旋することで，脛骨に捻れの過度のストレスが加わるとされている[11]．

治療は，局所にはアイスマッサージ，超音波治療を行い，全身的には下肢・体幹のコンディショニング，筋力強化を行う．場合によっては走行やジャンプ動作などを制限することもある．また後足部のアライメントも重要であり，インソールによって後足部のアライメントを修正する（**図9**）．

予防は治療と同様に，体幹骨盤周囲筋機能の維持，下肢筋の柔軟性保持，クッション性の高いシューズ，適切なインソールの使用，硬い路面での練習を避けることが推奨されているが，エビデンスが不十分なものが多い[12]．

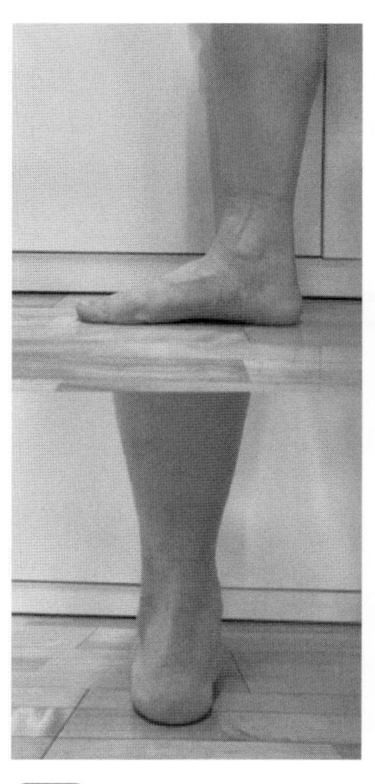
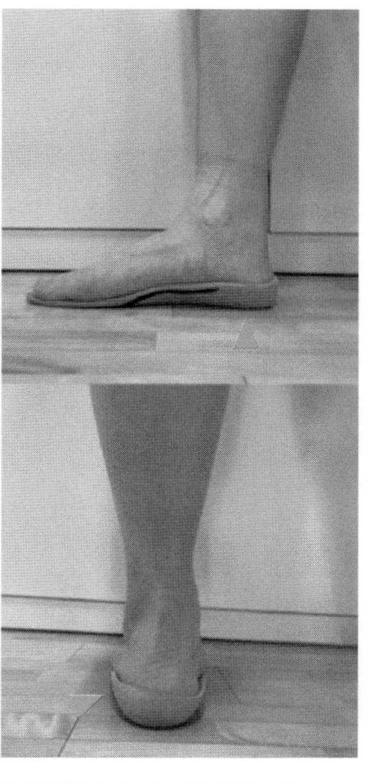

図9 後足部アライメント補正を目的としたインソール

F. 疲労骨折

疲労骨折とは1回の外傷で起こる骨折とは異なり，骨に小さな負荷が繰り返し加わって生じる骨折である．スポーツに伴う疲労骨折では下肢発生例が多く，脛骨が全体の約32%，中足骨が約19%を占め[11]，特に小学校高学年から高校生に好発する．スポーツ以外の発生は骨脆弱性のある中高年に多い．スポーツ種目では，持久系種目（陸上競技，バスケットボール，サッカーなど）や審美系種目（新体操やエアロビクスなど）に多く見られる．発生要因は，関節可動域の制限，筋タイトネス，筋力・筋持久力の低下などの内的要因だけでなく，個々の身体機能に合ってないトレーニング内容や時間，実施場所や不適切なシューズなどの外的要因も存在する．

基本的に保存治療で疼痛が強い場合はスポーツ活動を中止し安静とするが，疼痛自制内であれば固定や免荷も必要はなく，日常生活も可能である．初期では疼痛があってもスポーツが可能であるものの，病態の進行に伴い疼痛が増強しスポーツに支障をきたしてから受診することが多い．このため治療開始が遅れることも多く，スポーツ復帰が遷延化するため，可能な限り早期に診断し治療開始することが重要である．特に第5中足骨骨幹部に発生したJones骨折は難治とされている（**図10**）．

治療や予防には，発生要因を検討し，選手の個々にあった練習量の設定，日常的に好発部の圧痛チェックなどを行い，同時に関節可動域の拡大，柔軟性向上のためのストレッチング，筋力・筋持久力トレーニングを励行し，身体に疲労が蓄積しないようにすることが必要である．また，内的要因として足趾筋力の低下も報告されており[13]，足趾トレーニングを積極的に行う（**図11**）．また，近年ではスポーツによる相対的なエネルギー不足（relative energy deficiency in sport：RED-S）が注目を集めている．RED-Sにおける食事摂取量の低下は，骨量低下を招き，疲労骨折が起こるといわれている．特に女性では，RED-Sに伴う無月経や骨量低下のリスクが高い．小学校高学年から高校生にかけて骨量が増える必要があるが，RED-Sやダイエットなので栄養低下が起こると疲労骨折が増加するため[14]，朝食を抜いたり，偏食したりならないよう栄養面からのアプローチも重要である．

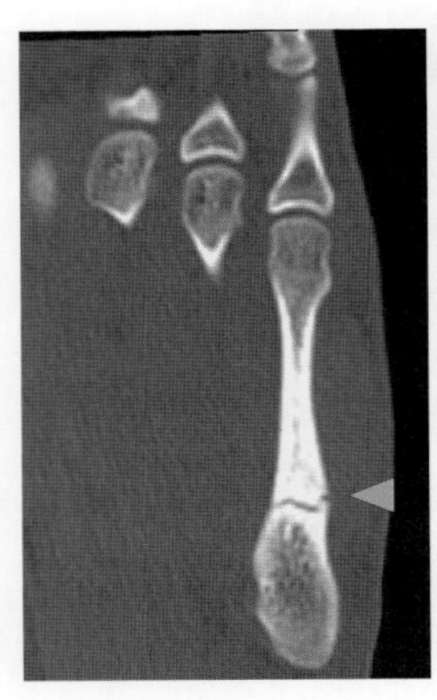
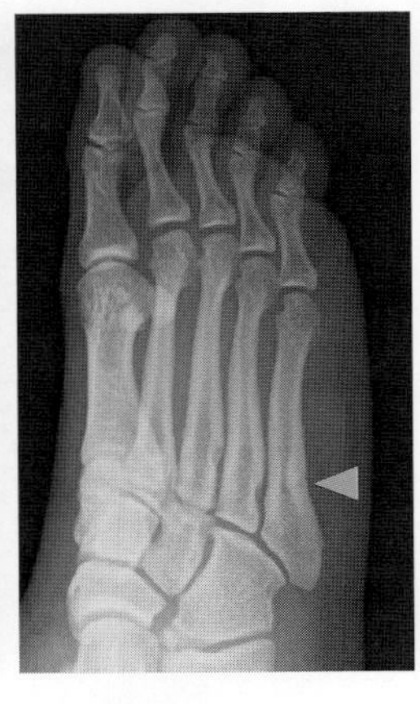

図10 右足Jones骨折（16歳男子）

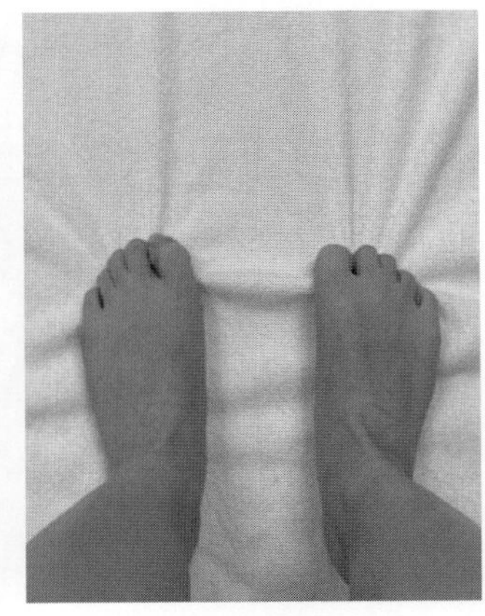

図11 タオルギャザー

G. 足関節外側靱帯損傷

足関節外側靱帯は前距腓靱帯，踵腓靱帯，後距腓靱帯で構成されている．足関節外側靱帯損傷は，足部足関節部スポーツ外傷の20～30%を占め[15]，受傷機転はジャンプの着地や切り返し動作，動作時の足の踏み外しなどの内がえしの強制によって生じる．俗にいう足関節捻挫は靱帯損傷とほぼ同義である．症状は足関節外果周囲の疼痛と腫脹だが，重症例では皮下出血を伴い，歩行が困難な場合もある．

治療は足趾機能や腓骨筋機能回復運動（**図12**），固有感覚改善運動（**図13**）などのリハビリテーションを行いながら，装具を着用の上，競技へ復帰する．予防として，足関節背屈制限，足関節外反筋力低下，筋反応時間の遅延[16]が報告されているため，腓骨筋機能回復はスポーツ復帰には必須である．また固有受容機能が低下している場合も多く，日常的なバランストレーニングは有効である[17]．特に大会前や休み明けは発生が多く，その時期の予防トレーニングは必須である．

さらに従来重宝されてきたテーピングによる予防策は使用頻度が高いものの，テーピングの実効果は20分程度しかない上，皮膚トラブルやコストなどの問題もあり[18]，テーピングに頼る治療は推奨されない．再発を繰り返す，「くせ」にさないためには，正確な初期治療，復帰に向けたリハビリテーション，適切な装具療法が重要である．

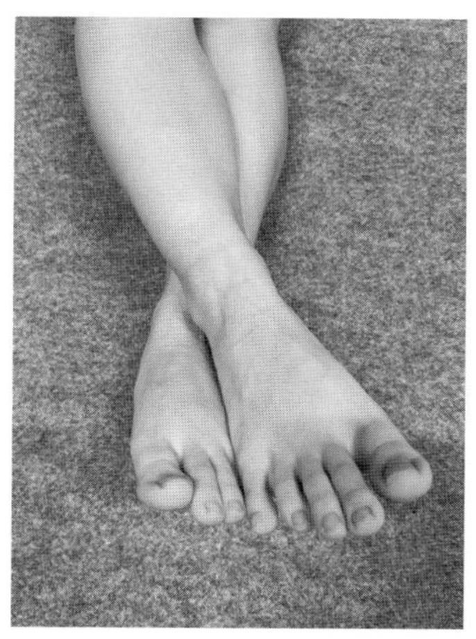

図12 腓骨筋機能回復運動

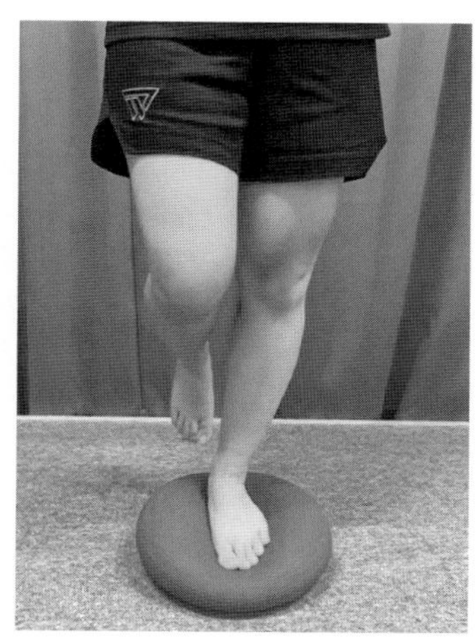

図13 固有感覚改善運動

文献

1) 奥脇　透：トップアスリートにおける肉離れの実態．日臨スポーツ医会誌 **17**：497-505, 2009
2) 武田　寧，他：スポーツ損傷としての肉離れの疫学的調査―スポーツ種目特性，年齢―．MB Orthop **23**：1-10, 2010
3) LaBella CR, et al：Effect of neuromuscular warm-up on injuries in female soccer and basketball athletes in urban public high schools：cluster randomized controlled trial. Arch Pediatr Adolesc Med **165**：1033-1040, 2011

4) Huang YL, et al：A majority of anterior cruciate ligament injuries can be prevented by injury prevention programs：a systematic review of randomized controlled trials and cluster-randomized controlled trials with meta-analysis. Am J Sports Med **48**：1505-1515, 2020
5) Bogardus RL, et al：Applying the socio-ecological model to barriers to implementation of acl injury prevention programs：a systematic review. J Sport Health Sci **8**：8-16, 2019
6) Donnell-Fink LA, et al：Effectiveness of knee injury and anterior cruciate ligament tear prevention programs：a meta-analysis. PLoS One **10**：e0144063, 2015
7) 浦辺幸夫：膝オーバーユース障害予防と治療における理学療法的アプローチ．臨スポーツ医 **38**：560-565, 2021
8) 松田直樹：肉離れの治療―再発予防とリハビリテーション―．MB Orthop **23**：67-73, 2010
9) 鬼木泰成，他：学生バスケットボール選手におけるスポーツ障害，外傷の実状と体幹機能低下との関連について．整外と災外 **64**：805-808, 2015
10) Franklyn M, et al：Aetiology and mechanisms of injury in medial tibial stress syndrome：Current and future developments. World J Orthop **6**：577-589, 2015
11) 中宿伸哉，他：当院で扱ったシンスプリントのタイプ分類と足底挿板の成績について．靴医学 **20**：40-43, 2007
12) Deshmukh NS, et al：Tibial stress syndrome：a review article. Curesus **14**：e26641, 2022
13) Fujitaka K, et al：Pathogenesis of fifth metatarsal fractures in college soccer players. Orthop J Sports Med **3**：2325967115603654, 2015
14) 田原圭太郎：ジュニア選手の疲労骨折．臨整外 **58**：395-400, 2023
15) Kannus P, et al：Treatment for acute tears of the lateral ligaments of the ankle；operation, cast, or early controlled mobilization. J Bone Joint Surg Am **73**：305-312, 1991
16) 田代　翼，他：足関節捻挫の予防に向けてできること．臨スポーツ医 **38**：221-223, 2021
17) 高田彰人，他：バスケットボール選手における足関節捻挫予防のための動的バランストレーニングの効果．日臨スポーツ医会誌 **26**：40-46, 2018
18) 鬼木泰成：足関節捻挫におけるスポーツ外来で感じる患者と医師との「ずれ」(解説)．臨スポーツ医 **35**：1224-1226, 2018

05 いわゆる「運動器機能不全」

A. 運動器機能不全とは

児童生徒等の心身の健全な発育発達のためには，運動器も健康でなければならない．児童生徒等の運動器疾患・障害の低減のために，学校の健康診断における運動器検診の本格導入が，平成28（2016）年4月より実施された．運動器検診は，運動器の疾病を早期発見することが大きな目的であるが，傷害に結びつきやすい運動器の機能不全を早期に発見して予防に結びつけることも重要な目的である．

児童生徒等の身体活動には，運動過多と運動不足の「二極化」が見られ，それぞれに起因する健康上の問題がある[1)]．

「運動器機能不全」とは，例えば「関節が思うように動かなくなった」・「筋肉が弱くなった」など，「運動器としての機能に障害をきたした状態」をいう．その原因は，①運動不足に起因するもの，②運動過多に起因するもの，③その他の運動器疾患（先天性・後天性，外傷性を含む）に起因するものとさまざまであるが，「運動器機能不全」は主に①の運動不足に起因するもので使われることが多い．「身体が硬い」は，**表1** A「"真"の運動器機能不全」の一例と考えられる．例えば，「容易にしゃがみ込めない」子どもたちの中には，足関節や股関節の固さ，大腿四頭筋や腓腹筋の固さ，体幹筋のバランスなど運動器に問題のある例があるが（**図1**），反復練習すればできるようになる例も少なからずあり，現代っ子がいかに和式の生活に対応できていないかが推測される[2)]．ただ，他に少数ながら肥満によると思われる例もあり，必ずしもすべてが運動器に関係があるとはいえない．

「腕が完全に挙がらない」・「体前屈で指先が床にとどかない」・「しゃがみ込みができない」等の「身体が硬い」など「運動器機能不全」の問題を抱える児童の割合は，地域や実施年でばらつきがあるが，最少2.8%から最多19.0%（高校生に限ると26.0%）で，姿勢不良の児童も多く見られている（**図2**）[3,4)]．

このような状態のままで運動・スポーツを行えば「傷害を生じやすい」ことが推察される．スポーツによる傷害を予防するためには，適正な練習計画に基づいて実施することが大切であることはいうまでもないが，全身のコンディショニングをおろそかにしないことも大切である．したがって，「身体が硬い」状態についても早期に発見して適切に指導していくことが学校現場に求められる．

表1 運動器機能不全の分類

A. 運動不足に起因する運動器機能不全
(a) 運動器の正常な発育の阻害による"真の"運動器機能不全
(b) 生活様式等に起因する"見かけ上の"運動器機能不全
B. 運動過多に起因する運動器機能不全
C. 運動器疾患（先天性・後天性・外傷性を含む）に起因する運動器機能不全

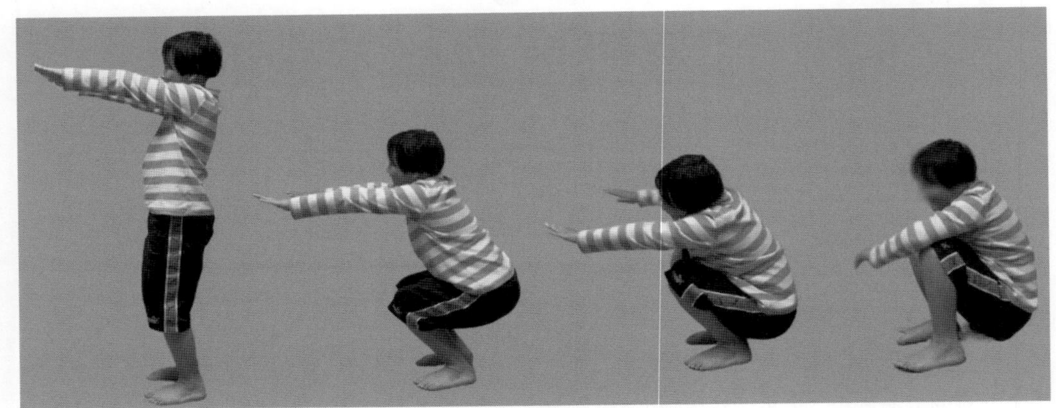

図1 「しゃがみ込み」ができない子どもの例

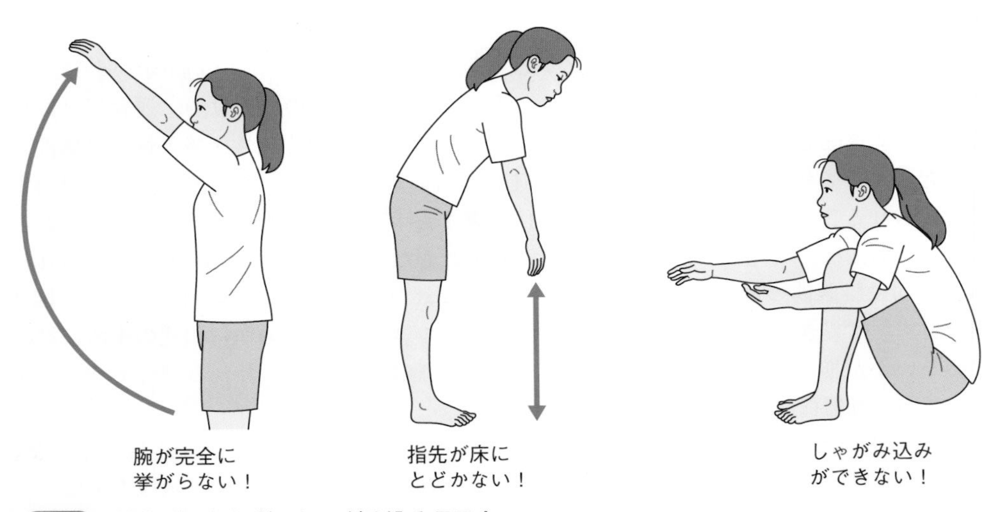

図2 腕上げ・おじぎ・しゃがみ込みテスト

しかしながら現状においては，子どもたちの運動器の疾病が，必ずしも早期発見されず，児童に対する対応も十分とはいえないのが実情である．そのため，子どもたちの身体が知らない間に傷つけられ放置されることがないように，学校での教育・啓発活動が課題となっている[5,6]．

学校での運動器の傷害予防教育・啓発活動の最大の目的は，早期発見から“整形外科”への早期受診につなげることである．スクールトレーナーの活動においては，決して単独で判断することなく，整形外科医と密接に連携する必要がある．子どもたちを含めて皆が納得いく連携構築を文部科学省・厚生労働省・各関連学会団体に期待したい．

（1）片脚立ちで歯磨き

日々の歯磨きを片脚で行う．支持脚と体幹が曲がらないように注意する．1 分ごとに支持脚を左右で変更する．1 分間保持することを目標とする．

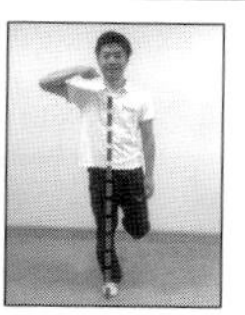

（2）お風呂でしゃがんで洗髪

お風呂での洗髪時，椅子を使わずにしゃがんで行う．足のつま先を正面に向け，踵が浮かないように注意する．

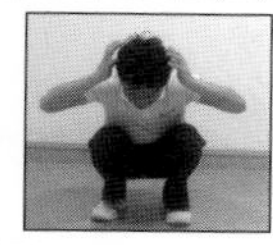

（3）お風呂で背中をタオルでごしごし

背中を洗う際に，タオルを使用してなるべく上下に大きく背中をこする．20 回ごしごしこすったら，手を逆にして行うようにし，左右の肩関節可動域にかたよりが生じないように注意する．

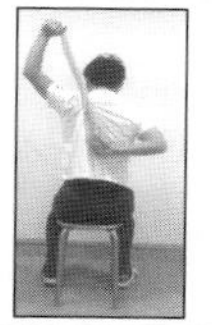

＜日頃のお手伝いの中にも運動のチャンスがいっぱい！＞

お風呂掃除や床掃除，お洗濯などのお手伝いには，手足の関節をたくさん動かし，柔軟性や筋力を鍛える要素がたくさん含まれています．お手伝いをしながら運動機能を高めましょう！

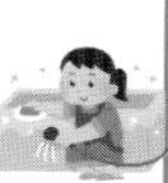

図3 ちょこトレ

B. 運動不足に起因する運動器機能不全の予防

運動機能が低下している子どもたちが増加している．文部科学省（スポーツ・青少年局生涯スポーツ課）*が毎年実施している「体力・運動能力調査」（平成 19 年度）の結果，「子どもの体力は，昭和 60 年ごろから長期的に低下傾向にある」・「体力が高い子どもと低い子どもの格差が広がっている」・「運動・スポーツの実施頻度が低いほど，また実施時間が短いほど体力水準が低い」ということが指摘されている[7]．文部科学省は，子どもの体力低下の原因として，外遊びやスポーツの重要性の軽視など国民の意識の問題，都市化・生活の利便化等の生活環境の変化，睡眠や食生活等の子どもの生活習慣の乱れを挙げ，その他さまざまな要因が絡み合い，結果として，“子どもが身体を動かす機会が減少している”としている[7]．

子どもたちの運動不足に起因する「運動器機能不全」を予防するためには，子どもが身体を動かす場や機会や時間をできる限り多く確保できるような社会（地域・学校・家庭）を作り，幼少のころから外遊びを増やし，多くの種類のスポーツを体験させ，子ども自身が身体を動かすことの楽しさを発見し，進んで身体を動かすようになることが理想である[8]．1 週間に 2 日は 30 分以上の遊びやスポーツを行うように心がけ，日常生活でも行える「ちょこトレ」など運動機能を高める工夫も有用である（**図3**）．また姿勢が悪いと身体の一部に負担が多くなり，腰痛や肩こりが生じやすく，疲れやすさや集中力低下をきたす．よい姿勢を理解し，姿勢をよくするための体操もとり入れる必要がある（**図4**）[9]．

* 現在，スポーツ庁が実施．

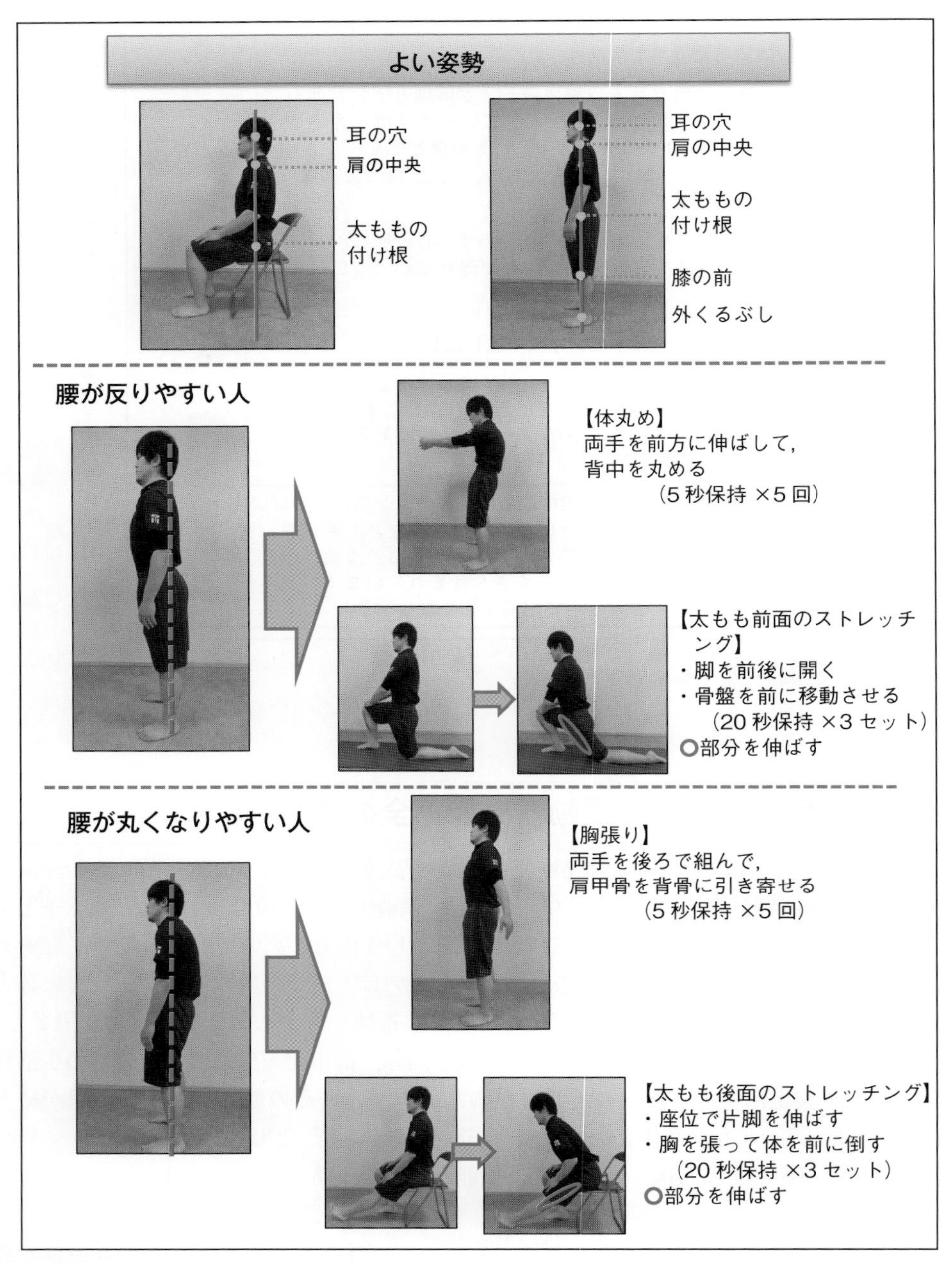

図 4　よい姿勢と修正のポイント

スポーツ傷害をはじめとする運動器の疾病や傷害に結びつきやすい「運動器機能不全」を早期に発見することが，子どもたちの健康を守るために重要である．学校での運動器の傷害予防教育・啓発活動の最大の目的は，整形外科への早期受診につなげることである．

文献
1) 立入克敏：運動器機能不全の実態と予防―学校における運動器検診をめぐって―整形外科の立場から．日医師会誌 **136**：52-56, 2009
2) 立入克敏，他：学校検診の取り組みと各地域での実状　京都府の学校における運動器検診の状況と課題．整形外科 **70**：708-712, 2019
3) 立入克敏，他：京都府における学校運動器検診の経験から．日臨整誌 **35**：159-165, 2010
4) 高橋敏明，他：【小児の運動器障害とリハビリテーション医学】小児の運動器　運動器検診の概念と目的．Jpn J Rehabil Med **55**：4-8, 2018
5) 立入久和，他：整形外科医による学校現場での運動器検診アフターケアの試み．日臨整誌 **45**：23-28, 2020
6) 立入久和，他：学校現場における運動器の健康に対する関心とニーズ．運動器リハ **30**：285-291, 2019
7) 文部科学省スポーツ・青少年局生涯スポーツ課：平成 19 年度体力・運動能力調査報告書，2008
8) 森原　徹，他：【学校運動器検診の現状と将来】京都府における運動器検診　発育過程における腕上げ，体前屈，しゃがみ込みを含めた運動器機能不全．運動器リハ **25**：225-230, 2014
9) 立入久和，他：運動器機能不全（実態と検診における留意点，総合判定と事後措置，予防，治療．学校の運動器検診―子どもの身体と障害の診かた，運動器の健康・日本協会（監），内尾祐司，他（編著），中外医学社，東京，pp.129-140, 2018

COLUMN 08

知っておきたい「こども基本法」

「こども基本法」（2023 年 4 月施行）の概要を下記に示す．

- すべての子どもについて，個人として尊重されること・基本的人権が保障されること・差別的とりあつかいを受けることがないようにする
- すべての子どもについて，適切に養育されること・生活を保障されること・愛され保護されること等の福祉に係る権利が等しく保障されるとともに，教育基本法の精神に則り教育を受ける機会が等しく与えられる
- すべての子どもについて，年齢および発達の程度に応じ，自己に直接関係するすべての事項に関して意見を表明する機会・多様な社会的活動に参画する機会が確保される．
- すべての子どもについて，年齢および発達の程度に応じ，意見の尊重，最善の利益が優先して考慮される．
- 子どもの養育は家庭を基本として行われ，父母その他の保護者が第一義的責任を有するとの認識のもと，十分な養育の支援を行うとともに，家庭での養育が困難な子どもも，できる限り家庭と同様の養育環境を確保する．
- 家庭や子育てに夢を持ち，子育てに伴う喜びを実感できる社会環境の整備を実施する．

文献
1) こども家庭庁：こども基本法 <https://www.cfa.go.jp/policies/kodomo-kihon>（最終確認：2024 年 4 月 30 日）

CHAPTER

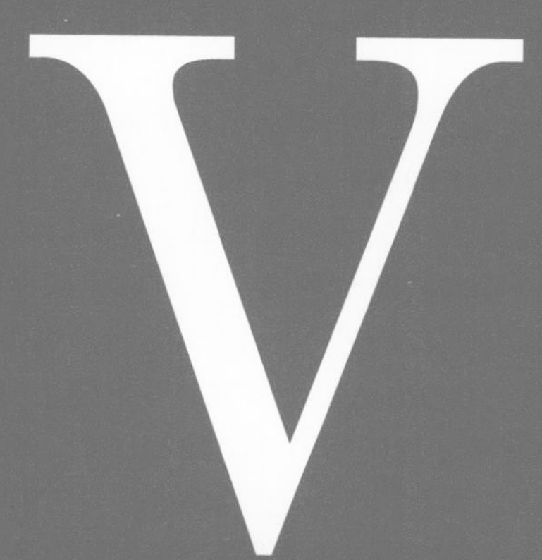

理学療法士による学校での児童生徒等への運動器疾患・障害の予防教育の実践

01 理学療法士の現状と社会的使命

A. 理学療法士の養成

理学療法士の養成は，昭和38（1963）年4月に国立療養所東京病院附属リハビリテーション学院において入学定員20人でスタートした．翌年4月には大阪府立盲学校と東京教育大学（現筑波大学）附属盲学校がそれぞれ入学定員10人で養成課程を開学し，その後は平均年1～2校のペースで専門学校が開学した．文部科学省管轄である短期大学としては，1979年4月に金沢大学医療技術短期大学部（定員20人），4年制大学としては，1992年4月に広島大学医学部保健学科理学療法学専攻（定員30人）が開設されたのがはじまりである．1999年の指定規則改定と規制緩和政策により，養成校数が急増し，2009年に専門学校での養成校のピークを迎え，2022年度末現在，4年制大学121校，短期大学7校，専門職大学5校，専門学校144校の277養成校で，入学定員数は，14,920人となっている（**図1**，**図2**）．

理学療法士国家試験は，1966年2月に第一次試験として，筆記試験，その合格者を対象に第二次試験として実技試験が課された．この実技試験は，1979年の第14回試験まで続き，その後は筆記試験のみとなった．理学療法士免許保有者や理学療法士として業を行っている者の数値は，籍での管理を行っていないことなどもあり，正確な数字は把握できていない．数として把握できるのは，国家試験合格者の累計数だけで，第1回国家試験合格者（1966年）183人からスタートし，第25回国家試験合格者（1990年）までの累計で1万人を超え，第47回国

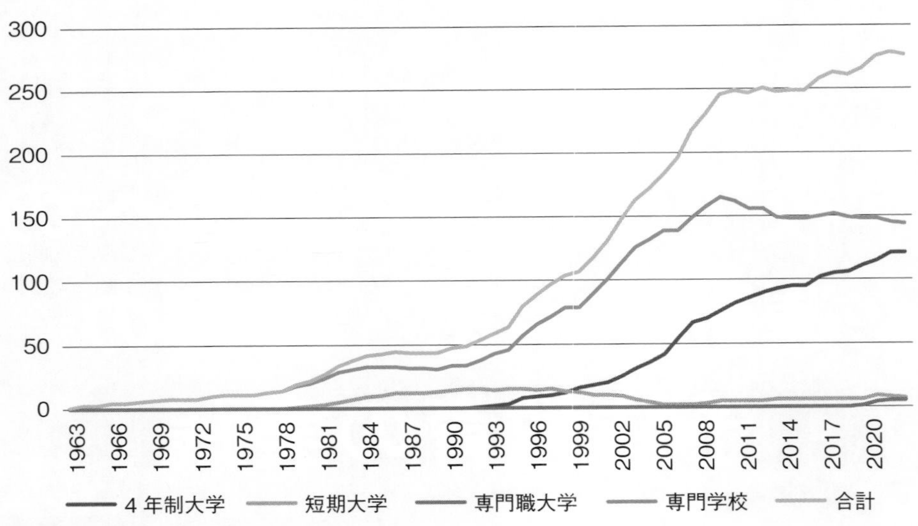

図1 理学療法士養成校の推移

［日本理学療法士協会：統計情報 <https://www.japanpt.or.jp/activity/data/>（最終確認：2024年4月30日）を参考に作成］

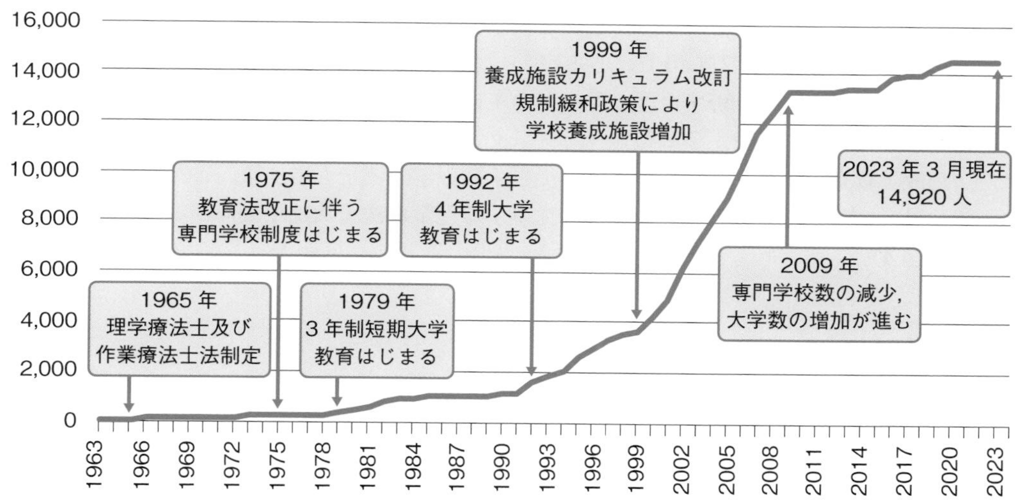

図 2　理学療法士養成校の入学定員数の推移

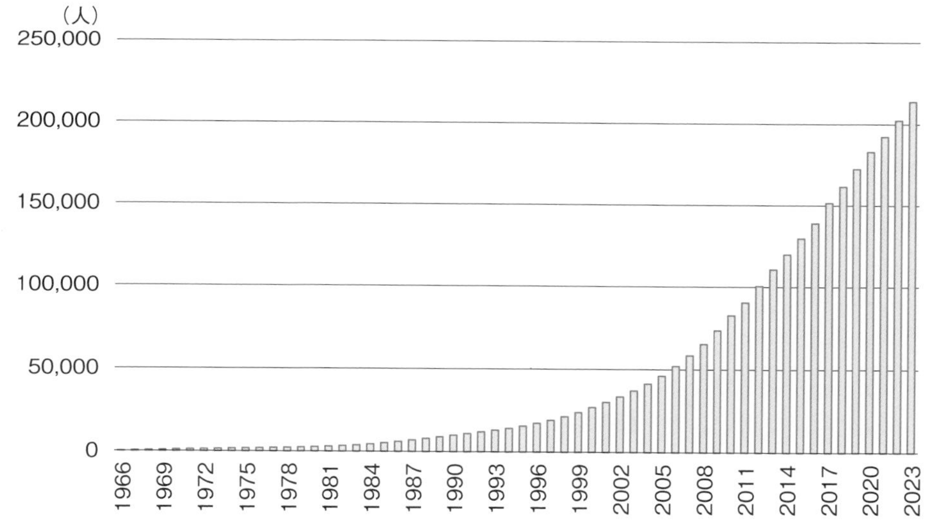

図 3　理学療法士有資格数推移（国家試験合格者数累計）

［日本理学療法士協会：統計情報<https://www.japanpt.or.jp/activity/data/>（最終確認：2024 年 4 月 30 日）を参考に作成］

家試験合格者（2012 年）で累計 10 万人に達した．第 58 回国家試験合格者（2023 年）で，累計 213,735 人となっている（**図 3**）．

B. 需給推計

平成 31（2019）年 4 月に開催された「医療従事者の需給に関する検討会　理学療法士・作業療法士分科会（第 3 回）」において，厚生労働省は理学療法士・作業療法士の需給計画について，「2040 年ころには供給数が需要数の 1.5 倍となる」という結果を示した．これは 3 人に 1 人が職を失う可能性を示すものではあるが，一方で新たな働き方を検討していくことの課題提供となっている．医療分野・介護分野などの主に公的保険分野では，より充実した理学療法を提供できる体制の構築や，多職種連携，タスク・シフト/シェアの一層の推進が必要である．また，行政・教育・福祉・その他の分野に従事する理学療法士も増加傾向にあり，厚生労働省の需給検討会においても，これらの分野に従事する理学療法士数は今後伸びることが推計されている（**図 4**）．

C. 資格法

理学療法士は，「理学療法士及び作業療法士法」（昭和 40 年 6 月 29 日，法律第百三十七号）に基づいて業を行う．そこでは，「第二条　この法律で「理学療法」とは，身体に障害のある者に対し，主としてその基本的動作能力の回復を図るため，治療体操その他の運動を行なわせ，及び電気刺激，マッサージ，温熱その他の物理的手段を加えることをいう」とされている．

世界理学療法連盟（World Physiotherapy：WPT）による理学療法士の業務は，健康づくり，予防・介入（産業保健・学校保健），ハビリテーション，リハビリテーションとなっており，日本の法律的位置づけとは大きく異なっている．しかし，少子高齢社会，生産労働人口の減少などの社会の変化を受け，疾病や障害に対する理学療法や重度化予防などの三次予防，身体に障害のある者に対する早期理学療法などの二次予防のみならず，健康寿命延伸や介護予防を含むすべての世代に対する健康増進を推進する一次予防における理学療法士の役割が期待される．

その中で，平成 25（2013）年には，理学療法士の名称の使用について厚生労働省医政局医事課長名で以下の通知がなされた（医政医発 1127 第 3 号）．『理学療法士が，介護予防事業等において，身体に障害のない者に対して，転倒防止の指導等の診療の補助に該当しない範囲の業務を行うことがあるが，このように理学療法以外の業務を行うときであっても，「理学療法士」という名称を使用することは何ら問題ないこと．また，このような診療の補助に該当しない範囲の業務を行うときは，医師の指示は不要であること』．これは，学校保健分野での理学療法士の活動の解釈の裏付けともなる．

D. 社会的使命

理学療法士の社会的使命の 1 つは，医学的知識に基づき，あらゆる年代の身体づくりを支援することである．疾病や障害がある方には，その特性を加味した上で，児童生徒等には，その発達段階や成長過程に合わせて，また世代や性別特性への配慮をし，生涯スポーツや生きがいにつながる健康増進を念頭に対応する．また，その活動場所におけるすべての関係者と多職種連携を行うことでもある．

学校保健等教育領域においては大きく 2 つの使命がある．①児童生徒等に対してその健やかな成長を支援し，自立を支援していくこと．その方法として理学療法の知識技術を直接的，間接的に活用していく．②児童生徒等にかかわるすべての教職員の健康と安全に寄与すること．

PT・OTの供給数は，現時点においては，需要数を上回っており，2040年頃には供給数が需要数の約1.5倍となる結果となった．
　供給推計　全体の平均勤務時間と性年齢階級別の勤務時間の比（仕事率）を考慮して推計
　需要推計　ケース1，ケース2，ケース3について推計※
　※ 精神科入院受療率，外来リハビリ実施率，時間外労働時間について幅をもって推計

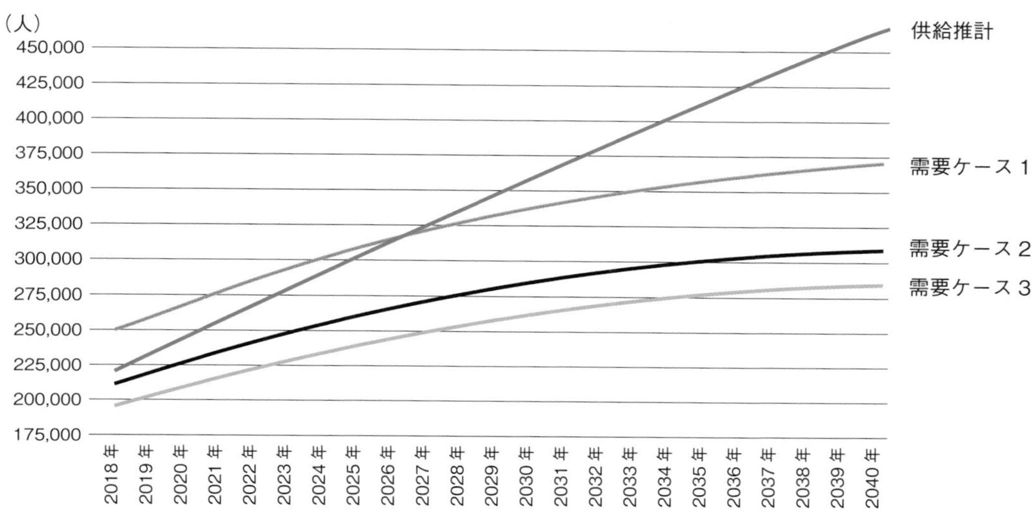

推計にあたっての考え方

① 各協会の会員調査から得られた行政・教育・福祉・その他の従事者数から，組織率を勘案（会員調査の従事者数/組織率）した人数を算出．

② 将来の従事者数については，2008から2017年の従事者数の推移（変化率）を踏まえて推計．

		2018	2025	2040
PT	行政分野	1057	1595	2748
	教育分野	3478	4283	6009
	福祉分野	1421	1864	2815
	その他	3037	5062	9400

※ （公社）日本理学療法士協会会員調査（2008年～2017年）
※ （一社）日本作業療法士協会会員調査（2008年～2017年）

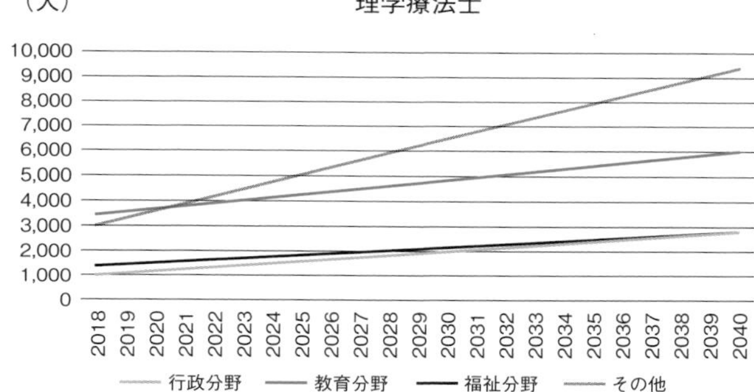

行政分野　教育分野　福祉分野　その他

行政　保健所，市町村保健センター，国，都道府県，市，町，村，社会福祉協議会，身体障害者福祉協議会，地域包括支援センター等
教育　学校養成施設，研究施設，特別支援学校等
福祉　身体障害者福祉施設，児童福祉施設，精神障害者社会復帰施設，知的障害者福祉施設，障害者自立支援施設等
その他　健康産業，職業センター，リハ関連企業，一般企業，補装具作成施設，介護サービス企業，自営・起業等
※医療施設，介護施設，福祉施設，行政，教育以外のもの

図4　理学療法士・作業療法士の需給推計と行政・教育・福祉・その他分野に従事するPTの推移
［厚生労働省：医療従事者の需給に関する検討会　理学療法士・作業療法士分科会（第3回）<https://www.mhlw.go.jp/stf/shingi2/0000132674_00001.html>（最終確認：2024年4月30日）を参考に作成］

疾病予防，疾病予防の知識技術だけでなく，万が一疾病や障害があっても働き続けられるためのキャリア支援にあたっては，産業理学療法分野の知識や考え方を活用していくことが可能である．

E. 学校保健分野における理学療法士の可能性

学校保健とは，学校における保健教育および保健管理をいう．学校においては，保健主事が中心となり，養護教諭，学校医などが協力し，「学校保健安全法」に規定された「学校保健計画」を作成し，教職員全体で，健康教育，健康診断，感染症予防，学校環境衛生活動などの学校保健活動を行っている．

「学校保健安全法」は，第十一〜十七条にて健康診断について定めており，医療機関での健診・検査のように確定診断を意図したものではなく，スクリーニングとして，問題のある者，疑いのある者を選び出し，適切な事後措置をとることを目的としている（学校保健安全法：制定年　昭和 33（1958）年「学校保健法」，平成 20（2008）年「学校保健安全法」に改題）．具体的には，①学校保健計画の策定，②学校環境衛生基準，③保健室，④健康相談等，⑤保健指導，⑥地域の医療機関等との連携，⑦健康診断，⑧感染症の予防である（**図 5**）．

予防や健康増進に資する理学療法の可能性として，次のように考えられる．④の健康相談については，医療モデルとして，理学療法の知識や技術を相談や指導に生かしてくことが十分可

学校保健分野での理学療法の可能性

（1）学校保健計画の策定
（2）学校環境衛生基準→現状では学校薬剤師が，基準項目について，
　　　　　　　　　　定期・臨時に検査を実施している．
（3）保健室
（4）健康相談等→医療モデルとしての「健康相談」・「健康教育」
　　　　　　　　教育モデルとしての「健康教育」・「健康指導・啓発」
（5）保健指導
（6）地域の医療機関等との連携
（7）健康診断→事後措置への関わり
（8）感染症の予防

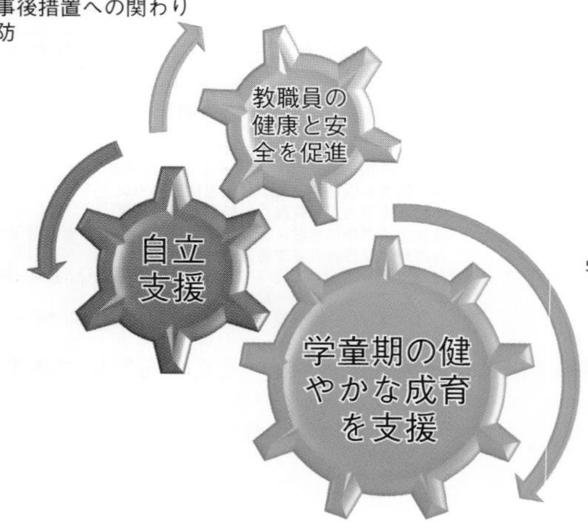

学校現場における理学療法士の技能活用

①体育などの授業やクラブ活動における外傷・障害への対応と予防
②生活環境の改善（肥満対策）
③机，椅子，靴のフィッティング
④内科疾患の罹患児童生徒に対する運動処方・健康管理
⑤遊具，運動器具の選択や配置などへの助言（リスクや効果）
⑥運動器検診の事後措置等
⑦健康教育
⑧個別指導，集団指導
⑨メンタルヘルス
⑩教職員の健康管理と健康増進

図 5　学校保健分野における理学療法士の社会的使命

能だと思われる．例えば，心身機能に関する課題や身体づくりの専門家としての医学的見地に基づいた相談や指導などである．さらに，教育モデルとしても広く健康教育やその啓発活動が可能だと考える．例えば，集団指導などで，運動と栄養の話や，身体の使い方やけがの予防など，予防的見地からの教育指導である．⑦については，健康診断としてのスクリーニングであり，運動器の不調や，呼吸器や循環器，代謝異常や運動の遅れ，発達障害など，何らかの課題が見つかった際に，医師と連携し，運動指導や運動処方，生活指導などを担うことが可能である．さらに，②と⑥においては，身体活動の評価，例えば，学校が児童生徒等にとって安全で動きやすい環境になっているか，身体と道具のマッチング，児童生徒等の身長と机の高さと姿勢の問題などや，医療・福祉分野での連携として，障害のある児童生徒等の学内生活と学外生活をうまく連動させていくアドバイスなどにより，学校保健分野において理学療法士が貢献できる．

文献

1）日本理学療法士協会：統計情報
<https://www.japanpt.or.jp/activity/data/>（最終確認：2024 年 4 月 30 日）

2）厚生労働省：医療従事者の需給に関する検討会　理学療法士・作業療法士分科会（第 3 回）
<https://www.mhlw.go.jp/stf/shingi2/0000132674_00001.html>（最終確認：2024 年 4 月 30 日）

3）日本理学療法士協会（編）：学校保健．理学療法白書 2018，ヒューマン・プレス，神奈川，pp.45-47, 2019

4）日本理学療法士協会（編）：公的保険外で活躍する理学療法士の働き方．理学療法白書 2022，三輪書店，東京，pp.44-50, 2023

COLUMN 09

理学療法士と作業療法士

理学療法士（physical therapist：PT）も作業療法士（occupational therapist：OT）も，ともに国家試験により免許を受け，医師の指示のもとに，リハビリテーション医療分野で活躍する専門職である．

理学療法とは，「身体の障害のある者に対し，主としてその基本的動作能力の回復を図るため，治療体操その他の運動を行なわせ，及び電気刺激，マッサージ，温熱その他の物理手段を加えること」（昭和40年6月29日法律第百三十七号，理学療法士及び作業療法士法）であり，作業療法とは，「身体又は精神に障害のある者に対し，主としてその応用的動作能力又は社会的適応能力の回復を図るため，手芸・工作その他の作業を行なわせること」（同法）と定義されている．

理学療法士は，毎年11,000～12,000人前後，国家試験に合格し，累計21万人を超えている（このうち，日本理学療法士協会の会員は，136,357人，男女比6：4/2023年3月末現在）．

一方，作業療法士は，毎年4,000～5,000人前後が国家試験に合格し，有資格者数は9万人を超えている（このうち，日本作業療法士協会の会員は，64,468人，男女比＝4：6/2023年3月現在）．

理学療法士・作業療法士ともに，主に病院・診療所などの医療機関，介護保険施設や訪問・通所リハビリテーション，児童福祉施設等の介護・福祉施設，大学，専門学校などの教育機関で活動しており，今後小中学校・高等学校等での「チーム学校」の一員として専任教員らへの支援・補佐が期待されている．

02 日本理学療法士協会における学校保健への参画のとりくみの現状と課題

日本理学療法士協会では，平成 24（2012）年度からグランドデザイン検討特別委員会にて，医療，介護，予防における理学療法士のあり方についての検討をはじめた．また，平成 25（2013）年に発出された厚生労働省医政局医事課長通知（医政医発 1127 第 3 号，平成 25 年 11 月 27 日）により，特に予防領域における理学療法士のかかわりを明確にしていく必要性が高まったことも踏まえて，グランドデザイン検討特別委員会での検討は平成 27（2015）年度まで継続された．学校保健における理学療法士の役割とその業務については，グランドデザイン検討特別委員会の答申を継続する形で，学校保健推進特別委員会が引き継ぎ（2018 年 3 月答申），学校保健委員会，そして，学校保健・特別支援理学療法部会として現在まで継続して検討されている．

本項では，日本理学療法士協会における現在までの学校保健へのとりくみを示し，理学療法士が学校保健にかかわる点に関する課題を提示する．

A. グランドデザイン検討特別委員会

グランドデザイン検討特別委員会では，まず，学校保健領域をはじめとした予防領域における理学療法士の強みと弱みについて，**表 1** のように整理した（グランドデザイン特別委員会答申，一部改変）．

また，同様に学校における児童生徒等に対する予防に関して理学療法士がかかわる内容を機

表 1　学校保健領域をはじめとした予防領域における理学療法士の強みと弱み

1）強み
①個人や集団に合った運動強度，運動量が決定できる
②個人の環境や疾病，障害に応じた運動を指導できる
③各種疾患の予防・改善，リスク管理ができる
④動作観察・分析により，安全な作業の仕方を指導できる
⑤作業環境の改善を提示できる
⑥介入効果を科学的に説明できる
⑦他職種と連携できる
2）弱み
①集団指導が苦手である
②指導に際し，健康不安をあおる傾向にある
③救命救急処置や創傷への対応能力が一定でない
④法律での定義
⑤定性的評価に頼る傾向がある
⑥理学療法士によりコスト感覚に差がある
⑦公衆衛生学などの知識にばらつきがある

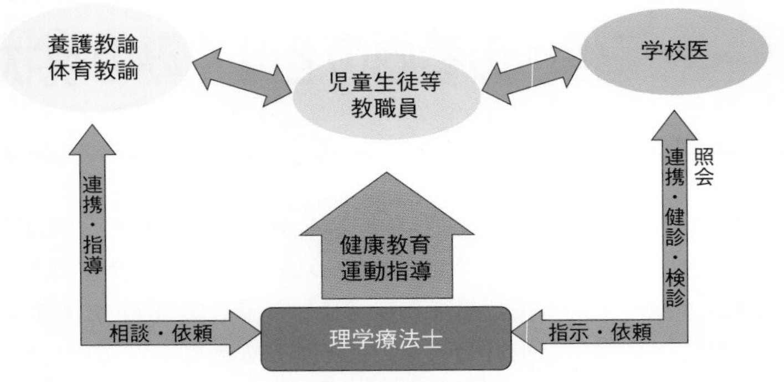

図1　学校における予防理学療法モデル

［日本理学療法士協会グランドデザイン検討特別委員会一部修正］

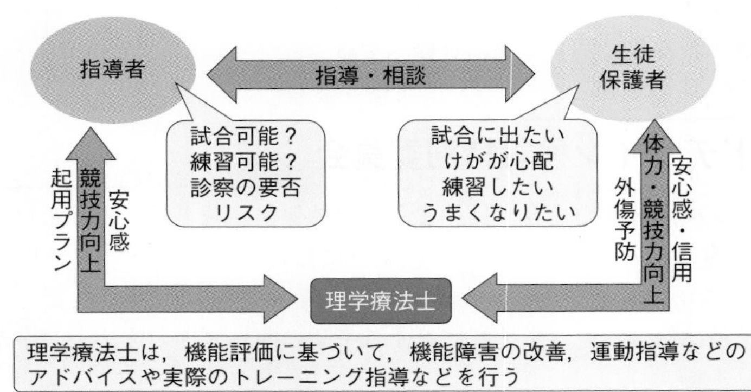

図2　学校運動部における予防理学療法モデル

［日本理学療法士協会グランドデザイン検討特別委員会一部修正］

能評価，シーティング，運動指導，健康教育とし，連携する職種として養護教諭，学校医，体育教諭等を挙げた．さらに学校における児童生徒等へのかかわりに際し，不足している能力として，成長や発達，児童心理等に関する知識が挙げられた．さらに，学校で理学療法士が健康教育として実施でき得る活動として，「体育などの授業中，およびクラブ活動における外傷・障害への対応とその予防」，「生活習慣の改善（肥満対策等）」，「机・椅子，靴のフィッティング」，「内科疾患に対する運動処方等」，「遊具の選択や配置への助言」，「運動器検診後の事後措置」，「教職員の外傷予防と健康増進」等を挙げ，学校における理学療法士の活動として**図1**，**図2**に示すモデルを提示した．

ここで示された集団指導能力の向上や養護教諭等との連携，公衆衛生学等の学問を修めることについては，現在においても理学療法士の課題である．

B. 学校保健推進特別委員会

グランドデザイン検討特別委員会に続く学校保健推進特別委員会では，学校における理学療法士の活動に関する検討をさらに発展させ，①学校保健，②生活支援，③学習支援に分けて，理学療法士の役割や業務を整理した．ここでは，①学校保健にかかわる業務として，生活習慣や不良姿勢，体力に関する教育，運動過多や運動不足に対する教育と運動指導，運動器検診の事後措置，スポーツ外傷・障害に対する指導が挙げられた．また，①～③のすべてにかかわるものとしては，発達性協調運動障害への対応や啓発，肢体不自由児に対する健康増進や機能低下予防，直接的理学療法が挙げられた．①学校保健と②生活指導にかかわるものとしては，靴のフィッティングや遊具の選定と安全な使用の指導が挙げられ，①学校保健と③学習支援に関するものとしては，机・椅子の調整が挙げられた．

C. 日本理学療法士協会の現在のとりくみ

日本理学療法士協会では，学校保健推進特別委員会とそれに続く学校保健委員会での活動に続いて，学校保健・特別支援教育理学療法部会を立ち上げて活動している．また，全国の都道府県理学療法士会ごとに学校保健担当者が任命され，全国的な情報交換等を実施している．また，委員会という時限的な組織での対応ではなく，事務局として対応すべく，事業部の中の重点支援課，職能推進課，教育推進課を置いている．これらの課においては，学校保健・特別支援教育理学療法部会の支援や学校保健担当者会議，生涯学習制度による人材育成を担っており，多方面から学校における理学療法士の活動を推進している．

学校保健委員会では，学校における理学療法士の活動をまとめた事例集[1)]を発行し，日本理学療法士協会会員への好事例の周知や啓発を進めている．なお，この事例集は日本理学療法士協会会員であれば，協会マイページの会員限定コンテンツ，資料一覧からアクセス，閲覧が可能である．

D. 学校保健への参画の課題とこれから

学校保健にかかわる理学療法士の課題として，まず教育がある．理学療法士作業療法士学校養成施設指定規則においては，学校保健に関連する科目は指定されていない．この点については課題である一方で，大学院教育，生涯学習による学びを充実させていく必要性を示すものでもある．特に，運動器の健康・日本協会による認定スクールトレーナー制度は，学校に関する諸規程や子どもの理解などの履修を求めており，理学療法士が学校保健に参画するにあたって不足している知識を補完する制度となっている．

日本理学療法学会連合では，子ども，学校保健に関連する学会として，日本小児理学療法学会，日本予防理学療法学会，日本運動器理学療法学会，日本神経理学療法学会がある．さらに，糖尿病や循環器，支援工学や地域，精神・心理，栄養・嚥下など関連学会が多数ある．学会組織で学校保健における理学療法士の活動の成果やエビデンスを集積し，アカデミアと日本理学療法士協会における職能活動とが連携していくことで，より活動の場が広がっていくであろう．

理学療法士が学校保健にかかわっていくことは，学校というプラットフォームで多職種が連携することにより，子どもたち一人ひとりが健やかで，心豊かな，実りある日々を送ることに資するものであると考えられる．理学療法士は，レピュテーションリスクに十分に注意するとともに，好事例の積み重ねによって，児童生徒等，保護者，教諭，学校医，地域の方々の信頼を得ていくことが何より重要である．学校は教育現場であり，子どもたちに接する専門職には，専門職としての知識や技能だけでなく，人としての教養や能力が求められる．教育に携わるものには人間としての価値が求められ，必然的に理学療法士自らの研鑽と組織としての人材育成が求められる．

また，子どものころから理学療法士がかかわって健康に対する意識を高くしていくことは，生涯にわたる健康増進につながるものであり，学校で理学療法士が子どもたちにかかわることによって，社会における運動器をはじめとした身体の健康，不調についての認識不足を解消するだけでなく，子どものころからかかわることによって国民の健康意識を変化させることが可能になる[2)]．他方では，予防という名のもとに，理学療法士の名を用いてあたかも開業ができるかのような誤った見解が広がることに注意しなければならない．学校保健領域が理学療法士の新たなマーケットであるような風潮となることが危惧される．われわれ理学療法士は，学校保健領域という教育現場にかかわることの重要性を認識し，学校において児童生徒等，教職員の健康に資する活動を実現していくための自己研鑽と人材育成，人間力の向上に努めなければならない．

学校保健へ理学療法士が参画することについてのこれまでのとりくみと課題，今後について説明した．

学校保健領域は理学療法士にとって，新しく特別な領域である一方で，そのモデルは，たとえば，施設に入居している高齢者への予防理学療法モデル（**図 3**）と酷似している．学校に関

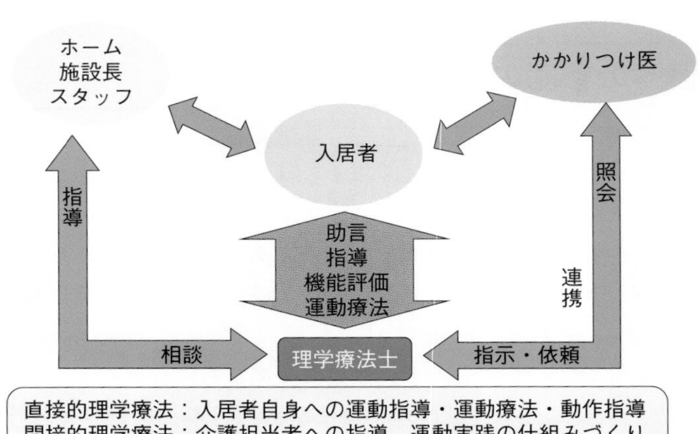

図 3　施設入居者高齢者の健康増進・生活機能低下に対する予防理学療法モデル

［日本理学療法士協会グランドデザイン検討特別委員会］

する知識を学修する，医療ではなく教育の現場であることを理解することで，理学療法士の技能は学校でも有用なものになると考えられる．

効果的な人材育成制度の確立を前提として，教職員や学校医をはじめとした教育現場の多職種連携の輪に理学療法士が参加していくことで，理学療法士が学校保健領域において児童生徒等，教職員の健康に資する活動を積極的に実施していくことを強く願うものである．

文献

1）日本理学療法士協会学校保健委員会（編）：学校保健・特別支援教育における理学療法士による介入支援システム全国事例集，2021
2）大工谷新一：学校・地域における運動器対策と理学療法士の取り組み．理学療法学 **42**：643-644, 2015

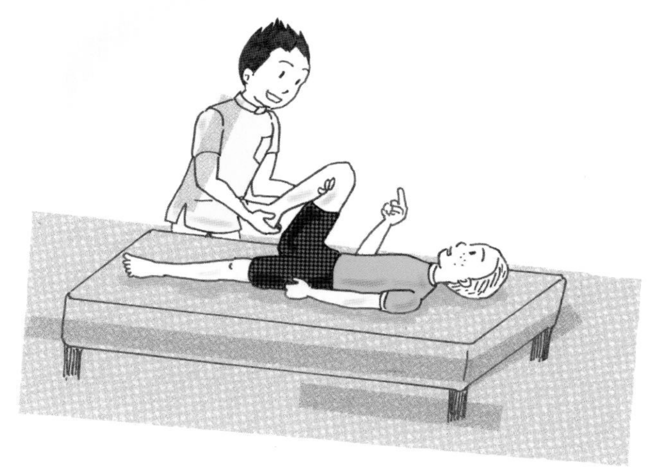

03 理学療法士による児童生徒等へのスポーツ外傷・障害の予防教育の基本

A. スポーツにかかわる理学療法士の活動

日本理学療法士協会では専門分科学会の整備や生涯学習制度を推進してきている．スポーツに関連する領域では，日本スポーツ理学療法学会の設立，生涯学習制度では認定および専門理学療法士の資格が制度化されている．日本スポーツ理学療法学会では，その活動目的を「スポーツ理学療法はさまざまな目的をもってスポーツにとりくむ対象者が効率よく安全にスポーツ活動を実践できるよう，理学療法士の知識や技能を活用する」としている[1]．このように，これまでの医療機関で行われるスポーツ外傷・障害患者に対する理学療法にとどまらず，健康維持・増進，スポーツ活動時のコンディショニング，外傷・障害の予防などスポーツ現場での活動も含んでいる．

近年，理学療法士が医療機関での活動のみならず学校教育現場で活動する機会も見受けられるようになってきている．このような状況から，学校教育現場におけるスポーツ外傷・障害の予防を目的とした健康教育として，理学療法の知識と技能を活用することが期待されている．

B. スポーツ外傷・障害と予防方法の理解

1 スポーツ外傷・障害予防のためのカテゴリー分類

一般的に外傷・障害予防は一次予防・二次予防・三次予防に分類される[2]．一次予防は，外傷・障害のない人を対象として，外傷・障害の発生原因やリスクを改善していくことである．二次予防は早期発見・早期治療を目的に無症状や軽い症状を発見し，未然に進行を防ぐことである．三次予防は，外傷・障害を発症した対象に後遺症を残さないように治療し，再発予防のために危険因子を改善していくことである．

これらの予防段階とその対応は，学校教育の中でも必要となり，スクールトレーナーも状況に応じ関与することになる．学校教育下における一次予防では学校全体の環境整備，保健体育教師や養護教諭，その他関連スタッフとの協力で健康教育として進めていくことになる．二次予防では，学校医等による健康診断および運動器検診による早期発見，早期治療を図る．運動器検診後の事後措置（医療機関受診）によっては医療機関との連携を図り，学校内関連スタッフで情報共有しその対応を進めることになる．三次予防では，医療機関や学校医と連携を図り，外傷・障害の治療方針や経過を確認し，学校生活内での配慮や再発予防の対応の検討していくことになる．

2 スポーツ外傷・予防の実践モデル（図 1）

スポーツ外傷・障害の予防モデルとして，4 段階の過程を繰り返すことが必要といわれている[3]．第 1 段階では発生率と重症度の特定，第 2 段階で外傷・障害の要因とメカニズムの特定，第 3 段階で予防策の導入，第 4 段階では第 1 段階に戻り，再度その有効性の評価を行う．

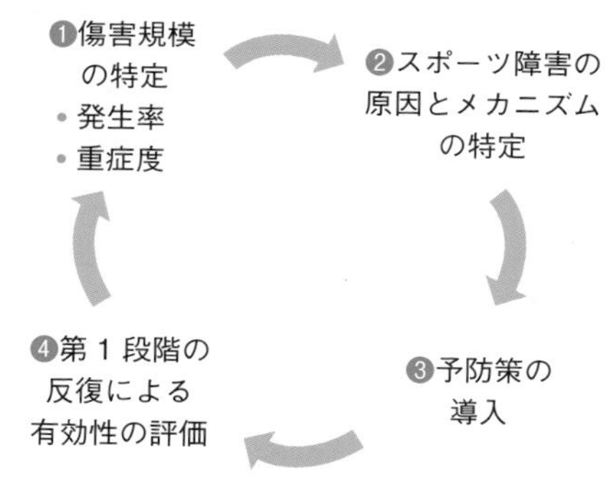

図1 外傷・障害予防実践モデルの4段階
[van Mechelen W, et al：Incidence, severity, aetiology and prevention of sports injuries. A review of concepts. Sports Med **14**：82-99, 1992を参考に作成]

C. 児童生徒等の体力・運動能力，運動習慣等の課題と留意点

スポーツ庁による「第2期スポーツ基本計画」[4]では，児童生徒等の運動不足と運動過多といった運動習慣の二極化がみられることを課題として挙げている．運動不足を放置すれば生活習慣病予備群となる可能性もあり，運動過多による成長期の外傷・障害が将来的な運動器疾患につながる可能性がある．

1 児童生徒等の体力・運動能力，運動習慣

令和4（2022）年度全国体力・運動能力，運動習慣等調査報告書[5]では，令和3（2021）年度と比較して低い値を示し，以前から行われている「体力・運動能力調査（抽出調査）」の結果を用いて，平成11（1999）年度からの長期的傾向を確認すると，ここ数年の上昇傾向は鈍化し，改めて体力向上に向けたとりくみの強化が求められるとしている．運動やスポーツをすることかが好きな生徒は令和3年度より増加したが，以前の水準には戻っておらず，引き続き，運動やスポーツをすることが好きになるとりくみを継続していくことが大切であるとしている．

2 児童生徒等のスポーツ外傷・障害の発生

日本スポーツ振興センター（JSC）の調査[6]によると，スポーツ活動中の負傷・疾病の発症について，小学校では体育授業中80,227件，課外活動中7,132件，中学校では体育活動中80,428件，課外活動中174,401件，高等学校では体育活動中56,161件，課外活動中154,675件であったと報告されている．また，中学生に対する学校運動器検診において運動器疾患が疑われた中学生のうち，スポーツ障害が67％を占めるとの報告[7]がある．高橋ら[8]は，小・中・高等学校の運動器検診結果からスポーツ活動による過度の練習に起因したいわゆるスポーツ障害が小学校高学年から中学生にかけて増加すると報告している．

以上のような報告から，児童生徒等のスポーツ外傷・障害の発生には，発達段階による特性や運動部活動による運動過多が関連していることが推察される．

3 児童生徒等の発育発達の特徴

児童生徒等の運動・スポーツ障害・外傷の予防には，上述した発生要因のうち「個体要因」の理解が重要となる．児童生徒等の発育発達の特性として「スキャモン（Scammon）の発育曲線」[9]が用いられることが多い（Ⅳ-01，図2［p.89］参照）．この曲線は「一般型」，「神経型」，「リンパ型」，「生殖型」の4つの曲線を出生時0%，20歳時を100%とした発育の変化を示している．「神経型」の発育がピークに到達する9〜12歳のゴールデンエイジでは，筋骨格系の発育を示す「一般型」の発育は50%程度である．ゴールデンエイジをすぎた思春期では男女ともに「生殖型」の発育が進み，男性では男性ホルモンの分泌が，女性では女性ホルモンの分泌が増加する．

またこの時期は，「一般型」が急激に発育し，身長が1年間に10 cm近く伸びることもあり，筋・腱と骨の発育バランスが崩れるためスポーツ障害の発生リスクが高まる（**図2**）[10]．

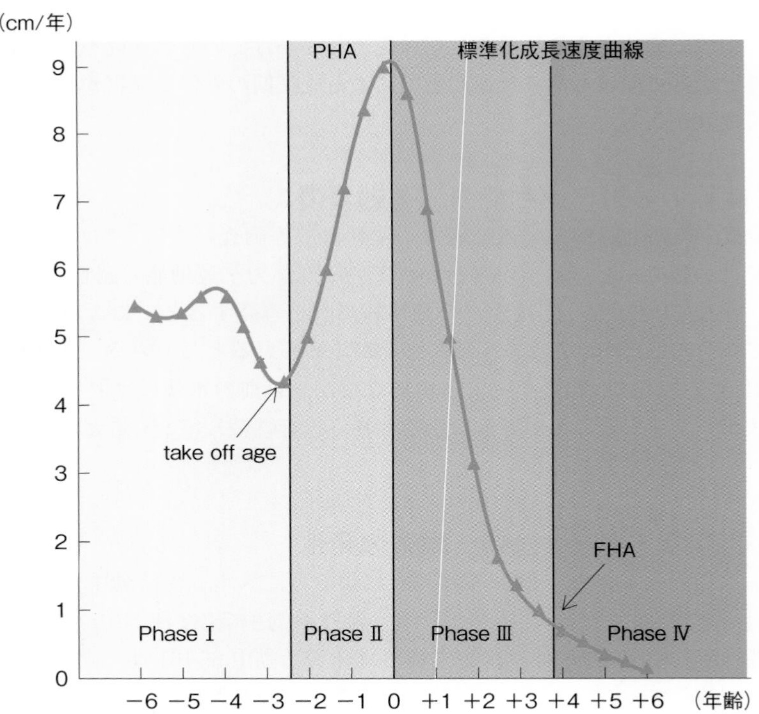

図2　身長成長速度曲線

Phase Ⅰ：take off age（思春期スパート立ち上がり年齢）まで
Phase Ⅱ：take off age から PHA（peak height velocity age：身長最大発育量年齢）まで
Phase Ⅲ：PHA から FHA（final height velocity age：最終身長時年齢）まで
Phase Ⅳ：FHA 以降

［村田光範：身長の成長速度曲線の意義と問題点．産婦治療 **72**：401-406, 1996 を参考に筆者作成］

D. 児童生徒等へのスポーツ外傷・障害の予防教育

1 児童生徒等へのスポーツ外傷・障害の予防教育の目標

児童生徒等が運動やスポーツの特性や目的を理解し，発達段階や体調などを踏まえ，安全に実施・継続できることが到達目標となると考えられる．この目標を達成するために，理学療法の知識と技能を応用し，サポートしていくことがスクールトレーナーの役割となる．児童生徒等がスポーツ外傷・障害の予防を自立して行えるようになるためには，下記のような段階が必要と考えられる．

①自分の身体に興味をもつ，②自分の身体の変化に気づく，③身体の動きに興味をもつ，④身体操作を経験する，⑤日常生活から意識する，⑥自己評価できる，⑦セルフコンディショニング

2 中学校での健康教育活動例から

文部科学省・スポーツ庁委託事業として「運動部活動の工夫・改善支援事業」を平成26（2014）年度から令和1（2019）年度まで5年間実施した．群馬県教育委員会からの募集に対して希望のあった中学校に，外傷・障害予防，運動の習慣化，体力向上等を目的に理学療法士を年5回程度，1回2時間程度派遣した．5年間の参加校はのべ40校，派遣理学療法士40人，指導回数137回，対象生徒数は3,949人であった．対象者は運動部活動に所属する生徒が多かったが，吹奏楽部や学年生徒全員など，各校で異なっていた．

平成28（2016）年度の対象者および指導内容の概要を**表1**に示す．姿勢や柔軟性，体幹機能・バランスのチェック，ストレッチングや体幹トレーニングなどの基本的コンディショニングが中心であった．また，一部の部活動担当教師からは体力・競技力向上のための瞬発性トレーニング指導の要望もあった．

表1 理学療法士による中学生への運動指導

参加校	参加部活動等	回数	生徒数（のべ数）
A校	陸上競技・バレーボール	5	155
B校	陸上競技・バドミントン・軟式野球	5	117
C校	陸上競技	5	65
D校	軟式野球・陸上競技・ソフトボール バスケットボール	5	272
E校	陸上競技	5	160
F校	卓球・サッカー・軟式野球 ソフトボール・ソフトテニス バレーボール・吹奏楽部	5	139
G校	全運動部	5	262
H校	陸上競技・ソフトボール・サッカー バレーボール	3	171
計8校		38回	1,341人

＊未集計5校

指導内容
- 姿勢チェック
- 柔軟性チェック
- 体幹・バランスチェック
- ストレッチング
- 体幹トレーニング
- 協調性・瞬発性トレーニング
- その他

生徒から
- 自分の身体のことを知ることができた
- 今まで意識したことのない筋肉や体の動きを感じた
- 自分の身体は自分で管理することを学んだ
- ストレッチングの大切さに気づいた
- これまで体幹トレーニングは，ただやっているだけだったが真剣にとりくもうと思った
- 前回よりしっかりできて，日々の積み重ねが大切だと改めて思った

管理職・顧問
- 生徒の心と身体の成長に大きく役立った
- 部活動の担当経験のない教師に大変有効である
- 回数を増やし，継続的に実施してほしい

課題
- 中学校では活動時間が短いため，専門的技術指導に時間を費やしたい
- スケジュールや調整に時間をとられる
- 保護者との連携もとれるとよい

図3 理学療法士による運動指導への生徒および教師からの感想

これらの事業を通じた生徒および教師の感想の一部を**図3**に示す．生徒の感想からは，理学療法士による指導の目的はおおむね達成できたと考えられる．学校管理職および部活動顧問からも好評が得られたが，今後検討すべき課題も挙げられた．また，ストレッチングや体幹トレーニングなどの運動指導では，複数回の指導により正しい方法の習得および習慣化がみられたため，定期的な指導を継続していくことが必要と考えられた．

3 児童生徒等への説明と教職員との情報共有

このような発育の特性と個人差を把握し，スポーツ活動時の痛みや違和感を確認するとともに適切な運動・スポーツ活動方法に留意することが重要となるため，児童生徒等の理解力に合わせた説明の工夫と教職員との情報共有を再確認することが重要となる．

E. 学校教育および学校保健指導の基本的理解

理学療法士の多くは医療・福祉機関での勤務が主となるため，スクールトレーナーとして学校教育現場で活動する際の主な留意点を以下に示す．

1 わが国の教育制度の概要の理解

学校教育は日本国憲法，教育基本法，学校教育法，学校保健安全法などさまざまな関連法規によって行われている．学校教育下における活動には，これら関連法規の概略を理解する必要がある．

文部科学省の学習指導要領では，詳細な教育目標および方法が示されている．一例として中学校「保健体育・保健分野」[11]では「心身の機能の発達と心の健康」，「健康と環境」，「傷害の防止」，「健康な生活と疾病の予防」の理解を挙げ，児童生徒等が外傷・障害への理解を深め，予防的行動を起こすことを目標としている．

2 教職員および外部関係者の職務と連携

学校組織にかかわる職種とその職務を理解し，スクールトレーナーとしてどのように連携すべきか理解する必要がある．中教審・初等中等教育分科会の答申（案）では，「チームとして

の学校」を実現するための具体的な改善方策として，「教員以外の専門スタッフの参画」を挙げている．スクールトレーナーは外部専門スタッフとなるが，児童生徒等と保護者，校長，教頭，教師，養護教諭，学校医，スポーツドクター，スクールカウンセラー，スクールソーシャルワーカー，部活動指導員などとの多職種連携が必要となってくる．

3 部活動の意義・位置づけの理解

学校教育における部活動の意義，課題およびスクールトレーナーとしての役割を理解する必要がある．

スポーツ庁は運動部活動について「学校の運動部活動は，スポーツに興味・関心のある同好の生徒が参加し，教師等の指導の下，学校教育の一環として行われ，わが国のスポーツ振興を大きく支えてきました．また，体力や技能の向上を図る目的以外にも，異年齢との交流の中で，生徒同士や生徒と教師等との好ましい人間関係の構築を図り，学習意欲の向上や自己肯定感，責任感，連帯感の涵養に資するなど，生徒の多様な学びの場，そして活躍の場として，教育的意義を有しています」としている[13]．

一方で，運動過多による児童生徒等のスポーツ障害の発生や部活動担当教師の負担などが課題となっており，学校部活動の地域連携や地域スポーツクラブ移行等が検討されている．スクールトレーナーとしてかかわる学校の部活動の位置づけや，地域との連携状況を把握し，われわれ理学療法士の役割を把握しておくことは重要である．

4 教育接遇と保護者対応

医療機関における理学療法士の通常の業務では個別指導が多いが，児童生徒等への指導では集団指導のスキルが求められる．また，教職員や関連スタッフ，保護者とのコミュニケーション能力が必要となる．

成長期の児童生徒等のスポーツ外傷・障害予防のために，対象となる児童生徒等の発育発達の特徴を把握し，学校保健教育にかかわる教師や各種スタッフの専門性と役割，諸状況を理解した上で，理学療法の知識と技能を活用していくことが期待される．

文献

1）日本スポーツ理学療法学会：概要
<https://www.jspt.or.jp/jsspt/about/index.html>（最終確認：2024 年 4 月 30 日）
2）Meeuwisse W, et al：スポーツ外傷予防に対する体系的アプローチ．スポーツ外傷・障害ハンドブック，陶山哲夫（監訳），医学書院，東京，pp.7-16, 2015
3）van Mechelen W, et al：Incidence, severity, aetiology and prevention of sports injuries. A review of concepts. Sports Med **14**：82-99, 1992
4）スポーツ庁：第 2 期スポーツ基本計画
<https://www.mext.go.jp/sports/content/1383656_002.pdf>（最終確認：2024 年 4 月 30 日）
5）スポーツ庁：令和 4 年度全国体力・運動能力，運動習慣等調査報告書．
<https://www.mext.go.jp/sports/content/20221215-spt_sseisaku02-000026462_4.pdf>（最終確認：2024 年 4 月 30 日）
6）日本スポーツ振興センター：第三編　基本統計（負傷・疾病の概況と帳票）．学校管理下の災害（令和 4 年度）

<https://www.jpnsport.go.jp/anzen/Portals/0/anzen/anzen_school/R4_gakko_kanrika_saigai/R4-07.pdf>（最終確認：2024 年 4 月 30 日）
7）門脇　俊，他：中学生に対する学校運動検診におけるスポーツ傷害の特徴と事後措置の課題．日臨スポーツ医会誌 **26**：12-16, 2018
8）高橋敏明，他：小児の運動器―運動器検診の概念と目的―．Jpn J Rehabil Med **55**：4-8, 2018
9）Scammon RE：The first seriatim study of human growth. Am J Phys Anthropol **10**：329-336, 1927
10）村田光範：身長の成長速度曲線の意義と問題点．産婦治療 **72**：401-406, 1996
11）文部科学省：学習指導要領「生きる力」
<https://www.mext.go.jp/a_menu/shotou/new-cs/youryou/chu/hotai.htm>（最終確認：2024 年 4 月 30 日）
12）文部科学省：チームとしての画稿のあり方と今後の改善方策について
<https://www.mext.go.jp/b_menu/shingi/chukyo/chukyo3/siryo/attach/1365188.htm>（最終確認：2024 年 4 月 30 日）
13）スポーツ庁：運動部活動の地域連携や地域スポーツクラブ活動移行に向けた環境の一体的な整備
<https://www.mext.go.jp/sports/b_menu/sports/mcatetop04/list/1405720.htm>（最終確認：2024 年 4 月 30 日）

COLUMN 10

学習指導要領

「学習指導要領」とは，全国どこの学校でも一定の水準が保てるよう，文部科学省が定めている教育課程（カリキュラム）の基準で法的性格をもち，基準として従わなくてはならない（高等学校まで）．およそ10年に1度，改訂されている．子どもたちの教科書や時間割は，これをもとにして作成される．

a．学習指導要領の構成

学習指導要領においては，教育課程全般にわたる配慮事項や授業時数の取扱いなどを「総則」で定めるとともに，各教科等のそれぞれについて，目標，内容，内容の取扱いを大まかに規定している．

b．なぜ，改訂するの？

学校は，社会と切り離された存在ではなく社会の中にある．グローバル化や急速な情報化，技術革新など，社会の変化を見据えて，子どもたちがこれから生きていくために必要な資質や能力について見直しを行っている．

「学習指導要領解説」とは，大綱的な基準である学習指導要領の記述の意味や解釈などの詳細について説明するために文部科学省が作成する．総則，各教科，特別の教科道徳，外国語活動（小学校），総合的な学習（探求）の時間，特別活動がある．各教科等の改善の趣旨，目標，内容および内容のとり扱い，配慮事項，指導の例示などが記載されている．

「教科書」とは，「教科用図書」のことであり，法律で定められたものをいう．学校教育法第三十四条には「小学校においては，文部科学大臣の検定を経た教科用図書又は文部科学省が著作の名義を有する教科用図書を使用しなければならない」と記載がある．中学校等にも準用する．

現学習指導要領（平成29［2017］年～令和元［2019］年改訂）の特色は，「生きる力」の育成を目指し資質・能力を3つの柱として育成を重視している．3つの柱とは「知識及び技能」，「思考力，判断力，表現力等」，「学びに向かう力，人間性等」である．また，「主体的・対話的で深い学び」（アクティブ・ラーニング）の視点からの授業改善を求めている．

ⅰ．主体的な学び：学ぶことに興味関心を持ち，キャリア形成の方向性と関連づけながら見通しを持ち粘り強く取り組み，学習活動を振り返り次につなぐ学び．

ⅱ．対話的な学び：子ども同士の協働，教職員や地域の人との対話，先哲の考え方を手掛かりに考えるなどを通じ，考えを広げ深める学び．

ⅲ．深い学び：習得・活用・探求の過程で，各教科等の「見方・考え方」を働かせつつ知識を関連付けてより深く理解したり，情報を精査し考えを形成したり，問題を発見し解決したり，思いや考えを基に創造に向かう学び．

04 学校保健・特別支援教育における理学療法士による支援のポイント

元来，学校保健や特別支援教育と理学療法との接点は，未成年の患者を介して，ということが多かった．ジュニアスポーツにおけるけがでは，リハビリテーションを通して，機能回復を促すとともに再発予防の指導，生活面のアドバイスも理学療法士としての仕事である．これらのとりくみは，患者である学生・生徒・児童（園児）のみならず，保護者やご家族，さらには所属するスポーツチームのコーチや学校への情報共有も必要になる場面がある．また，疾病によっては，普通学級への部分復帰や，特別支援学級での学校復帰，場合によっては特別支援学校への転校となるケースもある．これらの場合は，特に疾病特性を考慮した生活面のアドバイスは重要である．もともと，養護学校に在籍していて，呼吸器合併症などの急性増悪入院でリハビリテーションを実施することもあり，退院後の情報共有も保護者や学校教諭（自立支援教諭も含む）と行われている．

前述のいずれの場合でも，共通して大切なのは，「医療職」と「患者や保護者」との連携もさることながら，「学校や教育機関，スポーツチーム」といった患者を支える他の職種の人たちとの連携である．この連携がしっかりとれることが，患者たちが生活復帰するために肝要である．では，この「連携」をより促通するためには，どうしたらよいのか？

①相手の名前を知ること（○○先生，○○さん，と名前をよんでお話しすること）
②共通言語を使うこと（専門用語を多用しないこと．教育分野の言葉を知ること）
③それぞれの都合や時間を考慮すること
（電話に出られる時間や，代表電話から呼び出しまでのタイムラグなど）
④できれば，顔の見える関係を構築することが望ましい

以上は，筆者が気にかけているポイントである．これらは，院内や地域サービスに従事するメディカルスタッフのチームビルディングとも共通で，実践的かつ効果的である．

けがや病気後の学校復帰だけでなく，けがやアクシデントの予防はさらに重要である．日ごろから，地域の学校や幼稚園と連携できていれば，一歩先をゆく予防的なとりくみとして，理学療法士が連携できる可能性がある．理学療法士側が近隣の学校に出向いて，日ごろから教諭等とコミュニケーションがとれるとよいが，現実は難しい場合もある．昔と違い，学校行事への参加も保護者や親族のみに制限され，一般者（近隣住民など）の見学や参加が制限されることも少なくないのが現状で，学校との接点が作りにくいという問題がある．文部科学省が実施している「企業等による教育プログラム（土曜学習応援団）」[1)]に病院や団体として登録し，需要に応じて学校等の活動に参画していくことも，一案かもしれない．すでに東京都理学療法士会や山梨県理学療法士会は，この賛同団体として登録している．

筆者は，運動器検診をきっかけに，地域の整形外科医会や札幌市教育委員会との連携ができ，運動器検診のスクリーニングで問題があったケース向けの運動や生活指導リーフレットの作成（**図 1 〜 4**）にかかわる機会を得た．併せて，予防的な運動紹介を含めた紙面も作成した．その後も，姿勢不良の児童生徒等向けの姿勢改善への啓発リーフレットの作成（**図 5**，**図 6**）にもかかわった[2)]．

■■■運動器検診で「要観察」と診断された方へ■■■

札幌市教育委員会・札幌市学校医協議会

■運動器とは
身体の動きに関わる骨格、筋肉・靱帯・腱、関節、神経を「運動器」と言います。

■運動器検診の目的は
①運動のしすぎや誤ったやり方によるけがや障がい
②運動不足による関節や筋肉の障がい　　　　などを早くに発見することです。

①について

運動のしすぎや誤ったやり方によって関節等に負担がかかっている場合、上肢や下肢、体幹に痛みや運動制限などの症状を自覚することがあります。現在痛みや運動制限がある場合には、運動器の障害を生じている可能性がありますので、整形外科の受診をお勧めしています。

検診の時にはっきりとした障がいがわからない場合でも、問診票にチェックがついており、気になる症状がある場合には「**要観察**」として、ご家庭で様子を見てもらうことをお願いしています。

②について

「運動器検診問診票」にあるチェック項目は、小学校低学年には難しい動きも含まれていますが、多くのお子さんに達成が期待される運動課題です。チェック項目にあった動きができない場合、日ごろ運動する機会が不足している可能性があるので、「**要観察**」として、ご家庭で様子を見てもらうことをお願いしています。

「**要観察**」をもう少し詳しく…

■いつも運動をしている人は、体の気になるところについて特に注意してみていきましょう。毎回の運動後のケアをしっかりしましょう。

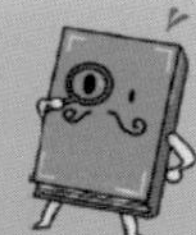

■痛みや運動制限を自覚する場合は整形外科医に相談しましょう。

■いつも運動をしていない人で、運動器検診のチェック項目の「動きができない」場合は、練習するとできるようになることがあります。
運動や遊びで身体を動かすことも効果的です。発育・発達に伴ってできるようになることもありますが、運動不足が原因の場合もあり、放っておくと腰痛・関節痛をおこしやすくなったり、けがをしやすくなることにつながります。運動の機会を増やしてみましょう。

良くない状態が続くと･･･
・長い距離を歩いたり、走ったりできず、すぐに疲れてしまう。
・重いものを持てない、持つとすぐに疲れたり、関節や筋肉に痛みを感じたりしてしまう。
・長時間座っていられず、すぐに疲れて姿勢が崩れてしまう。
・・・など、**日常生活に支障が出ることも**、少なからずあるのです。

図1　運動・生活指導リーフレット①
［札幌市教育員会・札幌市学校医協議会より許諾を得て転載］

■■■日常生活の中でこんなことに取り組んでみましょう■■■

スポーツや遊びのススメ

・１週間に２日、30分以上、屋外や屋内で運動をするように心がけましょう。

・なるべくたくさんの運動ができるとよいですね。

例　ジョギング、なわとび
ボール遊び、鬼ごっこ
ラジオ体操、自転車
水泳、スキー　　など

「お手伝い」の中に、体をきたえる要素がたくさん

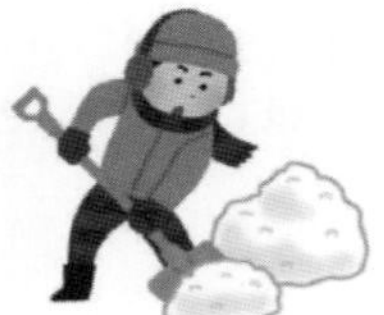

「お風呂掃除」「窓拭き」「布団干し」「犬の散歩」「雪かき」・・・・

など、「お手伝い」の中には、手足の関節をたくさん動かし、柔軟性や筋力などを鍛えるトレーニングになる要素が含まれています。

お手伝いしながら、「運動器」をきたえて、運動機能を高められると一石二鳥です。

注意！「痛み」があるときは・・・

痛みは、からだからの危険信号です。痛みが起こる原因は、

①運動のし過ぎや負荷のかけ過ぎ（運動の量や回数）

②誤ったやり方（環境や道具）

です。痛みをがまんして続けると、
大好きなスポーツができなくなることもあります。

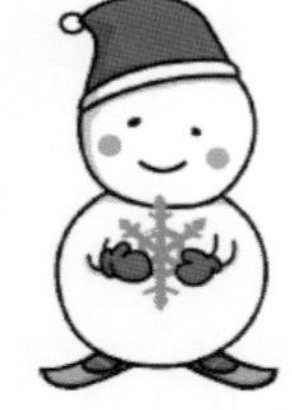

大切なことは、痛み生じた場合には、早目に診断・治療を受けることです。
そうすることで、大好きなスポーツを続けることができます。

専門家（整形外科医・理学療法士）による、お勧めのエクササイズなどを紹介しますので、ご家庭で取り組んでみてください。

図２　運動・生活指導リーフレット②
［札幌市教育員会・札幌市学校医協議会より許諾を得て転載］

やってみよう！エクササイズ

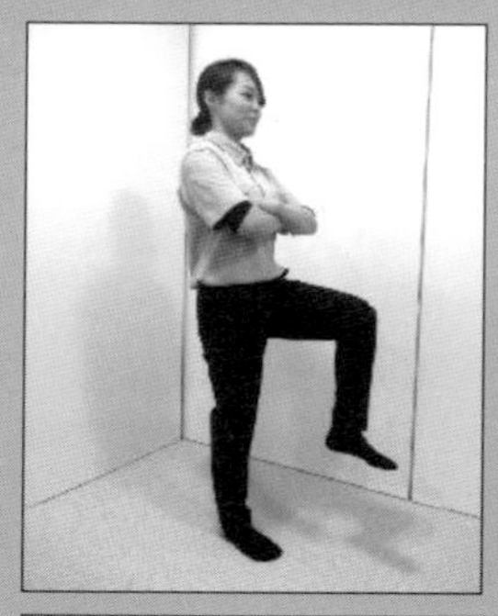

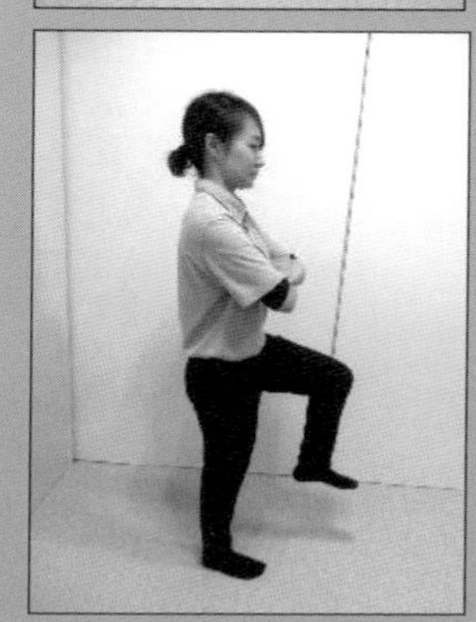

①「片脚立ち」がうまくできない場合

片脚の股関節（脚の付け根の関節）・膝の関節が90度になるように上げます。
しっかり背筋を伸ばし、腰・背中・もう片方の脚をまっすぐにしておけるように頑張りましょう。

■左右各10秒×3セットを交互にやってみましょう。

■慣れてきたら30秒×3セットを目標に、時間を延ばしていきましょう。

体幹や脚の筋力やバランスの練習になります。

②「しゃがみこみ」がうまくできない場合

写真のように、片方の膝を立て、立てた足のかかとが浮かないように気をつけながら、膝を前の方に倒して、体重を乗せていきます。

■呼吸を止めないようにして、30秒×2セットを交互にやってみましょう。

この動きで「足首周り」がやわらかくなるので、しゃがみこんでも後ろにバランスを崩しにくくなります。

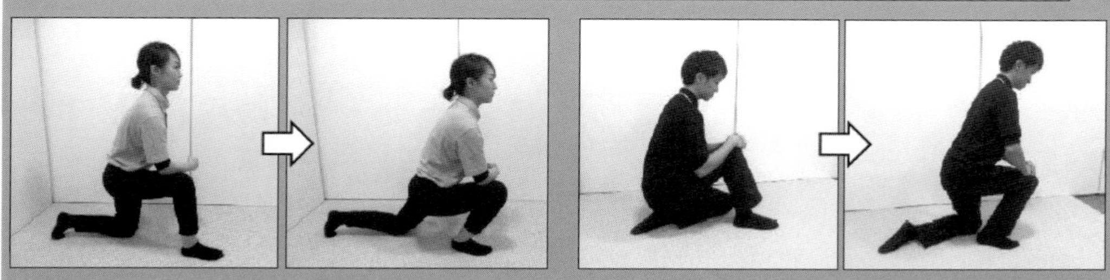

図3 運動指導リーフレット①
［札幌市教育員会・札幌市学校医協議会より許諾を得て転載］

やってみよう！エクササイズ

③「ばんざい」がうまくできない場合

いすに腰かけて、背もたれに寄りかかりながら、胸を広げるようにばんざいをします。
重心が後ろになるので、いすごと倒れないように注意が必要です。
写真を参考に膝を伸ばし気味にしておくと、後方へ転倒しにくくなります。

■呼吸を止めないようにして、30秒×2セットをやってみましょう。

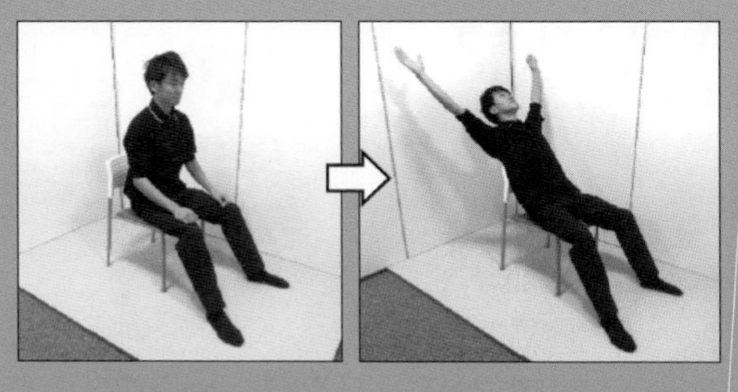

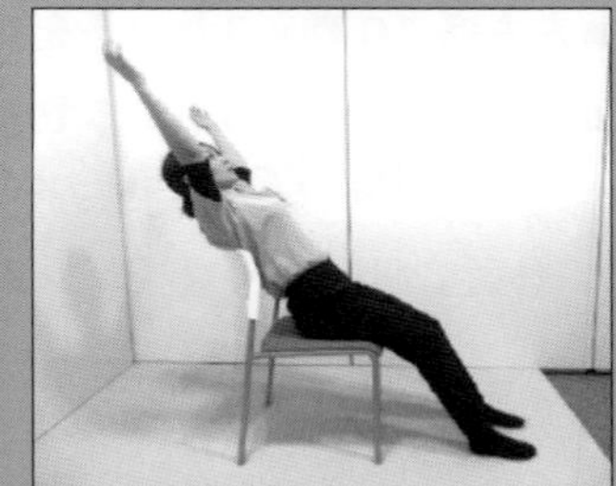

④前屈した時に指先が床につかない場合

片脚をしっかり伸ばしたまま、かかとをいす等の上にのせます。
背中が丸くならないように注意しながら、身体を前にたおしていきます。

■呼吸を止めないようにして、30秒×2セットを交互にやってみましょう。

慣れてきたら、膝・すね・つま先へ手を伸ばしていきましょう。
太ももの裏側の筋肉がやわらかくなります。

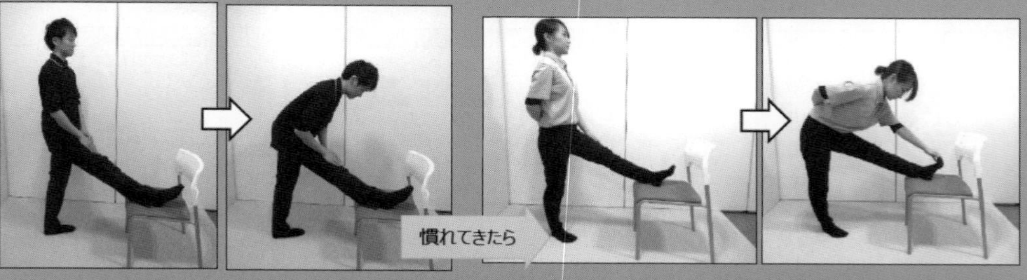

②～④のようなエクササイズで関節周りを「やわらかくする」ことは、けがの予防につながります。

図4　運動指導リーフレット②
［札幌市教育員会・札幌市学校医協議会より許諾を得て転載］

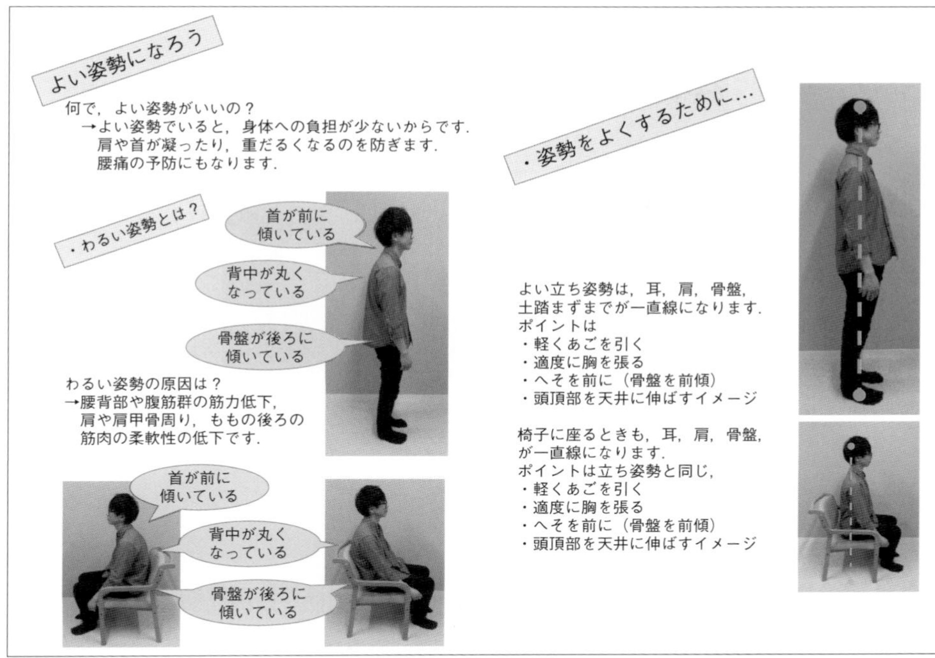

図5　姿勢改善への啓発リーフレット①
［札幌市教育委員会・札幌市学校医協議会より許諾を得て転載］

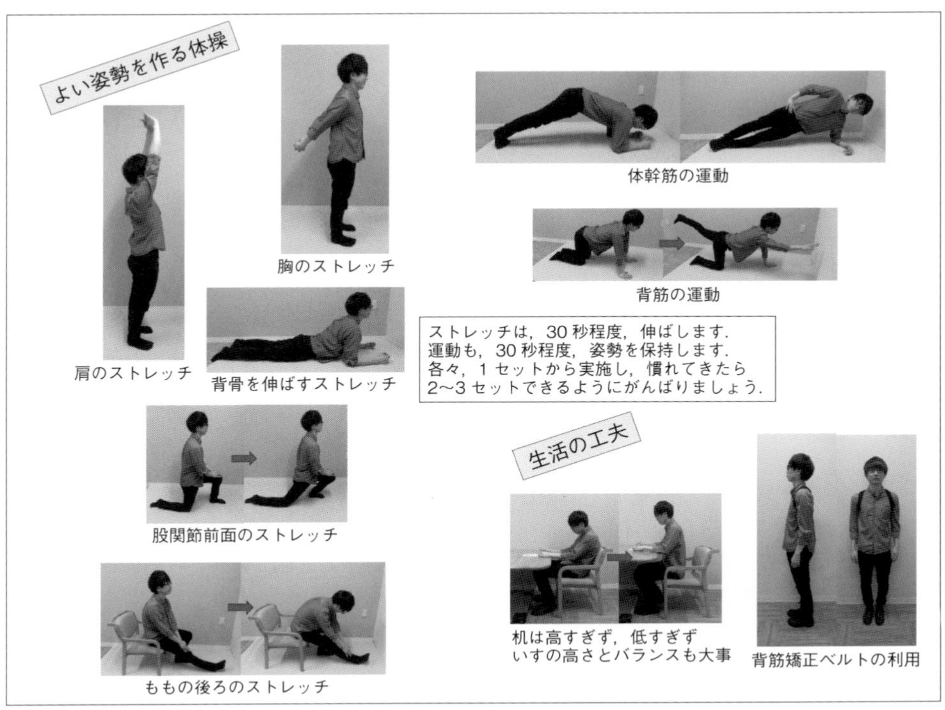

図6　姿勢改善への啓発リーフレット②
［札幌市教育員会・札幌市学校医協議会より許諾を得て転載］
本書では「ストレッチング」と表記しているが，原典に従って「ストレッチ」としている

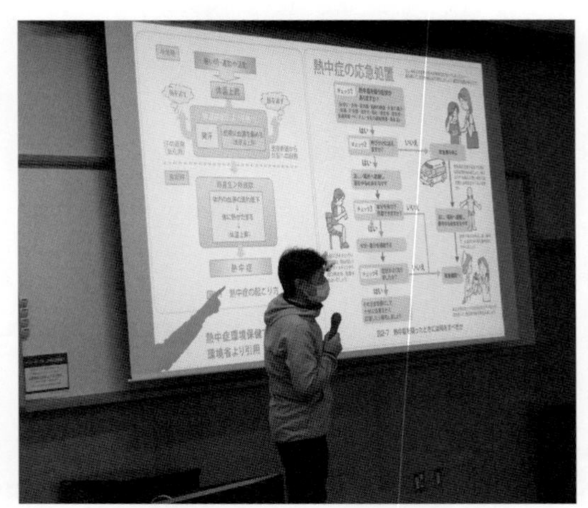

図 7　札幌市教育センター研修の一場面

また，札幌市教育委員会からの依頼で，市内教護教諭・一般教諭向けに「運動器検診と子どもの運動」や「行事やイベント等での救急対応」といったテーマで，登壇する機会も得ている（**図 7**）．運動器の問題だけでなく，小児領域のリハビリテーションの啓発にもなった．また救急対応においては，医師とも連携しながら，外傷や熱中症，脳震盪や痙攣発作対応等について，実技を交えた研修も実施し，好評を得ている．講演時の質問などのリアクションもあり，学校教諭の理学療法士への期待も年々増していると感じている．

札幌市では，北海道特別支援教育研究連絡協議会が主催する札幌市内の特別支援学級設置校の合同運動会「レインボーピック」という行事があり，救護担当としても招聘されるようになった．中学生の部では約 800 人，小学生の部では約 1,200 人の知的障害や身体機能障害の生徒が参加する，市内でも大きなイベントの 1 つである[3]．筆者がもともと，パラスポーツ指導員であったことや，オリンピックや北海道マラソンなどのスポーツイベントでの救護班経験なども，学校イベントに参画できた要因であったと考えている．

教育委員会との連携は市内多くの教育機関との連携につながっている．理学療法士が学校保健・特別支援教育に具体的にどう支援できるのか，そういったアナウンスの場を設けることができているのは大変貴重である．今後も，現場の先生方とコミュニケーションをとりながら，理学療法士として学校教育の支援を継続していきたい．

文献

1）文部科学省：学校と地域でつくる学びの未来
<https://manabi-mirai.mext.go.jp/program/index.html>（最終確認：2024 年 4 月 30 日）

2）佐藤義文：学校保健・特別支援教育における理学療法士による介入事例．学校保健・特別支援教育における理学療法士による介入支援システム全国事例集，日本理学療法士協会学校保健委員会（編），pp.49-53, 2023
<https://saitama-pt.or.jp/wp-content/uploads/2021/04/casestudies_210401.pdf>（最終確認：2024 年 4 月 30 日）

3）スポーツ庁：(3) 特別支援学級のスポーツ環境に関する調査．地域における障害者スポーツ普及促進事業（障害者のスポーツ参加における障壁等の調査分析報告書（平成 28 年度））

<https://www.ssf.or.jp/Portals/0/resources/research/report/pdf/2017_report_35_2_3.pdf>（最終確認：2024年4月30日）

COLUMN 11

専門用語を多用しないように気をつける

学校教諭は教育分野の，医療職種には医療分野の歴史があり，視点があり，用語も異なることがある．いわゆる専門用語には気をつけたい点である．

例えば，

「ROM」は「関節の動く範囲」や「柔軟性」,

「関節動揺」は「関節の不安定性」,

「運動器不安定症」は「筋力やバランス不良による，運動しにくさ」,

などのように，平易な言葉で，イメージしやすい表現が望ましい．

英語表現も控えた方がよい．「ROM」は日本語の「関節可動域」とすれば意味は伝わるかもしれないが，学校という場では前述のように言い換えたほうがよりイメージしやすくなる．

COLUMN 12

運動中に水を飲むな！

運動・スポーツ指導の現場では，間違った常識，誤った指導方法・内容が長年にわたって伝え続けられ，それらが児童生徒等の中で，ごく普通に実践されている例がある．

「運動中に水を飲むな！」という誤りは，その最たるものである．それは，単に間違っているだけにとどまらず，それが強要・強制されることにより，あたら若い命が失われてしまうという悲惨な結末を迎えるリスクがあるからである．

「運動中水を飲むとバテる，動きが鈍くなる，かえって汗をかく」などといわれ，暑熱環境下で激しい運動・スポーツをして，大量の汗をかき，意識もうろう状態となっていても，水を飲むことを許されずに死亡した中高校生の運動部員の重大事故の事例が少なからず報告されている．

もともとは，明治期の「水抜き油抜き」の表現による水分制限の記載が発端とされているが，実に明治・大正・昭和・平成・令和と100年以上もの長きにわたって伝播された非常識である[1)]．

まず，日常的にこまめに水を飲む習慣を確立し，運動・スポーツで汗をかいたときには，休憩をとって「水入り」の時間を設け，運動後にも十分な水分補給をすることが大切である．「健康なカラダは水からだ」（「健康のため水を飲もう推進委員会」の標語）．

文献 | 1）武藤芳照：スポーツ医学を志す君たちへ．pp.67-75，南江堂，東京，2021

CHAPTER V 理学療法士による学校での児童生徒等への運動器疾患・障害の予防教育の実践

05 学校での児童生徒等への教育方法のポイント（すべきこと，してはいけないこと，使ってはいけない言葉，教材作成のコツ等）

A. 今でも感謝している先生がいますか？

平成 25（2013）年 5 月の朝日新聞に**図 1** のような内容の記事が掲載されていた．

これほどに先生の言葉は，子どもたちに後々まで大きな影響を与える．言葉だけでなく立つ位置や視線，声量，服装など多くの要素が子どもの学習意欲や成果に影響を与えている．

また，1 つの学習内容を同じように指導しても，好きな先生から学ぶか，嫌いな先生に学ぶかによって成果は大きく異なってくる．では，どのような先生が好まれるのか，指導効果を上げているのか．反対に子どもたちとよい関係がなかなか作れない先生には，どのような特徴があるのかを考えていきたい．

B. 愛の反対は無関心

「愛の反対は憎しみではなく無関心です」これはマザー・テレサの言葉である．どの子どもも指導者に見ていてもらいたい，声をかけてもらいたいとの願いをもっている．廊下等ですれ違ったときに「頑張ってるね」，「元気か？」などの声かけをしてくれるか，何の声かけもなく通りすぎるかによって，子どもの指導者に対する感じ方・評価が大きく異なってくる．当然，指導者は憎んでいるわけではない．直接の用件がないので声をかけなかったのだろう．しかし，この時の「一声」が子どもの心をつかむ大きな力となっている．

常に子どもたちは指導者の視線や声かけに関心があることを忘れないことが大切である．

かかわるすべての子どもの言動に気を配り，心の動きにまで関心を持ち，必要なときに相談相手になり支えてくれる指導者を信頼する．

「あの一言で救われた」
「あの一言を恨んでいる」

今でも感謝している先生はいますか？		
はい	71%	1,866 人
いいえ	29%	762 人

今でも心から恨んでいる先生はいる		
いる	23%	604 人
いない	77%	2,024 人

図 1　先生の言葉は，何十年経っても心に生き続けている
［平成 25 年 5 月 4 日　朝日新聞 Be の記事を参考に作成］

C. 好きな先生，嫌いな先生

子ども時代を振り返ると「好きな先生」，「嫌いな先生」の顔が出てくる人が多いであろう．

先生のどのような姿や指導の仕方が好き嫌いの原因となっているのだろうか．嫌われる先生に共通している指導法には，次のような言葉が浮かんでくる．

・えこひいき　・ネチネチ　・しつこい　・一方的　・無知　・無関心　・高圧的
・叱るべきところで叱らない

このような先生は人気が低い．このように見られている先生の指導場面を観察していると子どもたちの学習への関心や集中力が低いことが伝わってくる．

また，以下のようなことは人権上の配慮に欠けている行為であり，嫌われる大きな要因となる．

● **本人が気にしている身体的なこと** ➡ 本人にいうことは当然 NG であるが，他の子どもたちに話すことも絶対にあってはならない．

● **癖** ➡ これも上記の身体的なことと同じである．直す必要があると考えた場合は，本人に理由などをしっかりと冷静に伝えて理解させることがポイントとなる．本人が受け入れてくれることが大切である．

● **人との比較（特に兄弟姉妹）** ➡ 励ますつもりでいってしまうことがあるが，いわれた側の子どもにとっては，「なぜ，君はできないのか？」と責められる気持ちとなることが多い．また，思春期では単純に比較されることを嫌う．「自分は自分」という気持ちが強くなっていることへの理解が大切である．

● **以前のミス** ➡ 上記の「ネチネチ」，「しつこい」とも関連するが，子どもたちは心の中で「関係ないだろ」とつぶやいている．

● **保護者のことや他の先生の評価** ➡ 他人の悪口やマイナス的評価を子どもたちがいるところで話すことは厳禁である．さまざまな価値観をもっている子どもたちである．先生や指導者の感想や評価を伝えることで信頼感をなくすことの危険性は大きい．

《一人ひとりの人権を尊重すること》

指導者の人権感覚も非常に大切なポイントである．子どもたちの前で口にしてはいけない言葉や掲示物，資料，個人情報の扱いなどにおいて，一人ひとりの子どもたちの人権に配慮しているかを確認することが指導の基本であることを，指導者はしっかりと認識する必要がある．自分に対する信頼感をなくすだけでなく，子どもたちの学びに対する意欲や関心までもなくすことにつながることもあることに心すべきである．

特に言葉遣いには注意が必要である．今の学校ではよび捨てで名前をよぶ教師は少なくなっている．「□□君」，「◎◎さん」が多い．命令口調ではなく丁寧な話し方で接していることに留意する必要がある．大きな声で「おまえは～」，「何やってんだー」などはあり得ない言葉である．当然あだ名で呼ぶことも駄目である．「何でこんなことができないの」などの発言も許されない．また，性的マイノリティ，国籍，職業や障害などに対する差別的な言葉を口にすることもあってはならないことである．人権を第一に考えることが絶対である．

では，好かれる先生を表す言葉・姿勢は次のようなものである．

・傾聴➡話を聴いてくれる　・あいさつをしてくれる（返礼）　・清潔感　・声かけ
・粘り強さ➡最後まで面倒をみてくれる　・安心感➡ホッとできる　・公正，平等
・専門性が高く知識が豊か　・説明力，伝達力がある　・一貫性，継続性　・笑顔
・叱るときは心から叱ってくれる

学校にはさまざまな個性を持った子どもたちがいる．能力も興味関心も我慢する力もさまざまである．その中で一人ひとりの子どもを大切にし，学ぶ楽しさを理解させ，学びに向かう力を伸ばしていくには，指導者に人間的な魅力があり，笑顔で共感的に接してくれるかが重要となってくる．

D. 心に火を灯してくれる指導者

では，どのような指導者を目指すべきかを考える．教師を表す次のような言葉がある．

「凡庸な教師はしゃべる．よい教師は説明する．優れた教師は示す．偉大な教師は心に火を灯す」19 世紀末の哲学者・英国のウィリアム・アーサー・ワードの言葉である．

多くの子どもたちはさまざまなことに興味関心を示し，知らないことやできないことに挑戦したり，学びたい，できるようになりたいという意欲をもっている．この挑戦したい気持ちや成長したいという意欲をうまく引き出すのが指導者の務めといえる．そのためのポイントは次のようなものである．

◎指導法のポイント

●ボディランゲージ…非言語コミュニケーション ➡ 言語・言葉は 7%

①話し方…声の調子，大小，トーン，速さ

②態度…表情，視線，姿勢，身振り・手振り，服装，位置・距離，時間・間 ➡ 言葉の内容をいっそう豊かなものにする．

●指導技術

・机間巡視，机間指導 ➡ その場での評価，指導，声かけ，個別のサポート
・黒（白）板の使い方 ➡ 四六の構え（板書 4，子ども 6），文字量（少），スピード（間）
・視聴覚，ICT 機器，図版活用 ➡ 多すぎない（1 画面内の文字数も），見やすさ，ポイント（焦点化）
・グループ協議進行への助言 ➡ 前に出すぎない，待つ，聴く力
・視野を広く ➡ 教室全体を視野に入れているか，8 の字に全体を見回しているか
・記憶 ➡ 既習事項の確認，ここまでの指導内容の確認，個々の子どもの特性・学び
・赤ペン先生 ➡ 一言の感想，励まし，アドバイスの記載

上記のように，スクールトレーナーとして前向きなコミュニケーションを通し，専門性に裏付けられた知識や技能をわかりやすく伝える．「できた，なるほど，わかった，面白い」のきっかけを作り，子どもの心に火を灯し「やってみよう」と心を動かし行動につなげる指導者のポイントである．

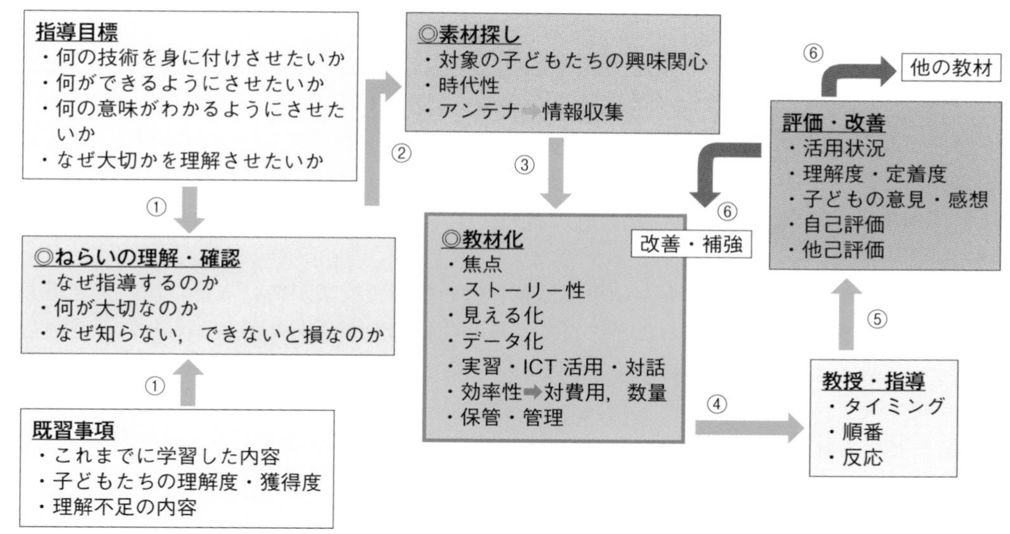

図2 指導目標から評価・改善までの流れ

E. 素材を教材に

指導前に準備することは，どのような教材を準備し，それらをいかにタイミングよく活用するか考えることである．では，どのような流れで子どもたちが興味関心をもって学んでいく教材を作るのかを下記のように考えてみる（**図2**）．

まず，①どんな目標で何を指導するのかが明確でなければならない．次に②目の前の子どもたちは，これまでに何をどのように学んでいるかを理解し把握する必要がある．

これらの前準備をしっかりと整えてから指導場面の準備となる．興味関心を示し，理解を助けたり深めたりするための教材の元・タネになる③「素材」探しである．一般的に子どもたちはスポーツ選手の言動に関心をもっていることが多い．以前であればイチロー選手の言葉はよく知られていた．今で言えば大谷翔平選手であろう．また，ラグビーやサッカー，バスケットボールなどだけでなくアーバンスポーツで活躍している選手等の発言や行動に関心を示す者も多い．これらが「素材」となることが多々ある．

指導者としては指導対象となる子どもたちを理解する上でも彼らをとりまいている社会を知ることと同時に，世界や社会の動きを知るためにも新聞・雑誌・ニュースなどから多様な情報を得ることは非常に大切なことといえる．

素材を見つけたらそれに教育的価値を付けるための加工を施していく．④「教材」作りである．ポイントを明確にするための焦点化，理解しやすくなるストーリー作り，安全・安心に配慮した実習場面作り等を考えていく．その後は実際の⑤教授・指導である．指導後の⑥評価・改善までの流れを示す（**図2**）．

F. 笑顔，ありがとう

「ハッピィーだから笑うのではなく，笑うからハッピィーになるのです」という言葉がある．指導者の笑顔は子どもたちの笑顔の素となる．また，精神科医でエッセイストの斎藤茂太（2006 年，90 歳没）は「“ありがとう”を多くいうと，ストレスが少なくなる」，「言葉はかけ算に似ている．かけ算ではどんな数も最後にマイナスをかけたら，答はマイナスになる」といっている．

子どもたちへの指導においても，いやな言葉・悪い感情で授業が終わるとお互い気分がよくない状態で次の学習・行動に移ることになる．是非，指導者が「ありがとう」という気持ちで終えると，子どもたちも気持ちのよく学びを終えることになる．その気持ちが次の学習への意欲になっていく．

「笑顔」と「ありがとう」を常に意識し，学び続ける指導者が子どもたちの心に火を灯し，笑顔にしていくといえる．

COLUMN 13

スポーツ指導者の暴言・体罰例

スポーツにおける暴言も体罰も，多くは，指導者や先輩が怒りを爆発させて，選手・部員・後輩などに行うものである．ミス，失敗，敗北など，ささいな理由により，他の正しい対応・指導の仕方を学んでこなかったことから，若いころ，自身が経験した言葉や方法が繰り返されることが多い．

その上下関係性は，戦前の旧・日本軍の中で頻繁に行われていた古年兵（上官）から初年兵（部下）への私的制裁と酷似している．そこには，①加害者（罪）の意識がないこと，②抵抗できない（逆らえない）関係性，③陰湿・陰険，④連帯責任などの共通点が見られる．

暴言は，まさしく言葉の暴力である．「バカ・アホ・マヌケ」，「ドジ・ブタ・デブ」，「死ね！殺すぞ！」，「生きる価値なし」など，人の心を傷つけ，えぐるような乱暴な言葉が発せられる．そこには教育性，人間性のかけらもない．

体罰は，こらしめのために身体的苦痛を与えることであり，ビンタ（平手打ち），ウサギ跳び，長時間の正座，炎天下での起立姿勢保持，罰ラン（体罰として行うランニング），ケツバットなどが見られる．さらに深刻なのは，「運動中に水を飲むな！」（「COLUMN 12」（p.149）を参照）であり，結果，重大事故が起き，死にいたった中高生の事例も少なくない．

暴言や体罰の最大の原因は，指導者・先輩の指導力の不足と教育性の欠落である．

失敗と挫折・敗北があれば，それらを教訓としてそこから多くを学ぶことができる．「負けるが価値」である．体罰ではなく，対話（コミュニケーション）を増やすことで，関係性を向上させられる．

06 学校運動部活動におけるスポーツ・コンプライアンス教育のポイント

A. スポーツ・コンプライアンスとは何か

「コンプライアンス（compliance）」は身近な言葉で訳すると「ルールを守る」ということである．「スポーツ・コンプライアンス」とは，「スポーツに関するルールを守ること」ということになる．

では，なぜスポーツにおいてルールを守らねばならないのであろうか．

それは，スポーツには，守らなければならない価値があるからである．

1 スポーツの価値を考える

スポーツと人々のかかわりは多様である．スポーツを「する」人もいれば，スポーツを「観る」人もいる．スポーツを「指導する」人もいれば，「支える（スポンサード等）」人もいる．

人々は何故スポーツに惹き付けられるのか．それは，スポーツが，本来的に「楽しむ」という要素をもっているからではないだろうか．

日本オリンピック委員会が発表した「スポーツ宣言日本～二十一世紀におけるスポーツの使命～」に，スポーツを「自発的な運動の<u>楽しみを基調とする</u>人類共通の文化である」（下線筆者）と定義している．

また，スポーツ基本法では，スポーツは，「<u>心身の健全な発達，健康及び体力の保持増進，精神的な充足感の獲得，自律心その他の精神の涵養</u>等のために個人又は集団で行われる運動競技その他の身体活動」と定義され，「<u>他者を尊重しこれと協同する精神，公正さと規律を尊ぶ態度</u>や<u>克己心</u>を培い，<u>実践的な思考力や判断力を育む等人格の形成に大きな影響を及ぼす</u>」と記載されており，スポーツが，国民の生活のために必要不可欠であることが明記されている．

このように，スポーツは，人々の生活・人生を豊かにする素晴らしい価値を有しているものであり，その価値は，永続的に守り育まれて行かなければならない．このようなスポーツの価値を守り育むために「スポーツ・コンプライアンス」があるのである．

2 スポーツの価値を守り育むためのスポーツ・コンプライアンス

「スポーツの価値をどのように守り育むか」，これがスポーツ・コンプライアンスを考える上で根底にあるべき考え方である．

スポーツにおいて守らなければならない「ルール」とは，「スポーツそのものを直接的に規律するルール」があり，これには「スポーツそのもののルール」や「スポーツ団体のルール」に加えて，「フェアプレイ精神」・「スポーツマンシップ」・「マナー」といった「スポーツルール」を超えた，明文化されていないルールとしての「スポーツ理念」が含まれる．これらをスポーツ固有法という．

一方で，スポーツ固有法が，スポーツを直接規律するのに対し，スポーツの価値が侵害された際に生じる諸問題の解決，もしくは侵害されることを予防するためのルール（法体系）を，スポーツ実定法という．

スポーツ実定法には，スポーツ推進施策や，国・地方公共団体・スポーツ団体等の責務を定めた「スポーツ基本法」，私的自治やスポーツ事故の賠償責任の根拠規定となる「民法」，スポーツ事故や不祥事等への処罰を定める「刑法」，スポーツが学校教育の場に関連する場合は「教育基本法」，「学校教育法」等，さまざまな法令が含まれる．

これらは，すべて，「スポーツの価値を守り育むため」に遵守しなければならないルールであり，このようなルールを守ることがスポーツ・コンプライアンスである．

3 学校教育から見た学校運動部活動におけるスポーツ・コンプライアンス

学校運動部活動におけるスポーツ・コンプライアンスを考える上で，一般的なスポーツ活動と異なる点は，学校運動部活動が学校教育の一環であるいう点である．学習指導要領では，学校運動部活動は「学校教育の一環」であると明記されており，学校運動部活動は「教育の場」である．

このことは，学校運動部活動は，「教育に関するルール」にも従うことを示している．学校教育に関する基本法である教育基本法一条には，「教育は，人格の完成を目指す」ものであることが明記されている．とすると，学校運動部活動も学校教育の一環として「人格の完成を目指す」ものでなくてはならず，学校運動部活動におけるスポーツ・コンプライアンスを考える上で，よって立つべき原則であるといえる．

また，現在，学校教育の場としての学校運動部活動は大きな転換期を迎えており，これまでの学校運動部活動のあり方を変え，学校運動部活動の地域連携（複数校による合同部活動等を行うものであくまでも主体は「学校」である）や地域移行（地域のスポーツクラブ等が運営実施する地域クラブ活動に，部活動を代替するもの）が進められている．

このような学校運動部活動の地域連携・地域移行が進められた背景は，全国的に少子化が進行する中での生徒のスポーツをする機会の確保の必要性や教師の負担軽減等にある．しかしながら，現状においても，受け皿となる地域スポーツクラブの確保や指導者の確保，事故発生時における責任負担の決定等，運営面での課題が出ており，今後の新たなルール作りが求められる．

B. 学校運動部活動におけるスポーツ・コンプライアンス違反（暴力行為）

学校運動部活動におけるスポーツ・コンプライアンス違反の事例として，一番多いのが，暴力行為（パワーハラスメントやセクシャルハラスメントといった「暴言」と「殴る蹴る」等の狭い意味での「暴力」を含む）である．

従前から，スポーツ界では，暴力行為の根絶に向けたとりくみを行っており，平成25（2013）年には，日本体育協会（現・日本スポーツ協会），日本オリンピック委員会等が「スポーツ界における暴力行為根絶宣言」を採択しているが，同採択から20年が経過した現在でも，残念ながら学校運動部活動での暴力行為に関する報道は後を絶たない．

1 「許される体罰」，「許される暴力」は存在しない

学校運動部活動で暴力行為がなくならない要因の1つに日本社会における「体罰」に対する

とらえ方があるのではないか．

教員は，教育上の必要がある場合，生徒を戒める権利（懲戒権）を有しているが，「体罰」（具体的には，「殴る蹴る」といった暴行に加え，長時間正座させるなどの「肉体的な苦痛を与える懲戒」が体罰であると解されている）は禁止されている．

しかし，日本では，従前より「愛のムチ」という言葉に象徴されるように，現在でも，「体罰は許される場合もある」，「教育として有効である」と考える教員や保護者は少なくない．このような体罰を許容する文化が，現在でも根強く残ることが，結果として学校運動部活動における暴力行為を肯定し，暴力行為が根絶されない要因となっているのではないか．

上記のとおり，「体罰」は法律違反行為であるし，当然に暴力行為（ハラスメントといった暴言）も「違法」である．学校運動部活動において「許される体罰」，「許される暴力」など存在しない．このような正しい認識が，暴力行為の撲滅には必要不可欠である．

2 暴言（ハラスメント）は「知らなかった」では済まされない

また，上記の体罰に関する正しい認識が必要不可欠との点とも共通するが，「暴言」に対しては，パワーハラスメントやセクシャルハラスメントといった「ハラスメント」といった言葉が，一般用語として用いられて久しいが，指導者が「ハラスメント」に対して正しい知識を有することは重要である．

例えば，「セクシャルハラスメント」の事例で，指導者が「選手が嫌がっていないのでセクハラにはならない」と認識しているとすれば，その認識は誤っている．スポーツにおけるセクシャルハラスメントとは，「性的な行動・言動等であって，当該行動・言動等に対する競技者の対応によって，当該競技者が競技活動をする上での一定の不利益を与え，もしくはその競技活動環境を悪化させる行為，またはそれらを示唆する行為をいう」[1]と定義されているが，同定義を見ても明らかなとおり「被害者の感情」はセクシャルハラスメントの成立には関係がない．

また，性的指向や性自認を，当人の望まないタイミングで開示することを「アウティング」というが，厚生労働省の「パワハラ指針」には，アウティングがパワハラに該当する可能性がある行為であることが明記されており，指導者であれば知っておかなければならない知識である．

すなわち，自身の言動が，ハラスメントに該当すること「知らなかった」では済まされない問題であり，繰り返すが，正しい知識の習得が必要不可欠である．

3 学校運動部活動における「勝利至上主義」の弊害

また，学校運動部活動における暴力行為に関する問題点としては，他にも「絶対的な上下関係・服従関係の構図」や，「被害者の未熟性」などが挙げられる．

学校運動部活動の指導者は，多くが教員であり，教員と生徒との関係では絶対的な主従関係が存在する．指導者（教員）の指示に従わないことで，将来の進学等に不利に働く，もしくは試合に出してもらえないのではとの恐れを抱き，暴力的な指導を受けても声をあげられないケースが後を絶たない．また，学校運動部活動において暴力行為の被害者となる生徒は，未成年であり，暴力行為が違法なものであるとの判断ができず，結果として暴力行為を排除できない状況に陥ることも想像に難くない．

このような傾向は，特に全国的なハイレベルな学校における学校運動部活動において顕著に現れるように思われる．行きすぎた「勝利至上主義」が暴力行為を許容する（すなわち，暴力行為があっても勝利さえすればよいという考え方）考え方を生み出していると思われる．

C. スポーツ・コンプライアンス違反のない学校運動部活動を目指して

学校運動部活動におけるスポーツ・コンプライアンス違反事例は，前述のとおり暴力行為が後を絶たない他，紙面の都合上詳細な言及はできないが，暴力行為と同様に長きにわたり学校内での問題である「いじめ」の問題や，近時は熱中症の問題でとりあげられることが増えた「スポーツ事故」の問題もなくなることはなく，ソーシャルネットワーキングサービス（SNS）等の若年層に対する急速な普及により，インターネット上におけるトラブル等の新たなコンプライアンス違反行為も発生している．

学校運動部活動におけるスポーツ・コンプライアンス違反をなくすためには，学校はもちろんのこと地域社会全体のとりくみが必要であり，一朝一夕にはなし得ないものであるが，まずは，スポーツの価値を理解し，学校運動部活動におけるスポーツ・コンプライアンスの意義を問い直すことが必要ではないだろうか．

スポーツは，本来楽しむものである．また，人々の心と生活を豊にする素晴らしい文化である．そして，学校運動部活動は，「人格の完成を目指す」教育の場である．そのためのルールがスポーツ・コンプライアンスである．

学校運動部活動にかかわるすべての人々が，学校運動部活動に関するスポーツ・コンプライアンス（ルール）を正しく理解し，その遵守を目指すことこそがスポーツ・コンプライアンス違反のない学校運動部活動への近道だと考える．

文献

1）日本スポーツ振興センター（JSC）第三者相談・調査委員会：スポーツ　ハラスメントを無くそう！
<https://www.jpnsport.go.jp/corp/Portals/0/corp/pdf/sports-soudan/sports_soudan_brochure200129.pdf>（最終確認：2024 年 4 月 30 日）

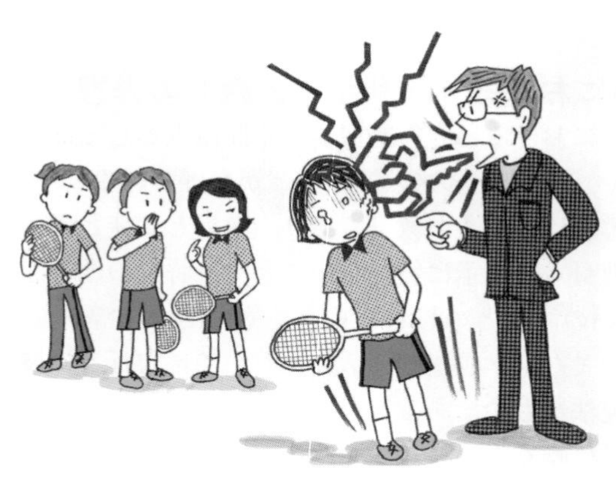

07 予防教育の実践のモデル事例

1 東京都豊島区の事例

A. 組織・機関の連携体制

東京都豊島区立富士見台小学校は世界保健機関（WHO）セーフコミュニティ推進協働センターの国際認証である「インターナショナルセーフスクール（ISS）」を平成27（2015）年度に初認証取得し，ISS活動（児童生徒等の主体的な活動，科学的アプローチによるけが［体・心］の予防，地域との協働による安全・安心活動，PDCAサイクルの構築）により「安全・安心な学校づくり」にとりくむ小学校である．東京都理学療法士協会スポーツ局学校保健部（令和5［2023］年度より子どもの健康・安全部に名称変更）は同校からの依頼を受けて平成28（2016）年度よりけがの予防や身体づくりなどの学校保健に協力し，学校保健委員会には学校保健部副部長（同校卒業生）が委員として参加している．なお，同校校長の転勤に伴い，赴任先である豊島区立清和小学校（令和元［2019］年度ISS初認証取得）においても依頼があり令和4（2022）年度より活動した．また，豊島区教育委員会からは保健主任研修会への派遣依頼を受け，理学療法士を講師派遣している．

B. 対象と時期，教育方法・内容

1 豊島区立富士見台小学校

a. 安全体つくり体操

平成29（2017）年度にセーフスクール委員会の生徒と協力してけがの予防や体幹強化を目的とした体操を作成した（**図1**）．同年9月から朝礼や体育授業の準備体操など学校生活にとり入れ，令和5（2023）年現在も継続して実施している．

b. 全国体力・運動能力，運動習慣等調査（新体力テスト）サポート

全校生徒を対象に例年6月に実施，理学療法士10人が長座体前屈と立ち幅跳びの測定を担当した．長座体前屈では呼吸にあわせて行うなどの注意点や，立ち幅跳びでは遠くに跳ぶ身体の使い方の指導を行い計測した．

c. 土曜公開授業/アセスメントにもとづいた正しい姿勢

土曜日公開授業において1校時に1〜2年生，2校時に3〜4年生を対象に授業を行った．身体の機能・構造，姿勢がもたらす影響，姿勢改善の運動などについて，座学や体験・実技を行った．

d. 学校保健委員会への参加

校内で開催される学校保健委員会へ参加し，令和5（2023）年度は7月に開催された（学校関係者10人および保護者21人）．学校保健委員会は校医による健診の結果報告や，栄養士に

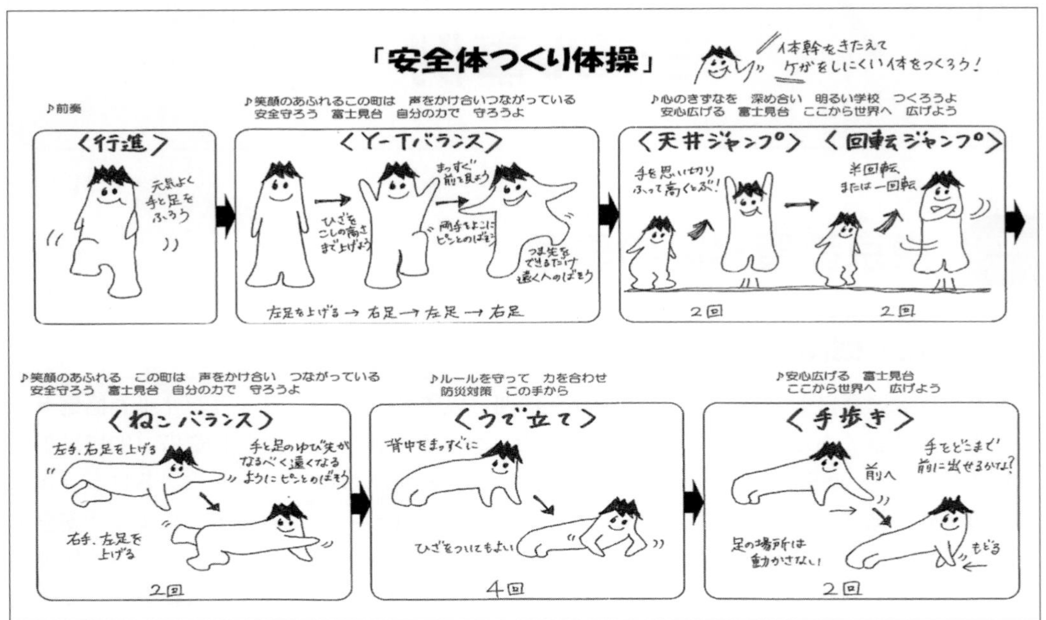

図1 安全体つくり体操

よる食事についてのとりくみ，養護教諭による講話などが行われ，理学療法士からは6月に実施した新体力テストの結果を報告し，成長期においてさまざまな運動経験が運動器の成長や運動習慣に重要であることを説明した．

2 豊島区立清和小学校

a. 教員研修会

令和4（2022）年8月，教員20人を対象に「コーディネーショントレーニング講習」を実施，児童生徒等の運動習慣の二極化に伴う運動機能の変化とコーディネーショントレーニングの7つの能力要素についての説明と実技を実施した．

b. コーディネーショントレーニング

教員研修に引き続き，令和4年9月には全校児童を対象に実施した．低学年，中学年，高学年の学年ごとに分け，前額面・矢状面におけるランドマークを用いた姿勢指導と，学年ごとに難易度を変えたコーディネーショントレーニングを実施した．実施後の教員アンケートでは「クラスごとに教えてもらえてよかった」，「低中高学年の発達段階に合わせてわかりやすかった」，「種目や内容に合わせて準備運動でとり入れられる動きを教えてほしい」，「家庭でもできるものを資料として配布できると連携できてよい」との回答があった．

c. 土曜公開授業/コーディネーショントレーニング

令和5（2023）年1月に1～3年生を対象に実施した．学校から新体力テストのボール投げで成績が向上するトレーニングの要望があり，投動作の基礎を養うトレーニングを提案し実施した．

d. ストレッチタイム

「始業前にストレッチを行い，心と体を整え，スムーズな学校生活を送ることができるようにする」というねらいで，「ストレッチタイム」のとりくみを開始するにあたり，教諭の方々と共に椅子に座り行えるストレッチングのプログラムを作成した．新年度開始前の令和5年3月中に教諭と打ち合わせを行った．またストレッチングの動画撮影を行い，4月の体育朝礼にて，体育館から各教室のTV画面に配信し，ストレッチングの注意点やポイントを理学療法士が指導した．

3 東京都豊島区教育委員会

●保健主任研修会

豊島区教育委員会から講師派遣依頼があり保健主任研修会（令和5年5月開催）へ講師を派遣した．テーマは「保健に関する課題となっている分野について学び，日々の保健指導の改善を図る」であり，参加者は豊島区立小・中学校保健主任30人（小学校22人，中学校8人）であった．①学校における現状把握（けがの発生状況，児童生徒等の運動能力など），②けがの予防に必要なこと，③運動器検診と理学療法士協会のとりくみについて講義した．

C. 評価・感想，今後の実践への提言

小・中学校関係者から子どもたちの姿勢不良やぎこちない動作に気がついているが，正しい姿勢や動作の見方がわからず指導に困るとの声を聞く．このようなことから東京都理学療法士協会では「評価（アセスメント）にもとづいた姿勢指導とコーディネーショントレーニング」（文部科学省/「学校と地域でつくる学びの未来/土曜学習応援団」登録）を提案し，都内小学校に赴き指導を実施している．学校により課題や要望は異なるため，校医・養護教諭，教員，保護者，そして子どもの声を聞き，成長期の運動器を健やかに育む働きかけに，多くの理学療法士がかかわることを期待する．

2 東京都港区の事例

A. 組織・機関

港区におけるスクールトレーナー制度モデル事業（以下，モデル事業）は，2023年6月6日に締結された港区および港区教育委員会と学校法人慈恵大学（以下，本学）との包括的連携協力を基盤として実践された．

図1は，本学理事会において協定締結に向けた審議が行われた際の説明資料として作成したものである．本協定は，2018年以降，港区の各種事業（**図1-2.**）に対して，本学が積極的に協力してきたことを実績として港区から提案された．協定締結による港区および本学のそれぞれのメリットとして挙げた「学校教育の充実」と「保健・衛生事業への関与」（**図1-3.**の○印）の具体例として本モデル事業をとりあげ，以下のように説明した．

「このモデル事業では，運動器に関する所定の講習を受け，試験に合格したスクールトレーナーと称する理学療法士を学校に派遣する．そして，保護者や教職員と連携しながら，子どもたちの運動器疾患，障害の予防等への具体的な対応を図ることを目的にしている．もう少し詳しくお話しすると，うまくしゃがめない，ボールを投げられないといった運動機能不全ともいえるような体力・運動能力が低下した子どもたちがいる．一方では，例えば野球のやりすぎで，肩や肘を痛めるといったスポーツ外傷，障害に苦しむ子どもたちもいる．こうした状況を改善するために，整形外科関連の公益財団法人である運動器の健康・日本協会は，長年にわたり，学校健診に運動器，特に四肢・関節の検診を加えるように行政に働きかけてきた．その結果，2016年に学校保健安全法の施行規則の一部が改正され，学校健診に運動器検診が加わることになった．これにより運動器疾患，障害に対する早期発見の枠組みはできましたが，運動器の問題を抱えた子どもたちに対して，現場レベルで，十分な指導や予防対策を行うにはいたっていないのが現状である．そこで，同協会が企画し，本学と港区が協働してスクールトレーナーを学校現場に派遣することにより，子どもたちの運動器の健康を守っていこうという事業を港区に提案した．その結果，港区からは，本モデル事業は極めて公益性が高いことから，予算措置を講じて推進したいとの内諾を得ている」．

B. 対象と時期，教育方法・内容

包括的連携協定の締結後は，港区教育委員会教育長，学校教育部長，教育指導担当課長の指示のもとに統括指導主事が港区側の窓口になり，本学および同協会との間で調整を図り，港区立御成門中学校および同御成門小学校でモデル事業を施行することになった．現場での事前打ち合わせを行い，2023年11月に第1回のモデル事業を御成門中学校で行った．

モデル事業では，リハビリテーション科医師と理学療法士2人，計3人が講師として参加した．はじめにリハビリテーション科医師が，「中学生に見られるけがや故障」と題した講義を行った．講義では，子どもの体力が落ちている現実と睡眠・食事・運動の大切さを伝えた．

その後，理学療法士がストレッチング方法を実演した．今回作成した「サーキットストレッチ-港10」と題したプログラムは，10部位のストレッチングで構成した（**図2**）．理学療法士

1. 背 景

・**区内唯一の医科大学としての地域貢献**
港区，港区医師会，歯科医師会，薬剤師会との連携強化を通じて，区内の住民，企業やそこに働く人に対する医療サポート，情報発信といった地道な活動を継続して行うことで，地域とのさらなる信頼関係を醸成し，区内における本学の存在意義を高める．

2. 区事業への学校法人慈恵大学の関与について（事例）【所管部署】

（1）がん対策　2018 年～
○港区立がん在宅緩和ケア支援センターういケアみなと運営（指定管理者）【保健所】
○がん教育について：小中学校への講師派遣【教育委員会】
○港区環境衛生協会との協働によるアピアランス支援，従事者教育【保健所】

（2）健康診断等　2019 年～
○3 歳児健診への小児科医の派遣【保健所】
○小児科一次救急への医師派遣【保健所】
○地域包括ケア研究会，研修会への協力【保健福祉支援部】
○働き盛り世代を対象にしたメンタルヘルス講座の共催【保健所】

（3）感染症対策　2022 年～【保健所】
○港区感染症対策協議会への参画
○みなと地域感染制御協議会への参画

（4）新型コロナウイルス感染症対策　2020 年～
○診療・検査協力医療機関，入院対応病院【保健所】
○ワクチン接種会場提供，接種スタッフの協力等【新型コロナワクチン接種担当】
○小学生向け新型コロナウイルス感染症啓発動画作成【教育委員会】

（5）災害医療関係　2023 年～【保健所】
○港区災害医療コーディネーター就任（救急医学講座武田聡主任教授）
○AED 設置，教育に関する助言

（6）アレルギー対策　2020 年～【教育委員会】
○学校でのアナフィラキシーショック発症時の対応支援
本学附属病院と港区とのアレルギー対応ホットラインに関する覚書
○食物アレルギー対応マニュアルの監修

（7）医学的な事項の教育・普及　2018 年～【教育委員会】
○みなと科学館における医学的な内容の展示や講座の開催等
○がん教育，理科，救急対応などの多岐分野での講師派遣など

3. 協定締結のメリット

【港区】
1 最新の医学的知見の共有や区内の大規模行政データを大学の専門的な視点から分析・評価
→結果を保健医療事業に反映
② 学校教育の充実
講師派遣，教材作成・提供
3 特別な施設・機器の利用
特殊な分析や技術提供が可能
4 事務作業の簡略化
区からの依頼をその都度行う必要がない．

【本学】
1 フィールド，行政情報の活用
・区内，行政データの活用
・学術成果を実際の施策に反映・有効性の検証
・学生教育や活動の場として区有資源活用
② 保健・衛生事業への関与
大学では機会が限定される事業への関与を通じて経験を積むことが可能
3 区内施設の利用
大学の事業に区有施設を活用可能
4 新たな情報収集・活用

WIN-WIN の関係

4. 今後の展開予定

すでに数多くの連携実績
事業効果の十分な検証
協定締結による大きなメリット
→ 包括協定締結 2023 年 6 月
→ 包括協定に基づく，連携事業の実施

【参考】他区の「区内に医学部を有する大学」との協定締結状況

文京区　すべて相互協定として締結
東京大学（H17），順天堂大学（H17），日本医科大学（H18），東京医科歯科大学（H22）
新宿区　協定締結なし（所在大学：東京医科大学，東京女子医科大学）
板橋区　すべて相互協定として締結
帝京大学（H24）日本大学医学部（H28）

※区内に医学部を有する大学（設置数）
文京(4)，新宿(2)，板橋(1)，港(1)

図 1　港区および港区教育委員会と学校法人慈恵大学との包括的連携協定締結の概要

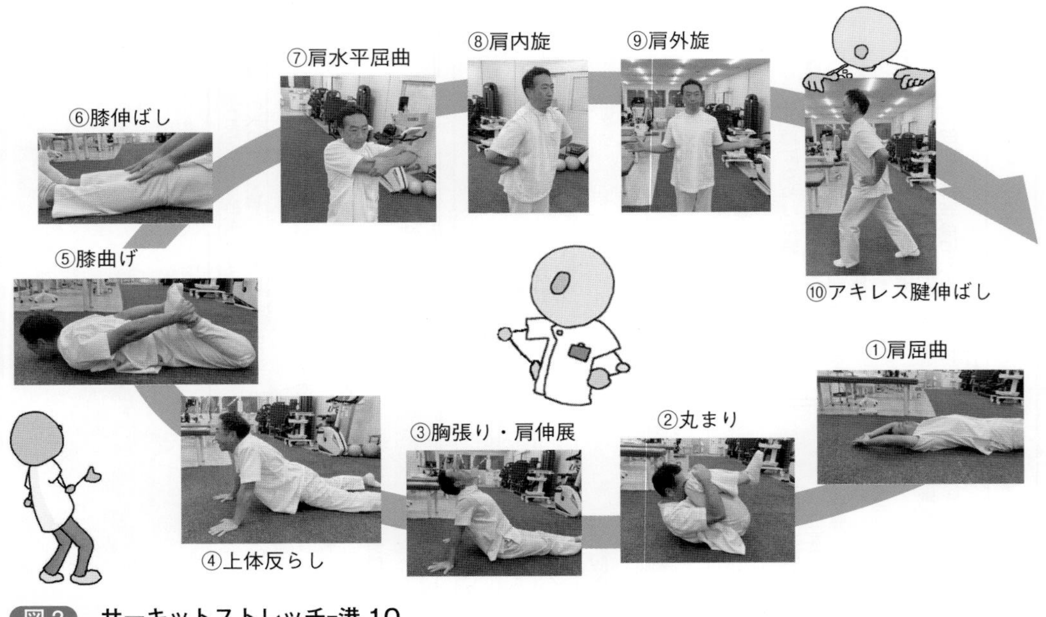

図2 サーキットストレッチ-港10

が見本を示し，生徒と一緒に1部位ずつ実践し，ストレッチングした姿位を10秒間保持するように指導した．また，坐位と立位のよい姿勢を示した．坐位では「グー・ペタ・ピン」，すなわち椅子に座って腹部と背部にグーが1つずつ入る程度の隙間を空け，足底全体をペタっと床に付けて，背中をピンと伸ばした姿勢である．立位では，壁に後頭部と踵を接地させたときの姿勢である．

次に，しゃがみ込んでから，再び立ち上がれるか，片脚立ちができるか，といったバランス能力をチェックした．片脚立ちは高齢者で推奨されている“30秒間”とした．生徒からは“できた”，“難しい”などの声が聞かれた．ストレッチングの実践を通して，医師の講義内容をよく理解していた学生が多かったように感じられた．

最後に，けがをした際に使うことが多い松葉杖の原理と使い方，調整の仕方を説明した後に，松葉杖を使った歩行方法を紹介した．

今後，区内にある他の小・中学校で，同様の講義を行う予定であるが，医師と理学療法士が協力して子どもたちが自身の運動機能を客観的に確認できるように指導することが重要であると考える．

3-1 東京都中野区の事例 1

A. 対　象

中野区立南中野中学校　全校生徒（約 350 人），教職員（約 20 人），保護者・地域希望者（約 30 人）

B. 実施日

令和 5（2023）年 11 月 11 日（土）

C. 連携体制

運動器の健康・日本協会（武藤芳照　業務執行理事）
総合東京病院　渡邉貞義院長，中野区教育委員会

D. 実施内容

1 生徒向け講演「中学生にみられるけがや故障～自分のからだのこと，知ってみよう！～」

近年の子どもの運動習慣はコロナ禍を境に年々落ちている．テレビ，スマートフォン，ゲーム機などを見る時間が増えるなど，1 週間の総運動時間が平成 30（2018）年の水準にはいたっていない．成長期でもある中学生の時期は，運動習慣の確保をし，けがをしないように「睡眠，栄養の摂取も大切にしていくべきである」という医師からの講義を行った．

2 生徒向け実技指導「けがの予防と杖の使い方」

正しい座り方を学び，姿勢がもたらす身体への影響や，学習を記憶する脳への影響などについて，座学や体験活動，実技指導を行った．また，けがをした際の杖の使い方について，体験活動や実技指導を行った．

3 保護者・教職員向け講演「子どもの成長に即した運動スポーツの仕方と予防～親子で学ぼうからだのこと～」（図 1）

幼児期や学童期の遊びによる単純な動作の繰り返しや，さまざまな動作の習得は，子どもの粘り強さや力強さを成長させる．さらに，中学生の時期は運動機会も増え，オーバーユースやさまざまな慢性症状を引き起こす危険性を伴っている．RICE 法を用い，「けがをしたときに適切な対処ができるとよい」という医師からの講義を行った．

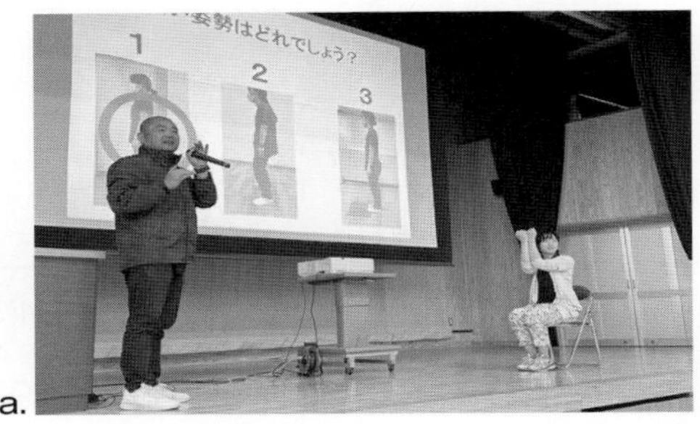

a.

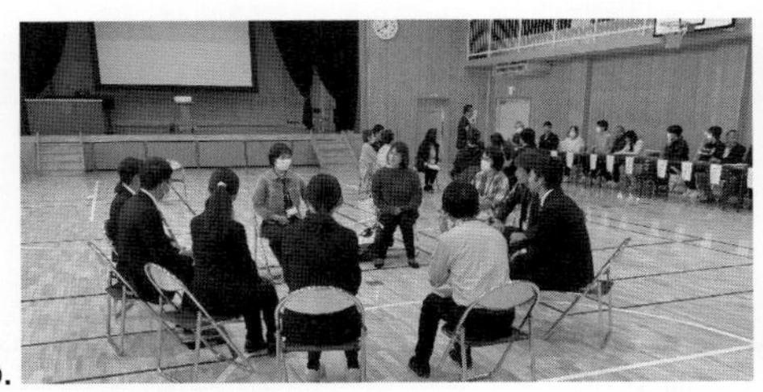

b.

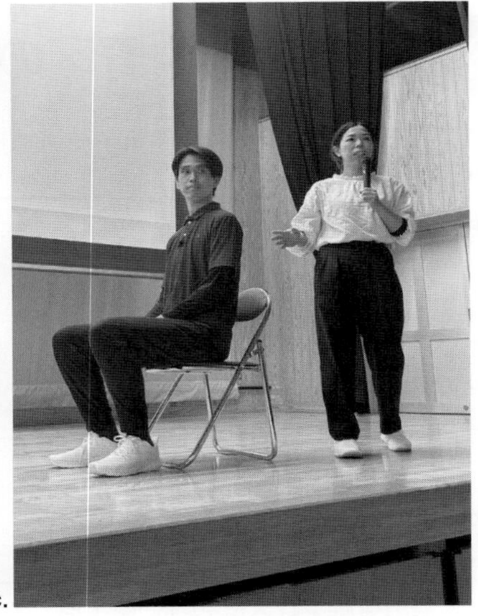

c.

図1　**講演会の様子**

a：保護者・教職員向け講演の様子

b：保護者・教職員との意見交流会の様子

c：生徒向け講演の様子

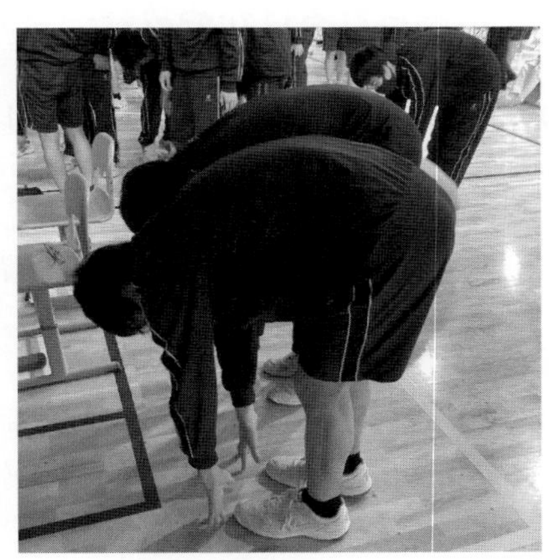

図2　**生徒向け実技指導の様子**

4 生徒向け実技指導「生徒の正しい姿勢と歩行筋力トレーニングの仕方と注意」（図2）

「姿勢を正して」とつい授業で教員は言いがちだが，正しい姿勢とは何なのか，自分の身体を使いながら考える機会とした．壁を向いて座った状態から立つことや，目をつぶって足踏みをして同じ場所にとどまることなど，簡単そうに見えて意外と難しい実技を行い，自分の身体の状態を知る機会とした．

5 質疑応答・意見交流会

実際にオズグッド・シュラッター病や腰椎分離症になっている生徒をもつ保護者の方と意見交流を行った．現代の子ども達は身体が硬いことが多く，「ストレッチングは短い時間でも毎日してほしい」と理学療法士から保護者にお願いするなど，さまざまな意見を交流することができた．

E. 評価・感想，今後の実践への提言

1 生徒アンケート結果・感想

a）今回の授業は自分にとって役に立つ授業であった
そう思う（27.8%） まあそう思う（58.8%）
あまり思わない（10.2%） 思わない（3.2%）

b）「座る姿勢は大事であるとよくいわれてきたが，その意味がよく理解できた」，「猫背な自分を変えようと思えた」

2 保護者アンケート結果・感想

a）今回の講演や実技等は役に立つものであった
そう思う（25%） まあそう思う（75%）
あまり思わない（0%） 思わない（0%）

b）「普段，医師や理学療法士と話す機会がなかったが，さまざまな話やアドバイスを頂けてよかった」，「家でストレッチングをしている姿を見かけるが，適切なアドバイスができたらよいと思った」

3 今後の実践への提言

今回の講義と実技は，土曜公開授業を兼ねていたため，生徒対象の会に加えて保護者・地域の方も約 30 人参加した．生徒の姿勢，歩行，運動など，日常生活や生活習慣とも大きく関係のある内容であったため，生徒・教員だけでなく保護者・地域の方も参加できる形態での実施は大変有効であったと考えられる．また，医師，理学療法士，教員，保護者・地域の方との意見交換会では，さまざまな情報交換を直接行うことができ，これからの指導に生かせるとりくみであった．

生徒への指示が通りにくい場面や内容が伝わりきらない部分も見受けられたため，今後の実施に向けては，運営の打合せと併せて，養護教諭や保健体育科教員と医師・理学療法士で，当日の内容・指導の打合せを丁寧に実施し，教員と医師・理学療法士が分担・連携して実施することでより効果的なとりくみになると考えられる．

3-2 東京都中野区の事例 2

A. 中野区のとりくみ

中野区では教育理念「一人ひとりの可能性を伸ばし，未来を切り拓く力を育む」の実現に向け，その目標の1つとして心身の健康の保持増進や体力の向上にとりくんでいる．

そのとりくみの1つとして，全小中学校が，自校の「中野区体力にかかわる調査」（以下，体力テスト）等の結果を分析し，①全体構想，②年間指導計画，③体力向上に資するとりくみ実践，の3部構成からなる各校独自の「体力向上プログラム」を作成し，子どもたちに運動や運動遊びの楽しさを十分に味わわせることができるよう指導を工夫したり，食育や健康教育を各教科，特別活動，休み時間や放課後などのとりくみの中で展開したりしている．

B. 中野区の現状

令和4（2022）年度の体力テストの結果では，「反復横跳び」，「50 m 走」，「持久走」は，男女ともにすべての学年で「中野スタンダード」*の通過率が目標値に達している．また，「上体起こし」，「長座体前屈」，「立ち幅跳び」は，男女ともに目標値に達している学年が多い．

一方，「握力」，「ボール投げ」，「20 m シャトルラン」は，中野スタンダードを通過する学年が少なく，課題となっている．

また，普段から運動が不足している児童生徒等と運動過多の児童生徒等がいる二極化という現象も起こっている．

C. 認定スクールトレーナー制度モデル事業実施に向けて

区の現状に対して，その改善に向けて担任や体育科，養護教諭等の指導だけで対応することには限界もあり，専門家による支援・協力の必要性は高まっていた．

そのような中，公益財団法人運動器の健康・日本協会（武藤芳照業務執行理事）から，認定スクールトレーナー制度モデル事業実施についてご提案いただいた．

本区の目標の達成や課題の解決に大変効果的であること，本区ではこれまでも東京大学教育学部附属中等教育学校と南中野中学校の陸上部が合同部活動を行うなど連携していたことから，南中野中学校の竹之内勝校長の協力のもと，認定スクールトレーナー制度モデル事業を実施することとなった．

さらに実施に向けて検討する中，地域にある総合東京病院の協力も得られたことで，学校・地域・家庭が連携した，持続可能な指導に向けて計画を進めることができる環境が整った．

* 中野スタンダード：中野区の児童生徒等に体力向上の目標および自己評価する際の目安として設定したものである．内容は，①健康にかかわる生活や行動，②身につけさせたい体力，③身につけさせたい運動技能，の3つの側面からスタンダードを設定した．
②身につけさせたい体力は，運動するための基礎となる体力を表しており，「平成18年度　東京都統一体力テスト」において，各学年の児童生徒等の70%が到達した数値を目標値として設定した．

D. 組織・機関の連携体制

公益財団法人運動器の健康・日本協会（武藤芳照業務執行理事）
総合東京病院（中野区江古田/渡邉貞義理事長/院長）
中野区教育委員会

E. 実施時期・対象

令和5（2023）年11月11日（土）
南中野中学校　全生徒
南中野中学校　保護者および地域関係者

F. 指導内容

＜生徒対象＞
講話「中学生に見られるけがや故障」
実技「けがの予防と杖の使い方」
＜保護者・地域対象＞
講話「子どもの成長に即した運動スポーツの仕方と予防」
実技「生徒の正しい姿勢と歩行，筋力トレーニングの仕方と注意」

G. 当日の指導の様子

当日は，講師として，総合東京病院整形外科の片山悠志医師と総合東京病院リハビリテーション科理学療法士の原辰成氏，杉山春美氏，遠藤敦氏，久木田詩穂実氏に来校いただき，生徒向けの講話と実技指導及び地域・保護者向けの講話と実技指導の2部構成で認定スクールトレーナー制度モデル事業を実施した（**図1**）.

第1部の生徒向け授業の中では，片山悠志医師から「中学生に見られるけがや故障〜自分の身体のこと，知ってみよう！〜」というテーマで，成長期の体の特徴，成長期に起こりやすいスポーツ障害とその原因および予防について，専門家の視点から講義を行った（**図2**）.

その後，総合東京病院リハビリテーション科理学療法士の方々から，「けがの予防と杖の使い方」というテーマで，正しい姿勢や歩行の仕方，トレーニング方法，松葉杖等の使用方法について実技指導を行った（p.166，図2参照）.

講話と実技指導を通して，生徒等からは，「普段の姿勢や歩行を振り返り，改善していきたい」，「トレーニング方法やけがした際のケアについて専門的に知ることができたので部活動等に生かしていきたい」など，の感想があった.

また，第2部の地域・保護者向けの講話と実技指導では，片山悠志医師からの講義と総合東京病院リハビリテーション科理学療法士の方々が実技指導を行った後に，意見交換会を実施したことで，日常の中で困っていることや学校，家庭，地域が協力して生徒等の心身の健康の保持増進や体力の向上に向けてどのようなことができるか，さまざまな意見交換を行うことがで

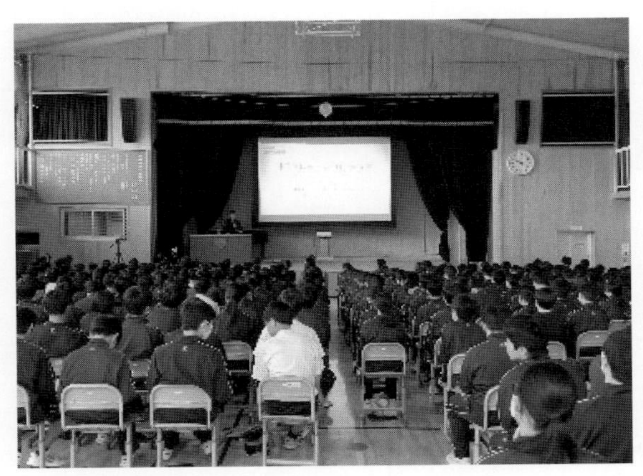

図1 片山医師からの講義の様子

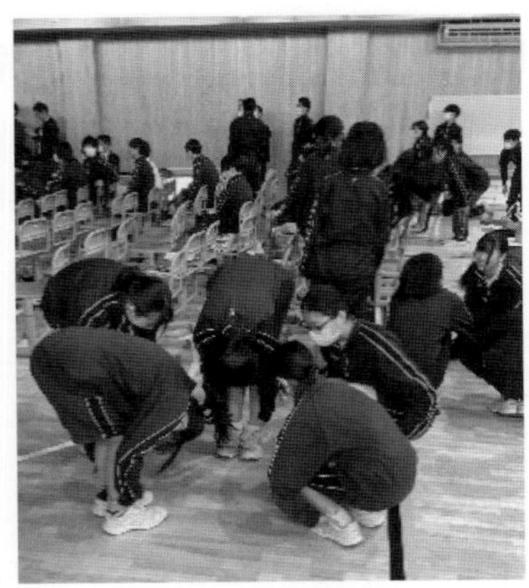

図2 理学療法士からの実技指導の様子

きた（p.166，図 1-b 参照）.

今回の講義や実技指導は，生徒の姿勢，歩行，運動の必要性など日常生活や生活習慣とも大きく関係のある内容であったため，生徒が意欲的に参加している姿が印象的だった.

また，今回，南中野中学校では土曜日の学校公開日に実施した．生徒・教員だけでなく保護者・地域の方々も参加できる形態の実施は有効であったと考えられる.

H. 今後に向けて

認定スクールトレーナー制度モデル事業は，医師や理学療法士の方々から直接，専門的な指導を受けることで，生徒等の運動や健康への意欲や意識が高まるなど，有意義なとりくみであった．今回の南中野中学校でのとりくみをどのように区内の他校へ広げていくか検討が必要である.

また，今後の認定スクールトレーナー制度モデル事業の実施に向けては，担任や体育科，養護教諭等と医師・理学療法士が，当日の内容・指導の打ち合わせを丁寧に実施した上で，役割を分担したり，連携したりして実施できるようとりくんでいく．教師の専門性と，医師・理学療法士の専門性をうまく生かした，より効果的なとりくみになるよう計画を進めていく.

子どもたちの運動習慣や体の発育・発達にはさまざまなケースがあり，一人ひとり状況が異なっている．生涯にわたって運動に親しむ態度を育んだり，望ましい生活習慣を身につけたり，効果的なトレーニングや体のケアを行ったりするためには，理学療法士が学校現場に日常的に関わって，さまざまな児童生徒等や学校の実態に応じた具体的な指導を行うことが，大きな力となると考える.

4 神奈川県横浜市の事例

筆者が勤務する横浜労災病院は，横浜市港北区にある急性期総合病院で，横浜市北東部の地域中核病院に指定されている．その基本方針の1つとして，地域医療の支援を掲げており，地域との連携を重視している．

筆者は，スクールトレーナー制度モデル事業が地域の児童生徒等の「運動器の健康」の促進に役立つばかりでなく，病院と地域との連携強化につながると考えた．そこでまず，事務局，リハビリテーション部門の協力をとりつけ，病院としてとりくむ体制を整えた．以下に，実施までの経緯と実践の様子を時系列に沿って述べる．

A. 実施までの経緯

令和5（2023）年5月初旬，筆者と事務局職員で横浜市港北区長を訪問した．この席で，現在の子どもの置かれている状況やスクールトレーナー制度の目的，概要などを説明し，港北区内でのモデル事業実施への協力を依頼した．元リハビリテーション科医師である港北区の保健所長も同席していたため，スムーズに理解が得られた．

5月下旬，筆者と事務局職員で横浜市教育委員会の北部学校教育事務所を訪問し，モデル事業を港北区内の小学校で行いたい旨を説明したところ，港北区小学校校長会の会長に事前説明した上で，小学校校長会（月1回開催）で説明することを提案された．

6月初旬，港北区小学校校長会会長への事前説明を行った．モデル事業の内容等を説明し，小学校校長会で説明されることとなった．

6月中旬，小学校校長会が開催され，港北区内26小学校に対して本事業への参加についての依頼がなされた．

9月初旬，横浜市立大綱小学校から当院事務局にモデル事業実施が可能である旨の連絡が入った．大綱小学校の5年生全体の授業でモデル事業を受けたいとのことであった．

9月下旬，大綱小学校から実施候補日は10月19日の4時間目（11：30〜12：20）で，5年生全体の授業として実施してほしいとの要望を受けた．10月下旬の運動会で5年生が組体操を行うため，これを行うにあたってのストレッチングなどを教えてほしいとの具体的な依頼であった．当院事務局，リハビリテーション部部長と相談の上，日時，内容について承諾した．

10月中旬，大綱小学校との事前打合せを行った．10月19日の授業に向けて，当院理学療法士と学校で詳細な打合せがなされた．大綱小学校での出張授業（モデル事業）について記者発表として，横浜市政記者会に資料配付を行った．

B. 実　施

10 月 19 日，大綱小学校で出張授業（モデル事業）を実施した．当院から，筆者（病院長），理学療法士（リハビリテーション部部長），事務局担当者 2 人が出張し，体育館で 5 年生 138 人に授業を実施した．前半 10 分程度を使って筆者がパワーポイントを用いて運動器の説明を行い，残りの時間で理学療法士がストレッチングの指導を行った（**図 1**）．ストレッチングは，舞台上で理学療法士が同校の教師を相手に実演した上，児童が一人ひとりまたはペアになって行った．複数の教師を会場に配置し，安全性に配慮した．また，授業の様子は当日，地元テレビ局の夕方と夜のニュースで報道されるとともに，地域情報誌『タウンニュース』にも記事が掲載された（**図 2**）．

病院の管理的立場にある筆者にとって，多くの児童に囲まれて行う授業は，新鮮でかつ刺激的であった．教わる側だけでなく，教える側にも学び，気づきの多いとりくみであることを肌感覚として理解した．

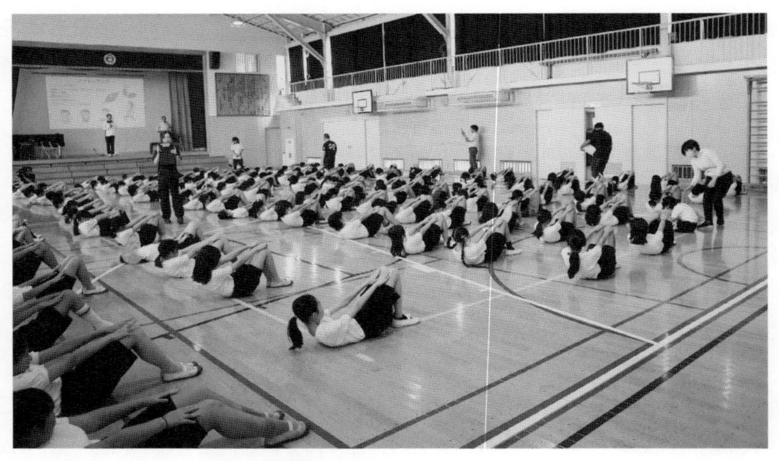

図 1　大綱小学校での授業風景
理学療法士がステージ上でストレッチングを実演した後，児童がストレッチングを行っているところ

神奈川県全域・東京多摩地域の地域情報紙
タウンニュース

ホーム　横浜　川崎　相模原・東京多摩　県央

港北区版　公開：2023年10月26日

横浜労災病院
ストレッチングの出張授業
大綱小５年「運動会に活かす」
教育

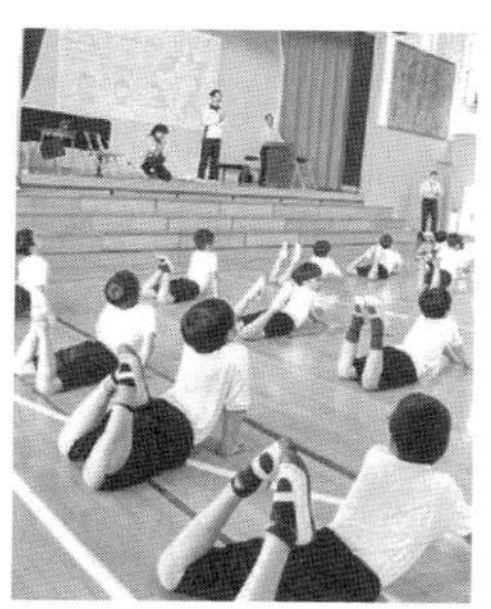

大綱小学校（高橋亨校長）で10月19日、横浜労災病院による出張授業「運動にあたってのストレッチング」が行われ、５年生児童約１４０人が、運動器やストレッチ運動について学んだ。

同病院の院長で、整形外科医の三上容司院長が、身体のしくみや運動器についてなどをスライドを見せながら解説。続いて理学療法士の林宏樹さんが、ストレッチ運動やウォームアップなどの実技指導を行った。児童らは腹筋や背筋に力を入れたり、伸ばしたりし、２人１組で足首から太ももまでの腱を伸ばすストレッチを体験した＝左上写真。

これは同病院と、三上院長が専務理事を務める（公財）運動器の健康・日本協会が連携して取り組む事業で、今回が初。授業を通じて子どもたちの運動器の健康増進など、心身の健全な成長、発達に寄与する狙いだ。三上院長によると、子どもの運動能力の二極化が進んでいるという。「うまくしゃがめない、転んだ時に手で支えられないなどの子どもが増えており、手足の骨折やねん挫などのけがに繋がる。この授業が運動に興味を持つきっかけになれば」と意義を話す。体験した横山葵さん（５年）は「身体がピーンと伸びてすっきりした。家でもやってみたい」と感想を述べた。

来週28日の運動会で組体操を行う５年生。学んだストレッチングを本番に活かすという。

図２　後日，地域情報誌『タウンニュース』に掲載された記事

C. 振り返りと今後の展開

とりくみを開始して，約５ヵ月でモデル事業の実施にいたった．その間，実質的な活動の困難な夏休みを挟んだことを踏まえると，かなりスムーズに実施までいたったと思う．今振り返ると，病院長（筆者）を中心に院内の協力体制を速やかに構築できたこと，最初に地域の行政トップ（区長）の理解を得られたこと，現場にニーズがあったことなどが，モデル事業をスムーズに実施できた要因だったのではないかと思われる．今後は，地域の理学療法士会とも連携をとりながら，本格的な制度運用に備えたい．

5 長野県東御市の事例

A. 組織・機関の連携体制

長野県東御市は，人口 29,299 人（2023/10/1 現在）で，市内 5 小学校の児童総数が 1,445 人，2 中学校の生徒総数が 792 人（同 5/1 現在）の地域である．市教育委員会では，校長会，教頭会，各種委員会等を毎月開催し，学校と教育委員会・地域との密な連携を図っている．現場に新たなとりくみを導入する際は，いずれかの会議で内容を説明し，了承を得る必要があるが，今回の実践では，校長会で理解を得た上で，理学療法士の派遣を希望する学校の依頼に基づいて実施することで了承を得た．

理学療法士は，市民病院リハビリテーション科が派遣（市が実施する「出前講座」の一環で派遣）することとし，校長会了承の後に具体的な実施内容の検討をはじめた．東御市では，これまでも子どもたち（学童期だけでなく乳幼児期も含む）の体づくりに関する学びや体験の要望が多く，身体教育医学研究所，みまき福祉会，健康福祉広域支援協会等の理学療法士や健康運動指導士等が対応してきた経緯があり，これらの組織と市民病院との連携による実施体制を整えた．

B. 対象と時期

令和 5（2023）年 7 月の校長会の場で，すぐに実施希望の意思表示があった 1 中学校に派遣することとした．具体的な実施内容は，担当教員からの要望を，8〜9 月計 3 回の事前打ち合わせで検討した上で準備し，9 月下旬の 6 時間目（15：20〜16：10）に実施した．今回は，中学校 2, 3 年生合同の総合的な学習の時間の中で実施することになり，2 年生 28 人，3 年生 45 人と，教職員 7 人，保護者 1 人が参加した．

C. 教育方法・内容

学校が実施時間を確保しやすいように，①総合的な学習の時間に，②体育の体つくり運動や保健体育の授業に組み込んで，③保護者と児童生徒等が共に学べる企画として，④運動部活動の一部で，などいくつかの選択肢を提示し，学校側が検討しやすいように配慮した．今回は，5 時間目に別テーマの座学があり，6 時間目は実技の要望が強かったことから**表 1** のプログラムを実施した．

理学療法士は，全体進行とサポートの 2 人に加えて，課題別（上半身，体幹，下半身）に 1 人ずつが担当することとし，約 70 人の生徒に対して 5 人を配置した．なお今回に限り，提供側が同じ経験を共有するために多くのスタッフを配置したが，今回の内容の場合，多くても 3 人で実施可能と考えられた．

表1 東御市内中学校の総合的な学習の時間（50分）で実施したプログラム

①イントロダクション（10分）	②運動器検診項目による身体チェック（15分）	③課題別にグループ分けしての運動実技（15分）	④まとめ・質疑（10分）（※写真は全体実技）
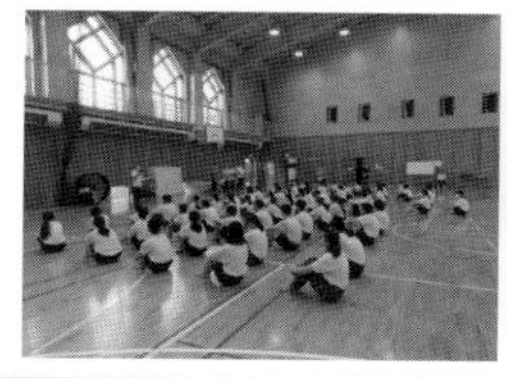	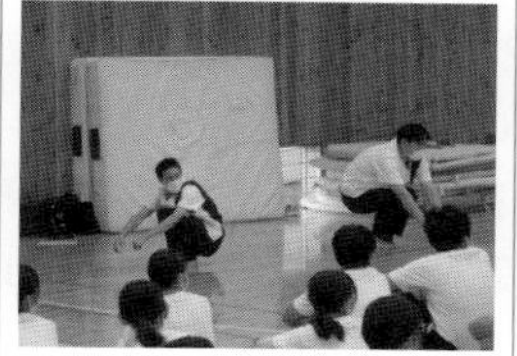	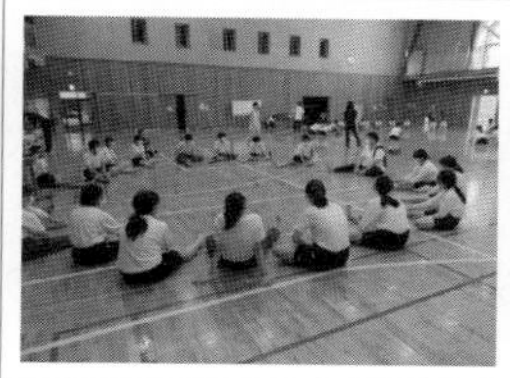	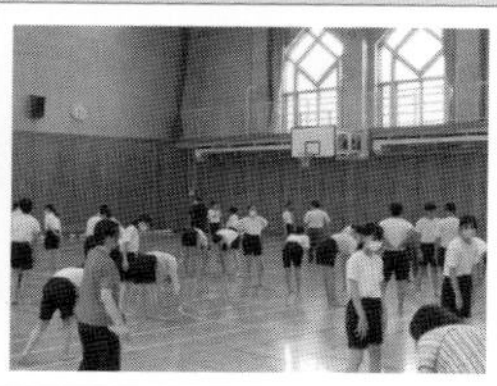

D. 評価・感想

最後の質疑では，5人の生徒から自発的に質問や感想の発言があり，関心をもって受講している様子が伺えた．「自分から専門家に聞きに行くことはなかなかないので学ぶことが多かった」，「ストレッチをやってみたら，すごく身体が硬いなぁと思った．できる日はやっていこうと思った」，「ストレートネックについて知りたかったので，習ったことを毎日やろうと思う」といった感想が寄せられた．

一方，参加した教員からも，「日ごろから気になっていた生徒等の身体の課題を考える機会になった」，「教員自身のコンディションを整える上でも重要な内容だった」といった声が聞かれた．

また，実施内容が地元紙朝刊に「体の使い方　プロを学校へ」の見出しで，写真入りで大きく掲載され，地域内でも認知されるとりくみになった．

E. 今後の実践への提言

今回は試行段階だったため大人数のスタッフ体制で実施したが，今後は，対象人数や実施時間・内容に応じて，3人以内のスタッフで実施することが現実的であり，コンパクトな人員体制であれば多くの学校の要望に対応できる．また，整形外科医に講義等の協力が得られれば，より充実した内容になる．

学校現場では時間の確保が難しいのが実情だが，認定スクールトレーナー活動は，要望に基づくイベント的な事業というよりも，小中学校ともに，適切なタイミングと内容で教育的な機会を設けること，また養護教諭等と連携した個別のフォローアップが可能な体制を構築していくことが望ましい．

COLUMN 14

公立学校の教員の義務

公立学校の教員の服務については次の２つの法律で定められている．地方公務員法と教育公務員特例法である．具体的には次の８項目となる．

①服務の宣誓，②法令・職務命令に従う義務，③職務専念の義務，④信用失墜行為の禁止，⑤秘密を守る義務，⑥政治的行為の制限，⑦争議行為の禁止，⑧営利企業への従事等の制限

①〜③は，通常，職務上の義務といわれるもので，主に勤務時間内に遵守しなければならない義務のこと．④〜⑧は身分上の義務といわれ，勤務時間の内外を問わず公務員として守らなくてはならない義務である．ここでは，④信用失墜行為の禁止と⑤秘密を守る義務について詳しく述べる．

a. 信用失墜行為の禁止（地方公務員法第三十三条）

職員は，その職の信用を傷つけ，又は職員の職全体の不名誉となるような行為をしてはならない．

●飲酒運転や交通事故は，免職や停職など厳しい処分が科されている．その他，セクシャルハラスメント，パワーハラスメントや飲酒による暴行だけでなく，子どもに対する性的な行為や暴言も含めた体罰なども処罰対象である．

b. 秘密を守る義務（地方公務員法第三十四条）

職員は，職務上知り得た秘密を漏らしてはならない．その職を退いた後も，また，同様とする．

2　法令による証人，鑑定人等となり，職務上の秘密に属する事項を発表する場合においては，任命権者（退職者については，その退職した職又はこれに相当する職に係る任命権者）の許可を受けなければならない．

3　前項の許可は，法律に特別の定がある場合を除く外，拒むことができない．

●公務員は全体の奉仕者であると「服務の宣誓」をして業務に従事している．教員の場合，子どもたちの個人情報だけでなく，家族に関する情報にも接することになる．職務上知り得た秘密を漏らすなどは，絶対に許されないことである．退職後も漏らしてはならない義務が課せられている．

ICT 機器の扱いにも注意が必要である．子どもの個人情報データが入った USB メモリを落としたり，パスワードが漏れて学校のパソコンに侵入されるなど，ICT 機器を通じた情報漏洩が数多く報告されている．

6 京都府京都市の事例

A. 組織・機関の連携体制（図 1）

運動器の健康・日本協会　学校保健委員会委員，京都運動器障害予防研究会　理事の立場で京都市教育委員会に出向き，児童生徒等への運動器に関する予防教育の重要性やスクールトレーナー制度について医師，理学療法士から説明した．そこで京都市の健康教育指定校（小学校４校，中学校２校）を紹介してもらい，本活動に賛同いただいた小学校の学校長と面談を行った．総合学習（探究的な見方・考え方を働かせ，横断的・総合的な学習を行うことを通して，よりよく課題を解決し，自己の生き方を考えていくための資質・能力の育成を目指す授業）[1]では，外部講師を招いて，運動，睡眠，栄養について学ぶ予定となっており，筆者らは，「運動の大切さ」について授業をすることになった．

B. 対象と時期

令和５（2023）年５月末に学校長および教科担当教員と面談を行った．その後と複数打ち合わせを行い，「運動の大切さ」について事前学習を行っている内容を確認した．授業は，６月末に６年生を対象に行った．運動，睡眠，栄養に関する授業を受け，子どもたちは再度自主学習を行い，９月上旬に学習発表会が行われ，それに参加し，学習能力の成果を聴講した．

C. 教育方法・内容

学校長には，①運動器検診の事後対応，②健康，運動の大切さを学ぶ健康教育，③運動部を対象にコンディショニング指導などを実施することが可能な旨を伝えた．相談した結果，②の「運動の大切さ」についてスライドを用いて授業を行った．

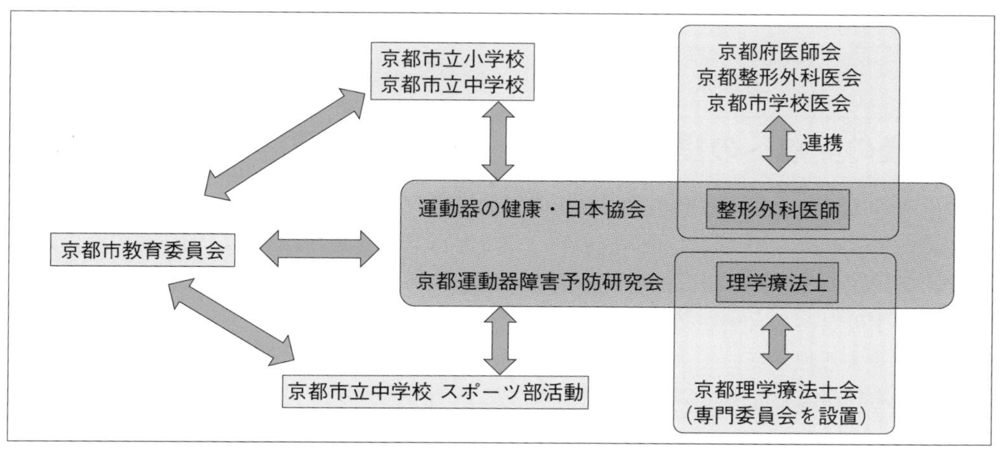

図１ 学校保健関係相関図

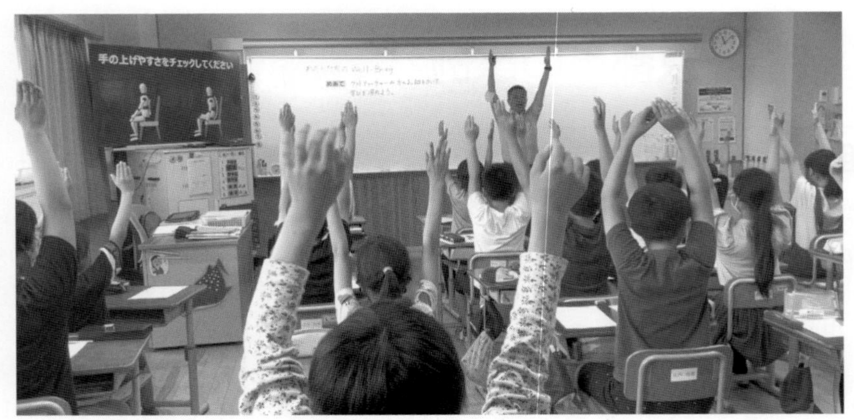

図2 授業風景（バンザイの重要性）

授業内容としては，運動を行うことで，運動器（骨や筋への効果），循環器（血流，循環など），心理面（リラックス効果，ストレス軽減），協働力の向上などをわかりやすく伝えた．運動器に関しては，特に姿勢の重要性を学んでもらい，不良姿勢が四肢に及ぼす影響を実際に体験してもらった．運動器検診にあるバンザイや前屈，しゃがみ込みなど例に挙げ，姿勢の違いによる影響，良姿勢を保つための工夫を紹介した（**図2**）．

また，体幹筋の簡易評価として，「風船膨らませ」を行った結果，1/3は膨らますことができないという結果になり，良姿勢を保つ体幹についても学んでもらった．

D. 評価・感想

児童生徒等は，事前に運動が心身にどのような影響を及ぼすのかを学んでいた．その後運動の大切さについての授業を受け，さらに個々で学習し，理解を深めていった．学習成果発表会では，実際に運動を行った結果，どのような変化があったのか，またどのような課題があったのかなどを児童生徒等で共有した．約1ヵ月ほどであるが，運動を行うことで心身の変化を感じることができたようであった．

E. 今後の実践への提言

本とりくみでは，健康，運動の大切さを学ぶ健康教育について授業を行い，その学習成果を確認した．本とりくみの他に，中学校もサポートする予定であり，そこでは体育の準備運動や運動能力アップの依頼があり，まったく異なる内容であった．個々の学校においてニーズが異なるため，十分な話し合いが必要と感じた．

また，派遣する理学療法士への教育，マンパワーの問題もあり，今後は体育科教員や養護教諭との連携を模索したとりくみを行う予定である．

文献
1）文部科学省：小学校学習指導要領（平成 29 年告示）
<https://www.mext.go.jp/content/1413522_001.pdf>（最終確認：2024 年 4 月 30 日）

7 兵庫県西宮市の事例

兵庫県西宮市教育委員会は，令和２（2020）年に市内小中学校に設置されている教育連携協議会を学校運営協議会に改め，保護者，地域住民，地域学校協働活動推進員その他学校の運営に資する活動を行う者等と学校の校長，教職員，学識経験者等で組織し，「地域とともにある学校づくり」を目指して西宮型コミュニティ・スクールを運営している．

筆者が学校運営協議会の委員長を務めている段上西小学校（前田泰洋校長）では，令和４（2022）年４月にコミュニティ・スクールの運営をはじめた．

その理念は，「よりよい学校教育を通じてよりよい社会を創る」で，特に地域としてどんなことができるか，コミュニティ・スクールの協議会で何度も議論した．地域といっても小学校校区は限られた狭い地域であるため，子どもたちを育むお手伝いをしてくれる方がすぐに見つかるわけではなかった．「阪神大震災の体験」，「戦争と平和学習」，「昔遊び」，「ミシンの操作」など，いろいろな案が上がった．

その協議の中で，ちょうど運動器の健康・日本協会で検討中の「認定スクールトレーナー制度」のモデル事業として提案がされ，ぜひご指導いただきたいと即決した．

認定スクールトレーナーのモデル事業として，まず整形外科医による教職員，市教育委員会を対象にした講話を，そして理学療法士による子どもたちへの保健指導は，兵庫県理学療法士協会に適任者の派遣を依頼した．

A. 整形外科医 武藤理事の講話

令和４（2022）年８月下旬に段上西小学校体育館で，武藤芳照医師（公益財団法人運動器の健康・日本協会業務執行理事）による講話を同校教職員 40 人，市教育委員会２人，スポーツクラブ指導者７人，学校運営協議会委員５人，その他地域関係者５人，計 59 人が受講した．

テーマは，『からだの理（ことわり）～運動器～―子どもの成長とスポーツのしかた―』で，90 分にわたり，子どもたちの身体の仕組みと成長とスポーツのかかりについて講義が行われた．

教職員から寄せられた主な受講後の感想は次のとおりである．

・「からだ」と「心」がつながっていることを，とてもわかりやすく教えていただきました．身体の動き，所作でその人の心の状態もわかるし，心の状態が身体に現れるという見方を知っているか，そうでないか，われわれ子どもを相手にする教師にとって重要なことだと感じた．今後の教育活動に生かせると思う．
・子どもの身体のことのみならず，人権的な視点が随所に盛り込まれ，幾度も頷きながら伺った．運動器検診については，先生のとりくまれた事業の大きさとそのお力に感激した．
・体育をするときに体力とか，筋力ではなく，感覚や感性，楽しさを大切にした指導を目指すのが大切であると，科学的根拠をもとに理解することができ，ありがたく思った．

B. 理学療法士による保健指導（図 1）

兵庫県理学療法士会では，現在運動器の健康・日本協会が進めている「認定スクールトレーナー制度」について，関心を示され，樋笠重和理事と阪神南支部の水田潤史支部長が有意義なとりくみであるため，有志を募って対応してくれることになった．

具体的な指導内容については，先行指導をされている理学療法士で同協会学校保健委員の板倉尚子氏にこれまでの保健指導参考事例を提供していただき，兵庫県理学療法士会でどのような指導にするか協議してもらった．今回の保健指導は段上西小学校の 1，2 年生併せて 8 クラス，214 人で，次の内容で 2 回にわたって保健指導を行った．いずれも 1～4 時間目に行った．

a.
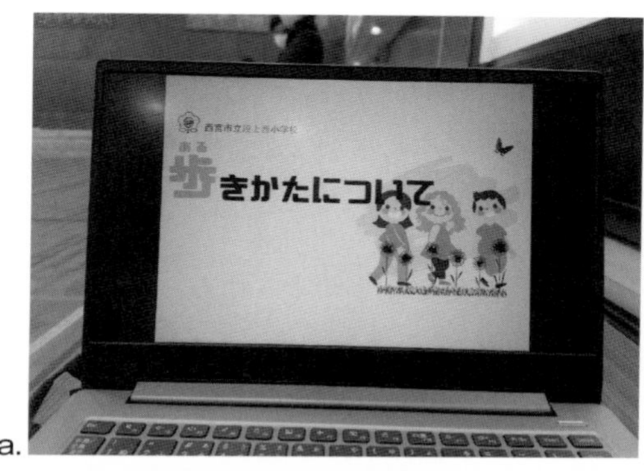

b.
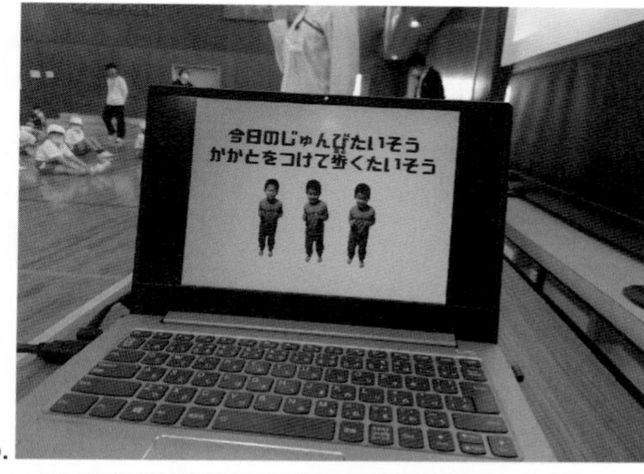

c.
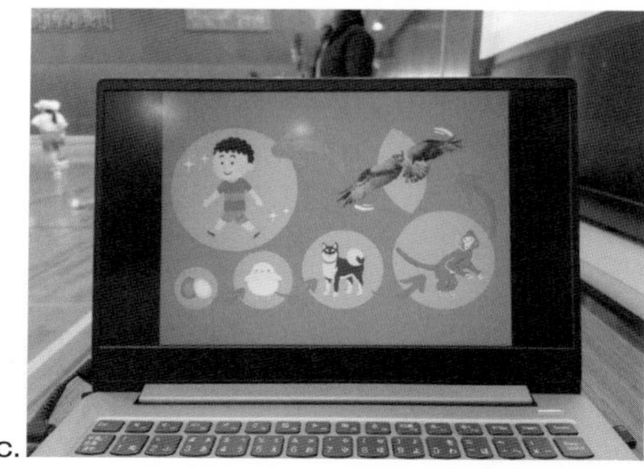

d.
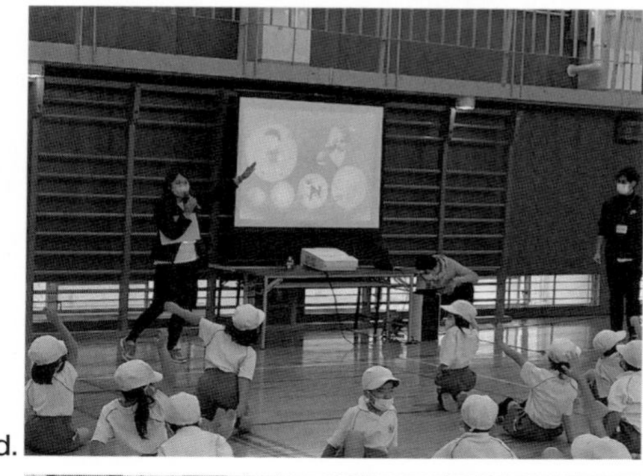

e.
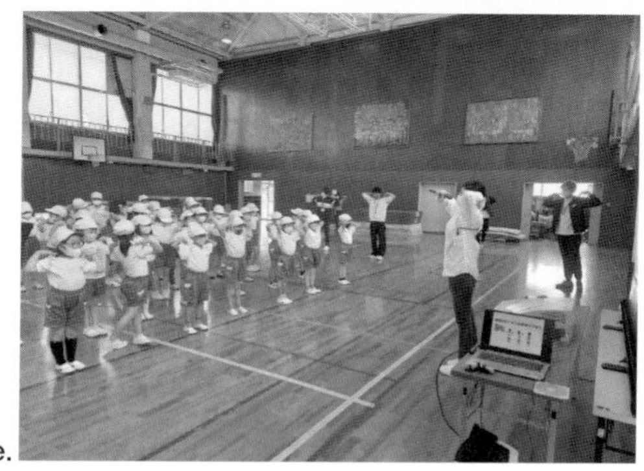

f.
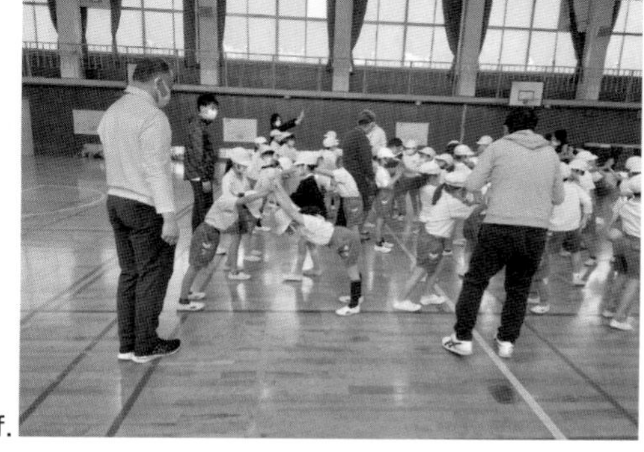

図 1　正しい歩き方の指導

1 9月中旬 『正しい姿勢とランドセルの背負い方』カンガルー，猫，象など，身近な動物の動きをモチーフにした全身運動や肩甲骨周りのストレッチングの指導

●担任からの感想

・3種類の運動，ストレッチングの指導．生徒からの感想は「楽しかった」や「気持ちよかった」などで，楽しく運動，ストレッチングを行うことができた．
・子どもたちにわかりやすいプレゼン資料をご準備いただき，興味を持って学習できた．
・学んだことを生かして生活し，ぜひ次回には，その効果の確認もできればと考えている．
・小学校児童への指導については活動を多くとり入れ，汗ばむほどの運動強度を確保したい．

2 11月下旬 『正しい歩き方と運動』ストレッチングの復習と，かかとから足をつくことを意識した正しい歩き方の指導（図1）

●担任からの感想

・第2回目ということで，子どもたちはとても楽しみにしていた．前回学んだ内容も多くの子どもたちが覚えていたようだった．今回は，身体を動かす時間も多めにとられたので，最後まで楽しみながら歩き方を学べていたように思う．
・特に，動物じゃんけんは進化する過程にいろいろな体の部位を動かすようになっていて，体育のウォーミングアップなどでも使っていけると思った．
・話を聞くだけでなく，クイズや歩く時間があり，子どもたちが楽しんで参加できた．大人でも正しい歩き方を知らないため，自身も大変勉強になった．正しい歩き方を意識して生活したい．

8 島根県飯石郡，出雲市，隠岐の島町，大田市の事例

島根大学医学部整形外科学教室では平成 26（2014）年からスクールトレーナー制度を見据えて島根県下の学校の児童生徒等に対して保健・運動指導を行い，その有効性を検証してきた．本項では教室で行ってきた理学療法士による保健・運動指導の実際とその有効性と，令和 5（2023）年度から行っている隠岐の島町および大田市での事例を紹介する．

A. 飯石郡内の小・中学校での事例[1)]

実施に際しては地区の教育委員会および学校長・体育教諭，養護教諭にあらかじめ本事業の趣旨を説明し，了解を得た．平成 26（2014）年に飯石郡内の小学校 1 校全校生徒 37 人（男子 27 人，女子 10 人）と中学校 1 校全校生徒 31 人（男子 12 人，女子 19 人）を対して，整形外科医と理学療法士が月に 1 回学校を訪問し，授業時間 1 コマ（小学校 45 分，中学校 50 分）に保健・運動指導を行った．初回はスポーツ傷害の予防に柔軟性が重要であることを説明し，基本的な静的ストレッチングを実技指導した．同時に教員，特に体育教師に運動指導の意義を十分に説明し，体育の授業でも可能な範囲でストレッチングを実施するように依頼した．児童生徒等にはできるだけ自宅でもストレッチングを実施するように指導した．

3 回の介入後（開始 3 ヵ月後）には，小学校では下肢関節可動域の改善は見られなかったものの，中学校では指床距離が 56 mm → 110 mm まで改善し，下肢伸展挙上角度も 75° → 83° に有意に改善した．前屈で床に手がつかなかった生徒が 6 人→ 1 人に減少し，下肢関節可動域も 5° ～10° 改善した．なお，小学校では授業時間にストレッチングを割くことが困難で体育の授業で 1 回したのみであり，自宅でセルフストレッチングを行っていた．一方，中学校では週 3 回の体育の授業ごとに約 5 分間であるが実施しており，32 人中 30 人が自宅でセルフストレッチングを実施していた．

B. 出雲市内小学校での事例[2)]

平成 28（2016）年に小学校 5, 6 年生の児童を運動指導する群（以下，介入群 62 人）と実施しない群（以下，対照群 53 人）に分け，整形外科医と理学療法士による運動指導が身体機能の改善に有効であるかを介入開始前と介入後 3 ヵ月で前向きに比較した．本研究は島根大学医学部医学研究倫理委員会の承認（承認番号 2894 号）を受け，保護者に書面で研究趣旨を説明して同意を得た上で実施した．

介入方法は体育時間中 20 分に月 2 回，下肢ストレッチング，下肢・体幹筋筋力向上訓練，バランス練習，足趾トレーニングを行った（**図 1**）．測定項目は立位体前屈，両側の足関節背屈角度・踵殿間距離・重心動揺総軌跡長・足趾把持力・股関節屈曲筋力，利き脚の足部内側縦アーチとした．その結果，足部内側縦アーチは両群間で有意な差はなかったものの，立位体前屈，両側の重心動揺総軌跡長・足趾把持力・足関節背屈角度・股関節屈曲筋力・踵殿間距離は介入群で有意に改善していた．

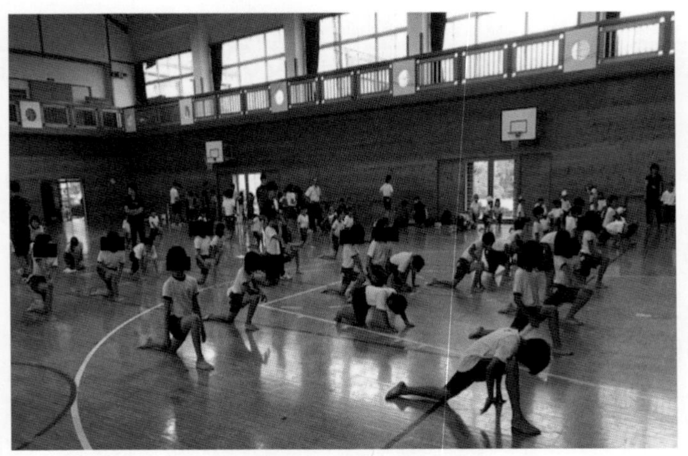

図1 学校における下肢ストレッチング指導風景

C. 隠岐の島町中学校での事例[3, 4]

平成25（2013）～29（2017）年に学校における運動器検診を実施した隠岐の島町内の中学校4校のべ1,743人を対象にスポーツ傷害のある生徒への保健・運動指導を行うことの有効性と課題を明らかにする目的で実施した．運動器検診はマークシート式問診票を用いた一次検診によってスクリーニングし，要精査な生徒を抽出した．平成25（2013）～26（2014）年次には，整形外科専門医がその場で簡易的な静的なストレッチングとコンデショニング指導を数分程度行った．平成27（2015）～29（2017）年次には理学療法士が帯同し，整形外科医が検診結果をもとに理学療法士に指示を出し，柔軟性や筋力，アライメントの評価を行い，コンデショニングの指導を生徒に行った．複数名の理学療法士が生徒1人に対して10～15分の指導を行った．

その結果，学校全体のスポーツ傷害の推定有病率は10～20%であって，理学療法士が介入しても有病率は低下しなかった．しかし，医師による簡易的な指導では同じスポーツ傷害が継続している生徒の割合は24～38%であったのに対し，理学療法士が介入した場合には10～12%と有意に低下した．医師による簡易指導と理学療法士介入での有病率は膝疾患ではそれぞれ17%と15%で差がなかったものの，脊椎疾患ではそれぞれ33%と8%，肩疾患で38%と0%，肘疾患で50%と0%，足・足関節疾患で23%と9%で，理学療法士介入後に有意に減少した．学校全体のスポーツ傷害の推定有病率が減少しなかったのは，新入生でのスポーツ傷害罹患者がいることと，他部位でのスポーツ傷害の発生があることが考えられる[3, 4]．

令和5（2023）年度からは隠岐の島町および隠岐の島町教育委員会と連携し，中学校4校の全校生徒約300人を対象にして，夏休み明け9月に4校に訪問し，運動器検診を行い要精査者を抽出して，1学期に指導した生徒を継続して指導した．10月以降も毎月訪問日が決定しており，個別指導を継続するとともに部活動への介入，教員・指導者への講習会が予定している．12月には整形外科医師，スクールトレーナー，養護教員が集まり振り返りの会を実施する予定である．

D. 大田市内での小・中学校の事例

大田市の自治体と教育委員会と連携して本事業を行った．中学校の 1 年生約 150 人，小学校 2 校 6 年生約 120 人を対象にして，令和 5（2023）年 9 月に 3 校を訪問し，1 学期の運動器検診で要指導となった生徒に対し個別指導を継続した．また 3 校ともに「姿勢と睡眠の重要性」をテーマとした授業を実施した．運動器の重要性やスポーツ傷害の予防や治療について講義した．加えて正しい姿勢を身につけるのに必要な柔軟性を獲得するための静的ストレッチングの実技講習を実施した．また，対象校以外の学校からも教育委員会を通して講演の要請が多数あり，小学校 2 校で上記授業と同様の内容で講演を実施した．

以上から理学療法士による学校における児童生徒等の運動器・運動器疾患に対する保健・運動指導は有用と考えられ，認定スクールトレーナー制度の確立が望まれる．

文献

1） 門脇　俊，他：学校における理学療法士による運動指導の効果　スクールトレーナー制度を見据えて．日臨スポーツ医会誌 **24**：438-442, 2016
2） 芹田　祐：理学療法士による小学校児童への運動指導の効果．島根大学大学院医学研究科修士論文，2018
3） 門脇　俊，他：理学療法士をスクールトレーナーとして活用する学校運動器検診の効果と課題．JOSKAS **45**：544-545, 2020
4） 門脇　俊，他：疾患別にみた学校運動器検診におけるスクールトレーナーの有効性と課題．日臨スポーツ医会誌 **30**：244-247, 2022

9 島根県雲南市の事例

A. 組織・機関の連携体制

島根県雲南市は，人口35,163人（2023年10月末）で，市内17小学校の児童総数が1,649人，5中学校の生徒総数が876人（2023年5月現在）の地域である．2023年度内での事業実施に向けて，4月以降，身体教育医学研究所うんなん職員（雲南市健康福祉部管理職）が調整役となり，教育委員会，雲南市校長協議会，雲南市養護教諭部会（本市全小中学校養護教諭），雲南市立病院リハビリテーション技術科，同病院総務課とそれぞれ協議を重ね，事業趣旨の周知説明および理解促進と持続可能な事業展開のための連携協働体制の構築を進めた．

B. 対象と時期

基本的にこのような事業の提案と実施には，学校が次年度の1年間の授業と各種行事を立案する時期の前に調整をしておかなければならない．当市では，2023度4月から当事業の準備にとりかかったことから，学校の種々状況に十分配慮することを大前提に，学校を中心とする行政＝学校＝病院間の連携協働体制の構築を重視して，**表1**のとおり年度内のモデル事業の実現に向けた調整を進めた．

表1 島根県雲南市における2023年度モデル事業実施に向けた連携組織・機関との調整経過

5月	教育委員会学校教育課長：趣旨説明
6月	市養護教諭部会長：趣旨説明
	市立病院リハビリテーション技術科長：趣旨説明，派遣調整
	市立病院総務課地域連携担当職：趣旨説明，派遣調整
7月	市三役（市長，副市長，教育長）：趣旨説明
	教育長：実施方法相談
	市立病院院長，副院長：経過共有
	養護教諭部会長，副会長：経過共有，今後の相談
8月	市養護教諭部会：市内全小中学校養護教諭対象に趣旨説明
9月	市小学校教頭：趣旨説明，意見交換
	教育委員会（教育長，統括監，学校教育課長）：経過共有，今後の相談
10月	市校長協議会（市内全小中学校長）：趣旨説明，意向調査の依頼
11月	市内全小中学校対象実施意向調査
12月	教育委員会協議（統括監，学校教育課長）：意向調査結果共有，モデル校選定
	市校長協議会：意向調査結果報告
	市立病院リハビリテーション技術科長：意向調査結果報告，今後の相談
	市立病院総務課地域連携担当職：意向調査結果報告，今後の相談
	モデル校との協議開始
1～3月	小中各1校（計2校）にてモデル事業実施・今年度の振り返り

C. 教育方法・内容

モデル事業の具体的な教育方法·内容として，各学校への意向調査では，「出前講座（80%）」，「保護者等向け講演会（73%）」，「教職員向け研修（60%）」，「部活動指導（50%：中学校のみ）」，「個別相談（33%）」の順に希望が高い結果となった（22校中15校回答）．また，学校現場として関心のある内容は，「基本動作や姿勢の指導（93%）」，「身体の上手な使い方（73%）」，「スポーツ活動や日常生活でのけが・故障予防（67%）」，「小児期からの骨粗鬆症・ロコモ予防（47%）」，「生涯にわたる運動器疾患予防（33%）」の順であった．

筆者らの所属機関（雲南市立病院・身体教育医学研究所うんなん）では，これまで出前講座等の教育活動を学校と連携しながら行ってきた経過があり，こうした経験や関係性を基盤としつつ，以上の意向調査の結果も踏まえながら，学校とのモデル事業実施に向けた検討を進めた．

D. 評価・感想

当市では，教育委員会・子ども政策局・健康福祉部が連携し，幼児の運動遊びの促進や体力測定結果の評価・分析にもとづく幼保施設・家庭支援，児童生徒等の各種調査（学力・生活・体力・学校保健統計等）データの連結・分析にもとづく学校支援に力を入れている．こうした基盤があることは当市における大きな強みの1つであり，今後の事業展開や成果の多面的な評価等のPDCAサイクルの各局面において，有益に機能していくと考えている．

島根県内では，すでに大田市や隠岐の島町において，島根大学の整形外科医を中心とする事業が展開され，とりくみの充実が図られている．これまでのとりくみから，中学校では膝を痛めるバスケットボール部員が多く，全体的に柔軟性が低い傾向が指摘されている[1]．運動・スポーツにとりくむ児童生徒等だけではなく，より多くの児童生徒等に運動器に対する関心を高めてもらえるよう，彼らの学校での様子やさまざまな状況を事前に把握しながら，学校の先生方と整形外科医・理学療法士がよく情報共有と相談をして，入念に計画を立案していく必要がある．具体的には，教育の現場であることを念頭に，児童生徒等に課題を認識させるだけでなく，能動的な学修参加へとつながるよう，運動器のチェックやストレッチングなどによる体験を重視し，その上で児童生徒等が自ら気づき・考え・実践へとつなげられるようなワーク形式を充実させたいと考えている．

E. 今後の実践への提言

学校現場に限らず，新しいとりくみの導入には入念な準備・調整が不可欠であり，一足飛びにはいかない．いくら根拠や論理に基づく正当性を示し，とりくむ大切さや重要性を伝えたとしても，それだけで事業の理解や実際の協力を得ることは難しい．新しいとりくみへの理解や協力を得るには，相手の立場や状況をよく踏まえた上での地道な「対話」と，共に事業創出に立ち向かえるだけの「信頼関係づくり」が欠かせない．

各組織や立場を超えて連携するためには，さまざまな「溝」，「壁」，「距離」を乗り越えながら各所をつなげる努力を惜しまない姿勢も求められよう．そのためには，実際に参画する医師，理学療法士，学校教師，調整役がそれぞれに有する「目標や理念」，「立場や役割」，「計画や予定」をよく理解・共有しながら地道に事を進めていく必要がある．これには時間と労力がかかるものの，多分野・多職種での事業発展と継続において避けては通れない大切なプロセスである．これからとりかかる全国諸氏にも，当モデル事業を新たな価値創造のための「草の根的活動」ととらえ，粘り強く着実に歩みを進められることを同志としてお願いしたい．

文献

1）山陰中央新報：広がるスクールトレーナー　島根　小，中学生のケガ予防．2023 年 11 月 16 日掲載

10 愛媛県西条市の事例

近年，運動不足からの運動器機能不全と運動過多によるスポーツ障害という二極化が進行しており，両者による運動器疾患・障害を低減することは非常に重要である[1]．学校での児童生徒等に対して理学療法士（PT）が保健指導的な役割を果たし，運動器疾患・障害の予防教育を実施する活動として，運動器の健康・日本協会が推進している，PT が学校に出向く「スクールトレーナー制度」のモデル事業のとりくみを実施している[2]．本項では，愛媛県西条市において実施した活動について報告する．

A. 対象と方法

2022 年度において愛媛大学，愛媛県西条市教育委員会と連携し，モデル指定校として選定された西条市内 A 小学校 4 年生計 66 人（男子：30 人，女子：36 人）を対象とした．事前に児童・保護者にアンケートを配布し，スポーツ歴やこれまでの障害・けがについて，家庭で記入を依頼した．運動器の測定項目は両上肢挙上，肩関節水平内転，finger floor distance（FFD），しゃがみ込み，straight leg raising（SLR），heel buttock distance（HBD）であった．整形外科医 1 人，大学教育学部教員 1 人，PT 8 人で担当した（**図 1**）．事前アンケートと運動器機能評価結果をもとに医師による診察を実施した．運動機能チェックの評価基準は，**図 2** のように判定した．

事前アンケート結果に対し，運動器機能評価結果を体育授業以外の運動活動の有無で比較検討した．ケガの既往は χ^2 検定，その他は t 検定にて比較し，危険率 5% 未満をもって有意差ありと判定した．

また，2022 年 10～3 月までに，PT による体育授業開始から 5～10 分のストレッチング指導を計 16 回実施し，延べ 41 人の PT が参加した（**図 3**）．

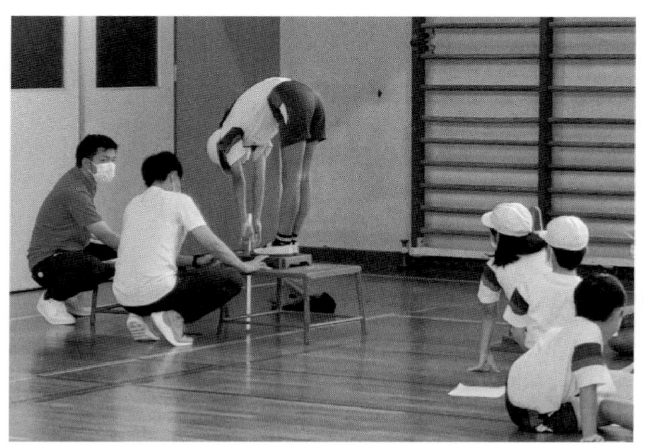

図 1 初回の運動器機能チェック

1. 肩挙上

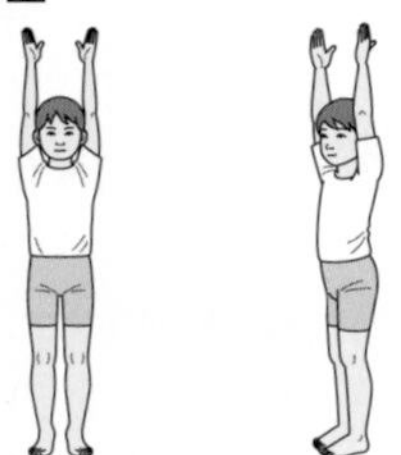

肘を伸ばして，できるだけ耳につける

0：正常　　（耳につく：完全挙上可能：約 180°）

1：やや制限あり　　（耳につかない：上肢と耳：5 cm 以内）

2：かなり制限あり　　（耳につかない：上肢と耳：5 cm 以上）

2. 肩関節水平内転

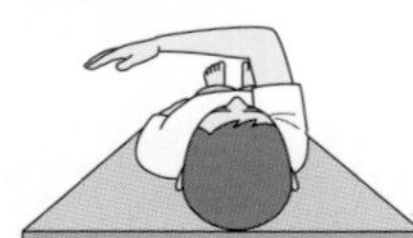

※肩甲骨を固定した状態，Active で測定

0：正常　　（肘が鼻［正中］の位置まで可能）

1：やや制限あり　　（肘が鼻［正中］の位置まで行かない）

2：かなり制限あり　　（肘が肩関節あたりで制限される）

仰臥位で肩甲骨を固定し，他動的肩水平内転を行い可動域の左右差を判定する．正常であれば，検側の肘が体幹正中（あごの位置）まで動く（柔らかい生徒では対側のベッドに手が接触）．この検査は，肩甲帯周囲筋の筋緊張など筋組織の状態を評価している．

3. finger floor distance（FFD）

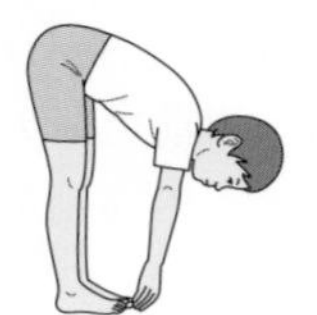

手指を静止できる状態で指先と床の距離を測定（cm）

床以上：プラス（+）表示とする．

床につかない：マイナス（−）表示とする

4. しゃがみ込み

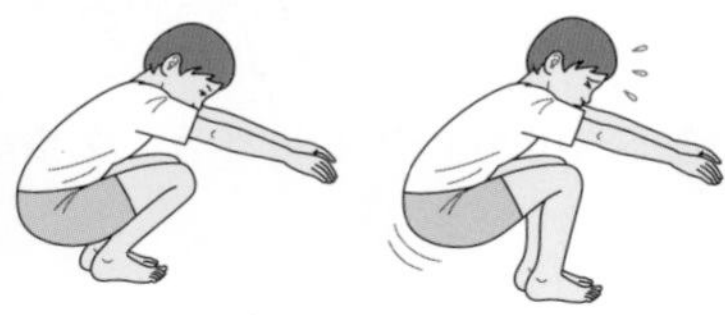

両足をそろえて，両手を前に出して，しゃがみ込む

0：可能　　（踵が床に着いた状態でしゃがめる）

1：踵を上げると可能　　（踵が浮くが，しゃがめる）

2：不可　　（後方に倒れる）

5. straight leg raising（SLR）

Passive で first stop の角度を測定（°）

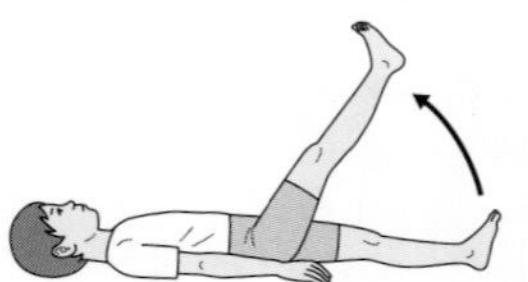

また 3 段階での評価は以下のとおりとした．

0：正常　　（90° 可能）

1：やや制限あり　　（70° 程度の軽度の制限）

2：かなり制限あり　　（70° 以下の強い制限），

6. heel buttock distance（HBD）

Passive で first stop の色線の距離を計測（mm）

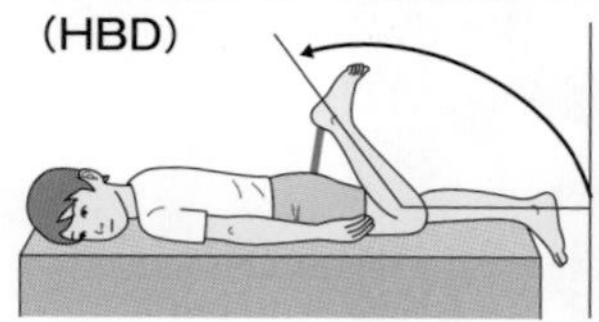

また，3 段階での評価は以下のとおりとした．

0：正常　　（0 cm）

1：やや制限あり　　（握り拳 1 つ分：約 10 cm 程度の制限）

2：かなり制限あり　　（10 cm 以上の制限）

図 2　運動機能チェックの評価基準

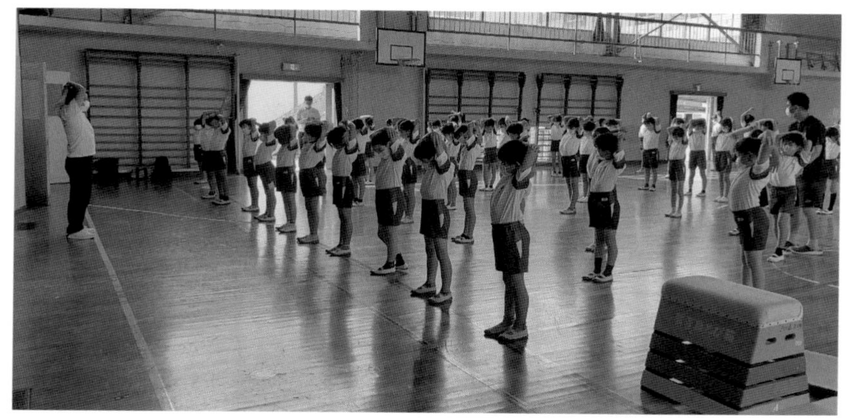

図3 PTによるストレッチング指導

●説明と同意

検診実施前に小学校校長より対象児童保護者宛てにモデル事業に関する説明文を配布し，同意書にて同意を得た児童を対象に実施した.

B. 結 果

1 初回アンケート調査の結果

運動部活動やスポーツクラブへの加入の有無は，あり群：36 人（54.5%）で，なし群：30 人（45.5%）であった．これまでに運動器のけがや 2 週間以上続いた支障の有無について，運動活動あり群が 13 人（36%），なし群 1 人（3%）と，運動活動あり群の方が有意に多かった.

2 初回運動機能評価の結果

HBD の右側では，運動活動あり群平均 1.3 cm，なし群平均 0.56 cm とあり群が大きかった（$P<0.05$）が，その他の項目では統計的な有意差は認められなかった.

3 介入 6 ヵ月後の運動機能評価の結果

2023 年 3 月中旬に，初回と同様の運動器機能検査を行い，初回の結果との比較検討を行った（t 検定）．初回と最終日ともに出席して，検査することができたのは，58 人（男子 24 人，女子 34 人）であった．その結果，SLR は，初回よりも有意に改善していたが，他の項目は変化が見られなかった.

4 予防啓発活動

西条 A 小学校におけるコミュニティースクールの一環としての参観授業として，整形外科医と PT による運動器疾患・障害に対する予防啓発活動を実施した.

●期 日

2023 年 9 月 29 日（金）13：35〜14：25 の 5 時限目で

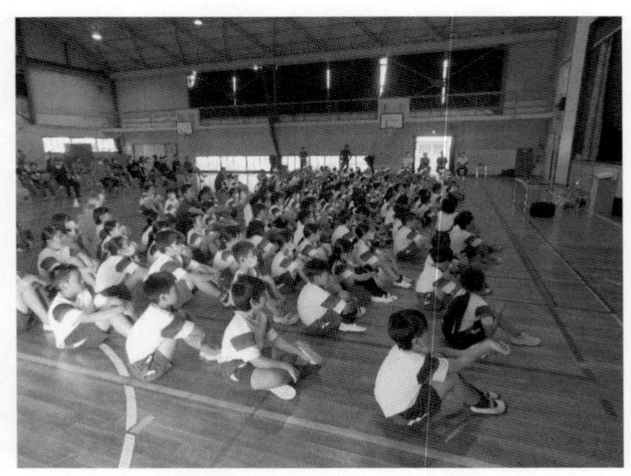

図 4　整形外科医による講義を聞く児童

① 13：35〜14：00 整形外科医による「子どもの正しい姿勢と運動器障害」の講義（**図 4**）
② 14：00〜14：25 PT によるストレッチングの実際と解説　実演 1 人，直接指導 2 人を実施した．

場所は西条 A 小学校体育館で，参加者は小学 4・5 年生計 147 人，教職員 8 人，保護者約 70 人であった．まず，正しい立位と坐位姿勢について図を使用し説明し，不良姿勢はどのような悪影響があるかと，よい姿勢を保つための体操について説明した．小学生高学年に多い運動器障害として，オズグッド・シュラッター（Osgood-Schlatter）病，シーバー（Sever）病や成長期に多くなる腰椎分離症などについて説明した．また，アイシングの方法についても図説した．

C. 考　察

介入前の検査では，運動習慣のある児童は，ない児童に比べ，これまでに運動器のけがや 2 週間以上の支障が多く高頻度に生じていた．運動習慣のある児童は，HBD において右側では下肢のハムストリングスの柔軟性の低下が見られた．SLR では，平均が両群ともに約 70° と低下しており，ハムストリングスや大腿四頭筋の柔軟性低下が考えられ，運動習慣がけがや柔軟性低下に影響を及ぼす可能性も示唆された．

本事業では初回の結果にもとづいて，体育授業開始時に PT が学校へ出向き，運動器検診評価結果をもとに柔軟性が低下傾向にある，大腿四頭筋，ハムストリングス，腓腹筋などに重点的なストレッチング指導を実施した．ストレッチングの種類については小学生でも継続してとりくみやすいことを考慮し，1 人でできる簡単で安全な静的ストレッチングを選択した．

また，ストレッチング指導前と後の運動器のチェックの結果，SLR は軽度改善しており，成長期になるにつれて柔軟性の低下が見られることを考慮すると，一定の効果は見られたと判断した．しかし，6 ヵ月という比較的短期では，ストレッチング効果は限定的なものであると考えた．ストレッチング指導の内容を含めて検討し，さらに長期にわたっての評価が必要である．

2023年度は，子どもの運動器疾患・障害についての知識を子どもだけでなく，学校関係者である教職員や保護者が共通認識を高め，その適切な対応をスムーズに施すことができるように，コミュニティスクールの一環として参観授業の形式で実施した．前半は整形外科医が講義形式で解説し，後半はPTがストレッチングを実演しながら，直接指導を実施した．

子どもは頸部痛や背部痛を訴えることが多いと報告されている[3,4]．この一因として，スマートフォンやゲーム機器の普及により，いわゆる猫背（胸椎後わん）の子どもが多くなり，正しい姿勢を保っていないことが多いことが考えられている．そこで，運動器疾患・障害に加えて，姿勢についての正しい理解とその指導は重要であり[5]，全国各地で実施されることが望ましい．

謝辞：済生会西条老人保健施設いしづち苑 木俵　拓夢，住友別子病院　増田　真士，森　政基，星加　純志，国田　尚大，中野　僚也，訪問看護ステーションおれんじ 青野　寛，船口　美里，ながやす整形外科クリニック　加地和正理学療法士の皆様および愛媛大学教育学部　日野克博教授のご協力に深謝いたします．

文献
1）運動器の10年・日本協会：学校における運動器検診体制の整備・充実事業に関わる資料集成（平成17/2005年度～平成26/2014年度），運動器の10年・日本協会，東京，2015
2）門脇　俊，他：疾患別に見た学校運動器検診におけるスクールトレーナーの有効性と課題．日臨スポーツ医会誌 **30**：244-247, 2022
3）Wirth B, et al：Spine day 2012：spinal pain in Swiss school children-epidemiology and risk factors. BMC Pediatr **13**：159, 2013
4）Dolphens M, et al：Sagittal standing posture and its association with spinal pain：a school-based epidemiological study of 1196 Flemish adolescents before age at peak height velocity. Spine **37**：1657-1666, 2012
5）Czaprowski D, et al：Non-structural misalignments of body posture in the sagittal plane. Scoliosis Spinal Disord **13**：6, 2018

11 佐賀県神埼市の事例

A. 組織・機関の連携体制

佐賀大学医学部附属病院は，長年，佐賀県療育相談嘱託医として保健所における子どもの運動発達や運動器疾患・障害などの相談を受けてきている他，学校側わん検診などにも参加してきた．平成 29（2017）年度は，佐賀市学校保健会研修会への派遣依頼を受け，リハビリテーション科医師を講師派遣し「運動器検診の活かし方」のテーマで講義を行った．令和 5（2023）年度は，佐賀県教育委員会事務局保健体育課より令和 5 年度養護教諭研修会への派遣依頼を受け，リハビリテーション科医師を講師派遣し「児童生徒等の運動器の健康につながる運動器検診～認定スクールトレーナー制度を展望して～」のテーマで講義を行った．

なお，佐賀県内の小学校，中学校，高校の現状は次に示すとおりである[1]．

1 学校数

・小学校，中学校，高校とも，前年度より 1 校減少している．

・特別支援学級のある学校は，小学校は前年度より 3 校増加し全学校に占める割合は 91.4%，中学校は増減なく全学校に占める割合は 83.5%である．

2 学級数

・小学校で前年度より 32 学級（1.4%）増加，中学校で 21 学級（2.2%）増加している．

・特別支援学級は前年度より，小学校で 58 学級（9.2%）増加し全学級数に占める割合は 30.1%，中学校で 28 学級（11.7%）増加し全学級に占める割合は 27.2%となっている．

3 児童生徒数

・前年度より，小学校で 406 人（0.9%）減少，中学校で 196 人（0.8%）減少，高校で 368 人（1.6%）減少している．

・1 学級あたりの児童生徒数は，小学校で 19.1 人で前年度より 0.4 人減少，中学校で 23.7 人で前年度より 0.7 人減少している．

4 教員数

・前年度より，小学校で 29 人（0.8%）増加，中学校で 9 人（0.4%）減少，高校で 16 人（0.8%）減少している．

・教員（本務者）1 人あたりの児童生徒数は，小学校で 12.4 人であり前年度より 0.2 人減少，中学校で 10.9 人であり前年度より 0.1 人減少，高校で 11.1 人であり前年度より 0.1 人減少している．

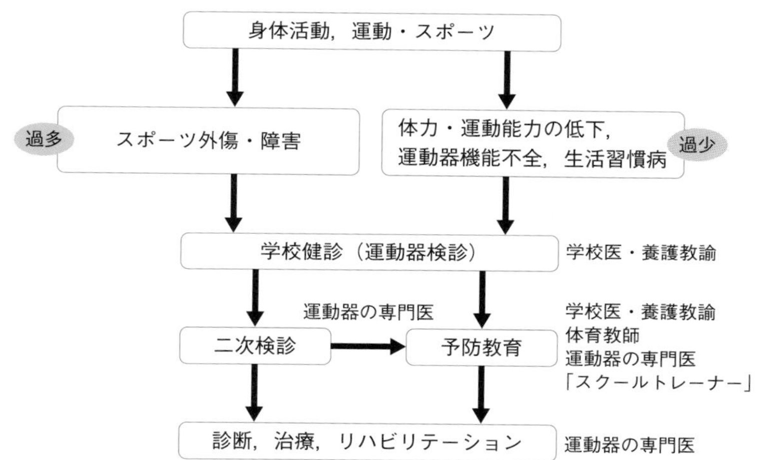

図1 子どもの運動・スポーツと身体の二極（二分）化への対応
運動器の健康・日本協会資料より
[「運動器の10年日本委員会」（現「運動器の健康・日本協会」）（監）：学校における運動器検診ハンドブック—発育期のスポーツ障害の予防，南江堂，東京，p.7, 2007を元に作図されたもの（2024年6月5日版）]

B. 対象と時期，教育方法・内容

1 対　象

小・中・義務教育学校・高等学校および特別支援学校の養護教諭，養護助教諭および養護を司る主幹教諭（約300人）．

2 時　期

日時：令和5年8月21日（月）　13：30〜16：30
場所：神埼市中央公民館　講堂

3 教育方法

令和5年度養護教諭研修会にて，佐賀大学医学部附属病院リハビリテーション科浅見豊子診療教授が「児童生徒等の運動器の健康につながる運動器検診〜認定スクールトレーナー制度を展望して〜」のテーマで講義を行った．

4 内　容

「なぜ学校健診に運動器検診が導入されたのか？」に絡め，児童生徒等の運動習慣の二極化などを含めた運動器への理解（**図1**），運動器検診の目標や事後措置などにおける連携，そしてそれにつながる「認定スクールトレーナー制度」のモデル事業の内容の話をした．

C. 評価・感想

佐賀県教育委員会事務局保健体育課健康教育の担当者より，「症例やＸ線など，貴重な事例の提示があり大変勉強になった．若い養護教諭も増えており，研修会の話を参考に今後とりくんでもらいたい」という感想を得ることができた．

D. 今後の実践への提言

少子化さらには近年子どもの心身に生じている疾病といった世の中の変化の中で，児童生徒数，教員数，支援学級数といった学校の体制も変わってきている．そのような社会状況も踏まえて，運動器領域においても学校と医療職とが連携をより強めて子どもたちにかかわっていくことが，子どもたちのよりよい成長にプラスにつながっていくものと考える．

文献

1） 佐賀県さが統計情報館：令和4年度（2022年度）学校基本調査（確報）<https://www.pref.saga.lg.jp/toukei/kiji00384266/index.html>（最終確認：2024年4月30日）
2） 文部科学省スポーツ・青少年局学校健康教育課（監）：児童生徒等の健康診断マニュアル平成27年度改訂，日本学校保健会，東京，2015年
3） 運動器の健康・日本協会：「スクールトレーナー制度」について <https://www.bjd-jp.org/trainer>（最終確認：2024年4月30日）

巻末資料

01 ストレッチングの方法

A. 静的ストレッチング（static stretching，スタティック・ストレッチング）

筋の柔軟性運動器検診項目による身体チェックにて，「手のひらを上に向けて腕を伸ばしたとき，完全に肘が伸びないことがある」，「バンザイしたとき，両腕が耳につかない」，「立位で体前屈しにくい」，「足の裏を全部床につけて完全にしゃがめない」[1]など基本動作ができない児童生徒が見られる．その原因として，筋の柔軟性低下による関節可動域制限が関係している場合が多い．

その予防対策としては，静的ストレッチングが推奨されている[2]．反動や弾み，他者の強い力を借りないでゆっくり伸ばして，最大に伸ばした姿勢で止めて維持することにより柔軟性を高める運動のことである．一般的な静的ストレッチングの原則は，①息は止めない，②反動はつけない，③気持ちのよい範囲で，④15〜30秒程度同じ姿勢を保つ，⑤伸ばす筋肉を意識して行う，などが挙げられる．

その改善対策としては，筋の柔軟性低下部位に対する静的ストレッチング種目を1日に合計60秒以上（例：20秒×3セット），週に5日以上の継続実施が勧められている[3]．

1 学校の休み時間など，どこでも行える代表的な静的ストレッチング種目[4]

a. 腕を前に伸ばしたとき，腕の筋が突っ張って，肘が伸びにくい場合（図1）

●腕の筋のスレッチング

一方の手のひらを上に向け，肘をできるだけのばし腕を前方に上げる．反対側の手で指を保持し，ゆっくりと手関節を引っ張り保持する（両手，**図2**）．

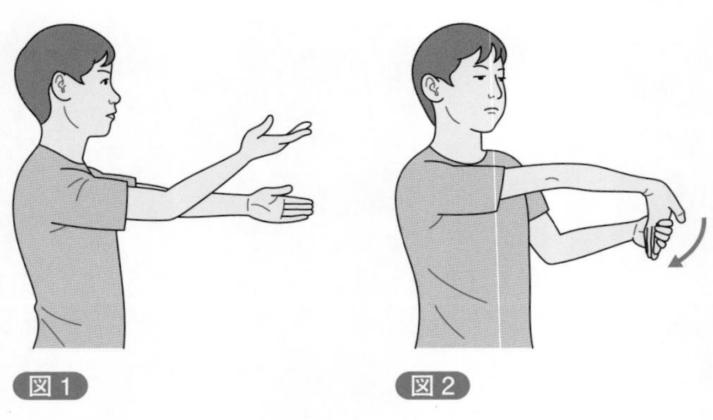

図1　図2

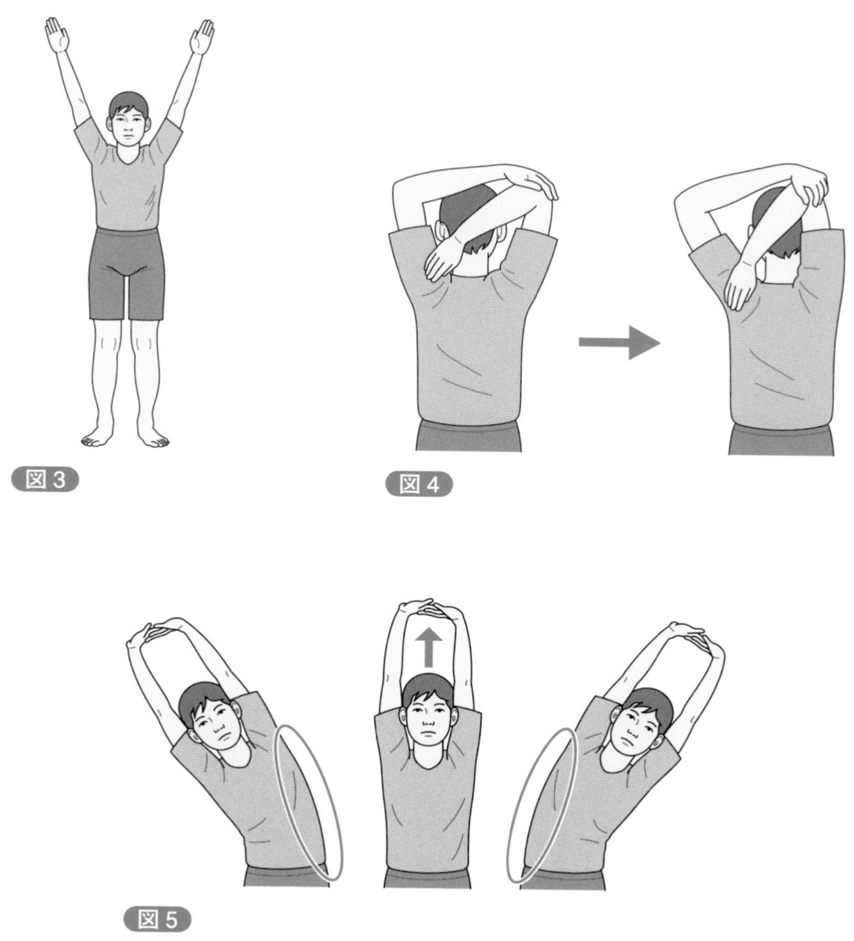

b. バンザイをしたとき，肩・腕・背中の筋突っ張って，腕が耳につかない場合（図3）

●肩・腕・背中の筋のストレッチング

①一方の腕の肘を曲げたまま，腕を耳の横まで上げる．反対側の手で上げた腕の肘を保持し，頭部後方に軽く引く（両腕，**図4**）．

②両手を組み，ゆっくりと腕を挙げ真上に伸ばす．次に挙げた両手を左右にゆっくりと倒す（**図5**）．

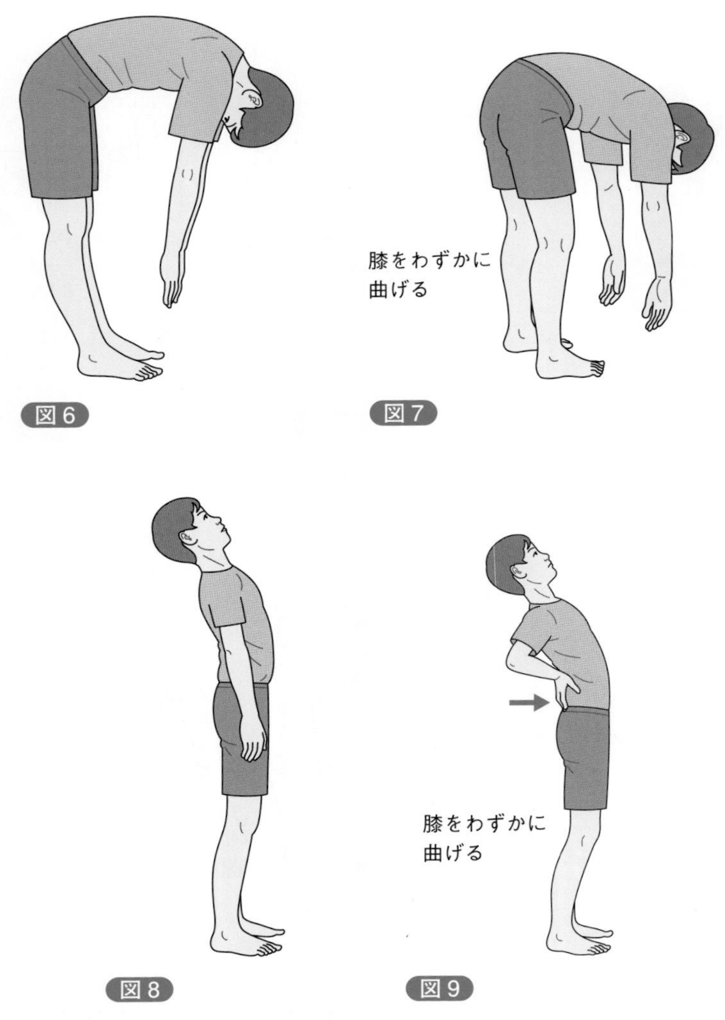

図 6　図 7　図 8　図 9

c. 身体を前に曲げたとき，背中・腰・殿部・大腿後の筋が突っ張って指先で床を触れない場合（図 6）

●背中・腰・殿部・大腿後のストレッチング

肩幅くらいに足を開き，つま先を前に向けた姿勢からはじめる．膝を軽く曲げ，股関節を屈曲させながら上半身をリラックスさせ，手を床に近づけ保持する（**図 7**）．

d. 胸や腹の筋が突っ張って，身体を後ろに反らせにくい場合（図 8）

●胸・腹のストレッチング

膝を軽く曲げて立ち，両手を腰にあてる．このとき指は床の方向に向ける．軽く腰を前に押しながら上半身を反らし，保持する（**図 9**）．

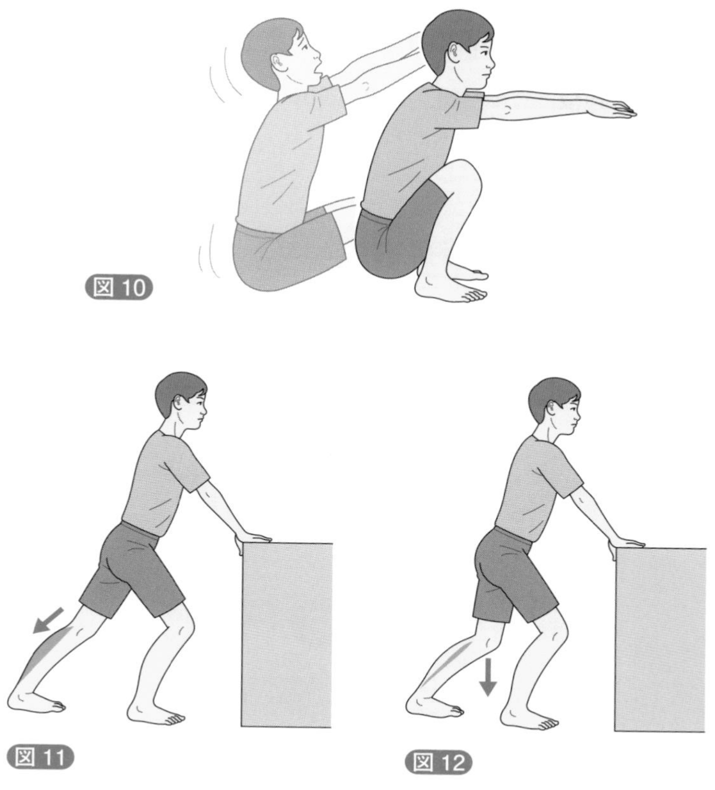

e. 下腿後の筋（ふくらはぎ）が突っ張って，しゃがみ姿勢を保持できない場合（図10）

●下腿後の筋（ふくらはぎ）のストレッチング

①腓腹筋に対しては，伸ばす方の足を後ろに引き，膝伸展位でふくらはぎを伸ばし，保持する（両足，**図11**）.

②ヒラメ筋に対しては，伸ばす方の足を後ろに引き，膝屈曲位でふくらはぎを伸ばし，保持する（両足，**図12**）.

2 運動・スポーツ前・後に行う代表的な静的ストレッチング部位

①頸：僧帽筋
②肩：三角筋
③腕：上腕二頭筋・上腕三頭筋・前腕筋
④胸：大胸筋
⑤腹：腹直筋・内腹斜筋・外腹斜筋
⑥背中：広背筋・脊柱起立筋
⑦腰：腸腰筋・腰方形筋
⑧殿部（お尻）：大殿筋・中殿筋・梨状筋
⑨大腿（太もも）：大腿四頭筋・ハムストリングス・大腿筋膜張筋・内転筋
⑩下腿後（ふくらはぎ）：腓腹筋・ヒラメ筋

B. 動的ストレッチング（dynamic stretching，ダイナミック・ストレッチング）

筋肉を関節運動により伸張と短縮を繰り返すストレッチングである．運動・スポーツ前の準備運動（ウォーミングアップ）にとり入れられている．パフォーマンス向上効果[5]やスポーツ外傷・障害の予防効果も期待されている．

1 動的ストレッチング種目の参考例[6]（図 13）

1
Step. 1
リズムよく横移動
股関節と肩周辺の柔軟性を高める
サイドステップ
Step. 2
からだの前で手を合わせる
サイドステップ＋腕
2
Step. 1
歩きながら前足を大きく踏み出す
太ももやお尻，体幹を強くし，股関節の柔軟性を高める
ランジ
Step. 2
腕も上下に動かす
ランジ＋腕
3
Step. 1
横移動しながら足を前後に交差する
股関節・太もも・体幹の柔軟性を高める
カリオカステップ
Step. 2
同時に腕回しを行う
カリオカステップ＋腕
4
Step. 1
リズムよく行う
肩周辺の柔軟性を高める
スキップ
Step. 2
横向きで進む
サイドスキップ
5
Step. 1
膝を前に引き上げ外側に回す
体幹を強くし，股関節の柔軟性を高める
ヒップアウト
Step. 2
膝を内側に回す
ヒップイン
6
Step. 1
片脚でバランスを保つ
股関節の柔軟性を高める
飛行バランス
Step. 2
2 秒程度つま先に触れる
ダチョウバランス
7
Step. 1
肩甲骨を大きく動かす
お尻・太ももの柔軟性を高める
体の前で手拍子スキップ
Step. 2
腕を前後に動かす
体の前後で手拍子
8
Step. 1
股関節を前後に大きく動かす
股関節，太もも腰周辺の柔軟性を高める
スイングステップ
Step. 2
つま先が指に触れるように引き上げる
つま先タッチ

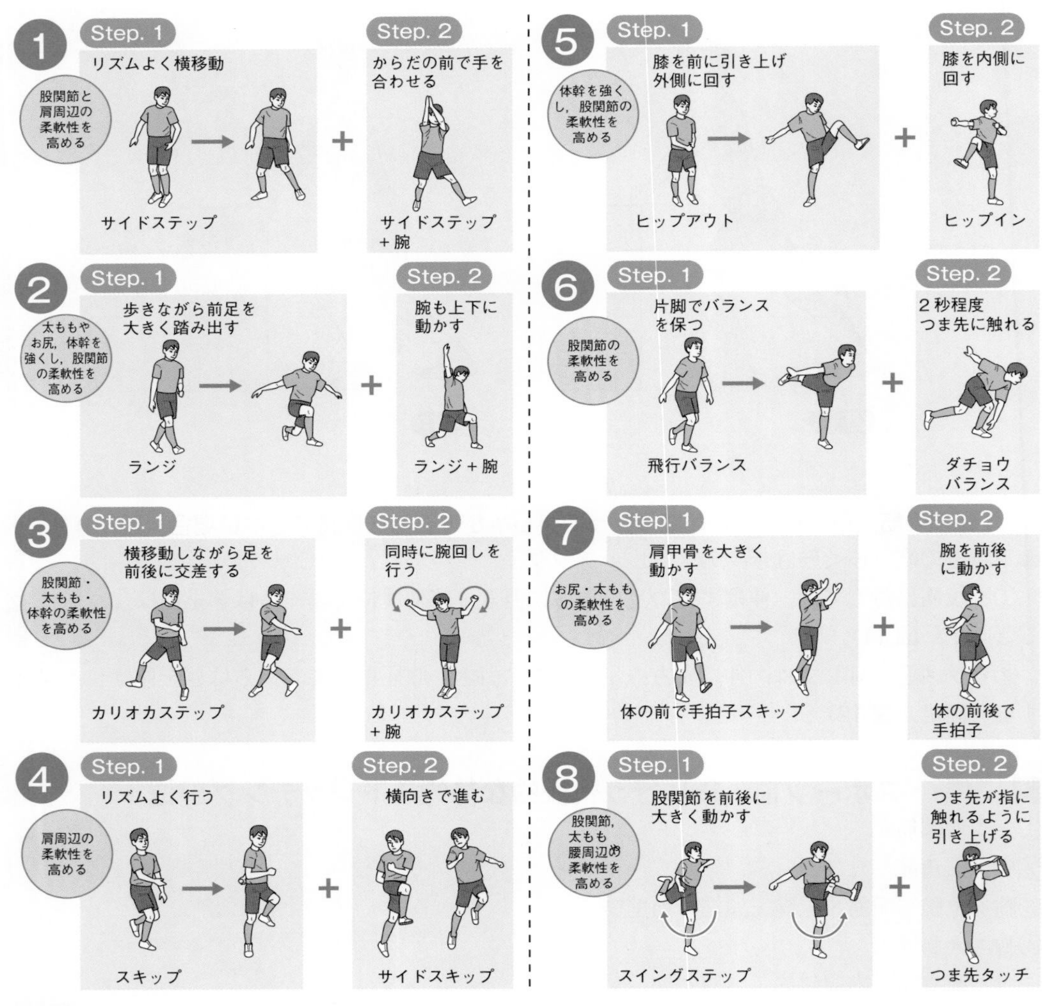

図 13

文献

1）文部科学省スポーツ・青少年局学校健康教育課監修：児童生徒等の健康診断マニュアル 平成27年度改訂，日本学校保健会，東京，pp.27-28, 2015
2）小室史恵，他（監）：STRETCHING Bob Anderson IIlustrated by Jean Anderson ストレッチング，ナップ，東京，2004
3）Thomas E, et al：The relation between stretching typology and stretching duration：the effects on range of motion. Int J Sports Med **39**：243-254, 2018
4）運動器検診の手引作成委員会：子供の運動器の健康—学校における運動器検診の手引，日本学校保健会，東京，p.14-25, 2022
5）Fletcher IM：The effect of different dynamic stretch velocities on jump performance. Eur J Appl Physiol **109**：491-498, 2010
6）武藤芳照（監）：ケガを防いでたくましい子どもを育てよう，身体教育医学研究所うんなん，雲南市，pp.16-17, 2014

02 アイシングの方法

A. アイシングの適応

けがの直後に氷で冷やし，血管を収縮させて炎症症状を抑え，腫れや痛みを最小限にくいとめる目的で行われる[1,2].

炎症症状とは，外傷（ぶつける・ひねる）などがきっかけで，身体の組織が損傷すると生じる生体反応のことである．炎症症状とは，腫脹（腫れている），熱感（熱をもっている），発赤（赤くなっている），疼痛（痛みがある，運動機能障害［動かしにくい］）である（**図 1**）．特に受傷後 72 時間は「急性炎症期」とされ，アイシングが推奨されている（**図 2**）[3].

B. アイシングの方法

①冷却温度は，氷点下であると凍傷になる恐れがある．家庭用の冷凍庫で作製した氷は 0℃以下に凍っている場合があるので，取り出してすぐに使用はせず，表面が溶けはじめてからか，水と混ぜて使用をするようにする．

②冷却時間は，急性外傷・スポーツ障害ともに 15〜20 分程度の実施が望ましい．アイシングを実施すると，1）強い冷感，2）灼熱感，3）疼痛，4）感覚消失の順で感じ，感覚が消失するまでに 20 分程度といわれており，感覚がなくなったら 1 セット目を終了する．

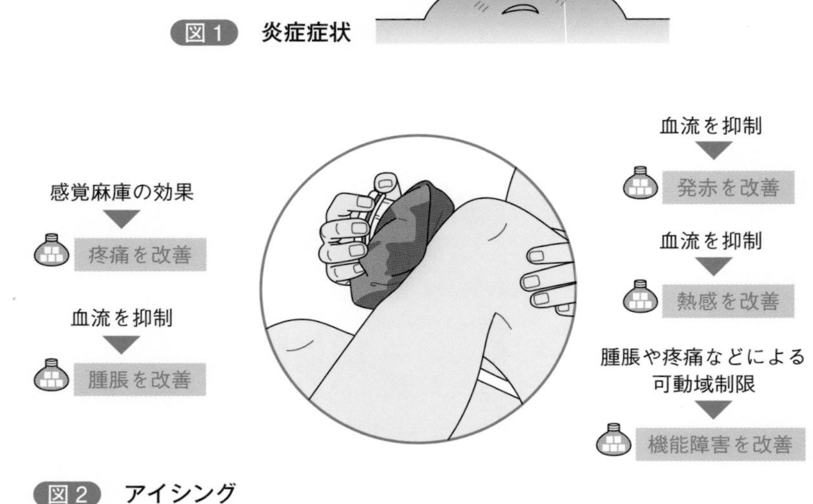

図 1 炎症症状

図 2 アイシング

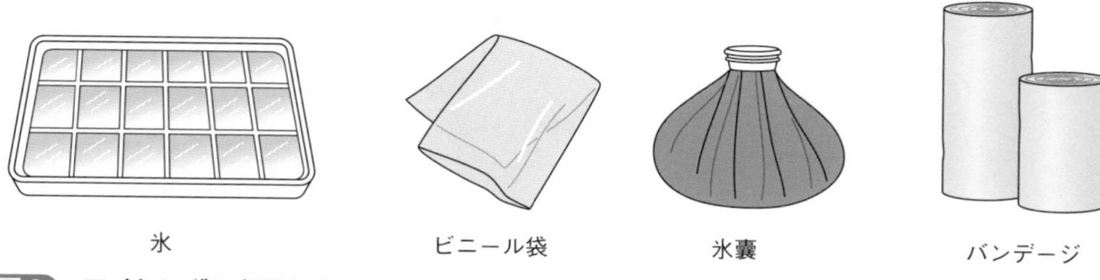

図3 アイシングに必要なもの

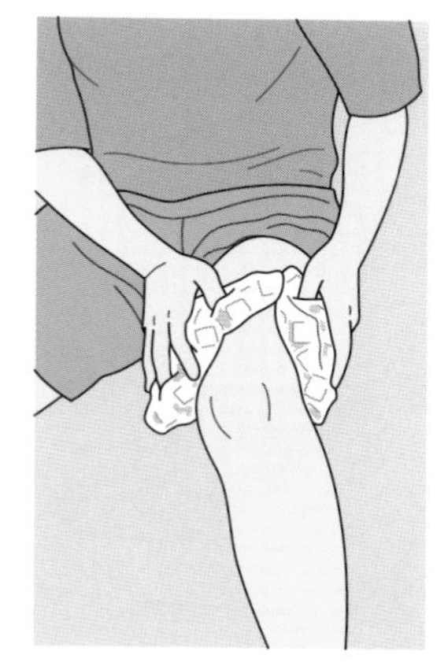

図4 アイスパックのあて方

③冷却時間のインターバルは，急性外傷の場合，20分程度のアイシングを1～2時間の間隔をあけて，2セット目，3セット目と，腫れと痛みのピークが超えるまで（24～72時間）継続することが望ましい[4]．1セットのみで中止してしまうと，かえって炎症症状を高めてしまう可能性もあるため注意が必要である．

アイシング期間中の入浴は控え，夜間は挙上のみで対応することが一般的である．また，急性外傷後のアイシングは，バンテージによる圧迫と併用することで効果が高まる．医療機関を受診するとともに，やみくもにアイシングを継続することのないように配慮すべきである[5]．

アイスパックのあて方は，炎症症状のある部位を包み込むように皮膚に直接アイスパック（ビニール袋に氷を入れる）をあてる．必要であれば，バンテージで固定をする（**図3**，**図4**）．

C. アイシングの実践例

アイシングの実践例を以下に示す（**図5～7**）．

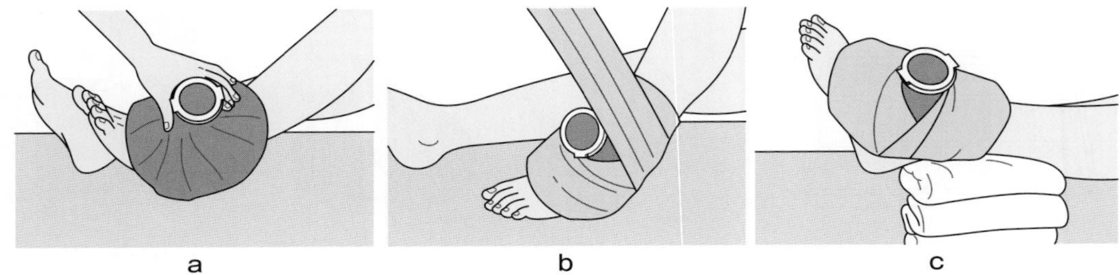

図5　足関節を捻挫（写真は左足関節を内がえしに捻じった）した例

a. 足関節外側の靱帯損傷があると考えられる部位（痛みや腫れのある部位）周辺にアイスパックまたは氷嚢をあてる

b. バンテージを引っ張って圧迫を加えながら固定する

c. 心臓より高い位置に足を上げて，安静を保つ

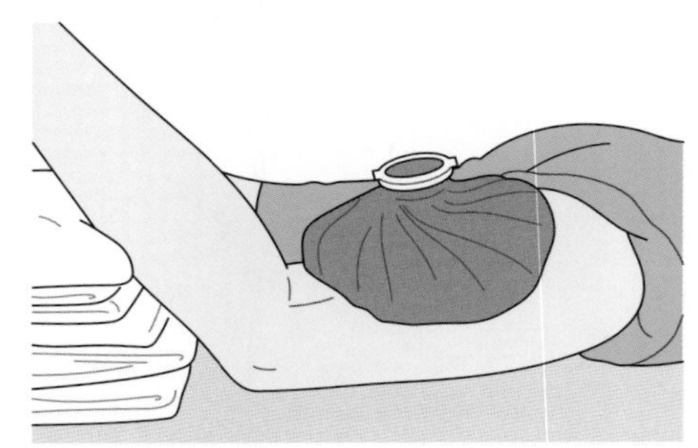

図6　大腿後面（ハムストリングス）を肉離れ（強い筋肉痛がある場合）した例

下記①〜③の順で行う

①うつぶせで膝関節を曲げることでハムストリングスの力を抜く

②痛みのある部位を確認して，アイスパックまたは氷嚢をあてる

③必要であれば，バンテージで固定する

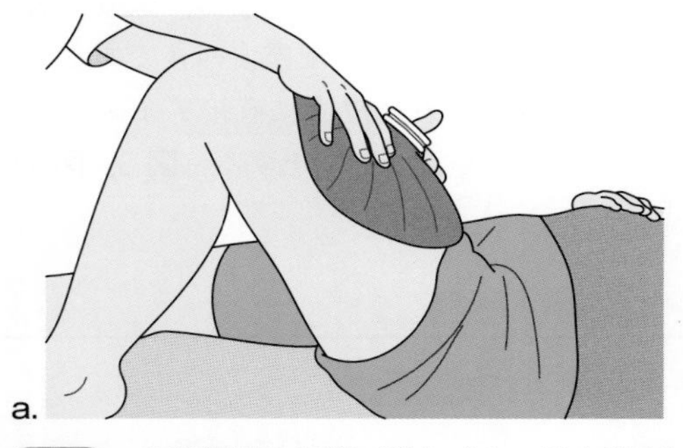

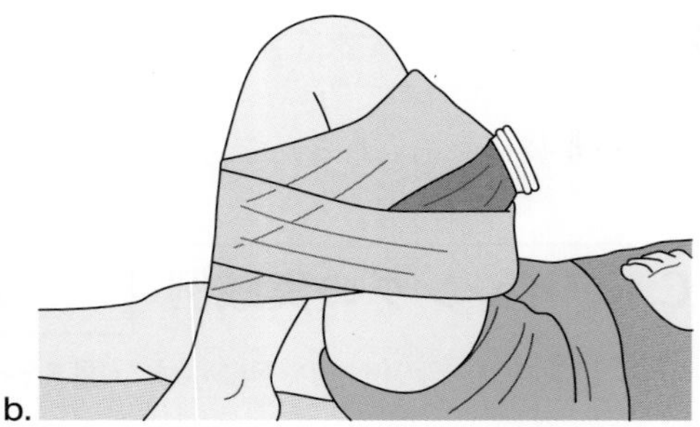

図7　大腿前面を打撲（激しくぶつけた場合）した例

a. 背臥位で膝関節を曲げて大腿前面を伸張させ，痛みのある部位を確認して，アイスパックまたは氷嚢をあてる

b. 痛みのない範囲で打撲をした筋肉が伸張された位置になるようにバンテージで固定をする

文献

1) Algafly AA, et al：The effect of cryotherapy on nerve conduction velocity, pain threshold and pain tolerance. Br J Sports Med **41**：365-369, 2007
2) MacAuley DC：Ice therapy：How good is the evidence. Int J Sports Med **22**：379-384, 2001
3) 加賀谷善教：寒冷療法．理学療法 **32**：265-268, 2005
4) 加賀谷善教：炎症症状の抑制を目的とした寒冷療法の実践方法と臨床効果．理学療法 **29**：987-993, 2012
5) 笠原政志，他：スポーツ現場におけるアイシングの考え方．臨スポーツ医 **37**：1234-1241, 2020

03 学校で役立つ簡易なテーピング

学校現場でのテーピングを考えると，何か特別なことが必要に思えるが，スポーツ現場で使用する目的と大きく変わらない．筆者らの考えるテーピングの主要な目的は① First aid，② Prevention，③ Protect，④ Rehabilitation，⑤ Performance，⑥ Reinjury prevention[1)]であり，そのときどきでどの目的要素が大きいのかを意識して実践していく必要がある．

また，最近ではテーピングだけでなく種々のタックスプレーなどテーピングの粘着力を高めるような補完・補強の用具もあり，その性能も向上している．したがって，これらの道具を使いこなすことも適切な対応を実践していく上では重要となる．

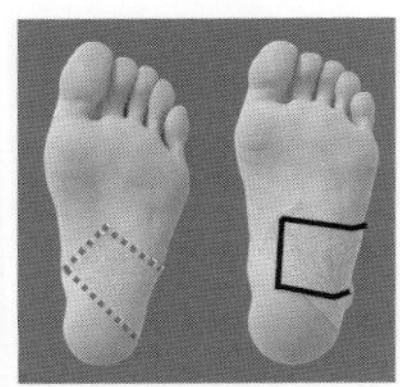

点線：１枚目
黒線：２枚目

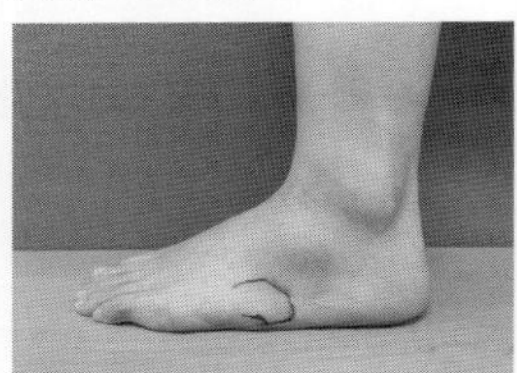

a.

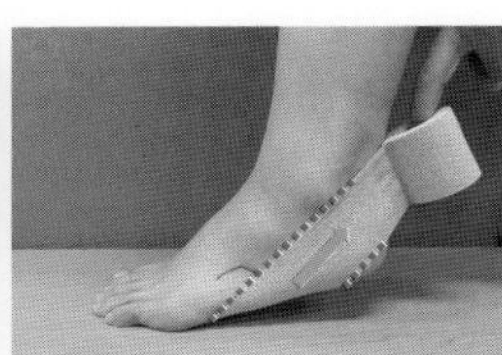

b：足底部からテープを開始．踵を浮かせた状態で第5中足骨底を持ち上げるようにテープを張り付ける

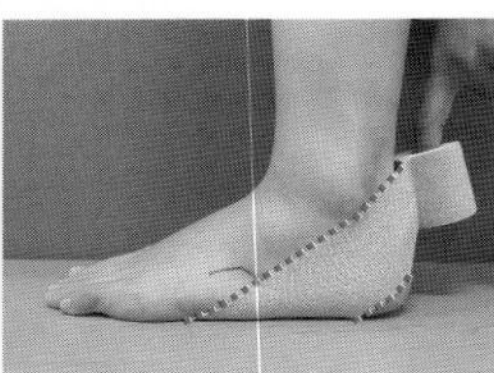

c：外果後方までテープの張力を保ち，後方で一度テープを仮留めした後に張力を下げる

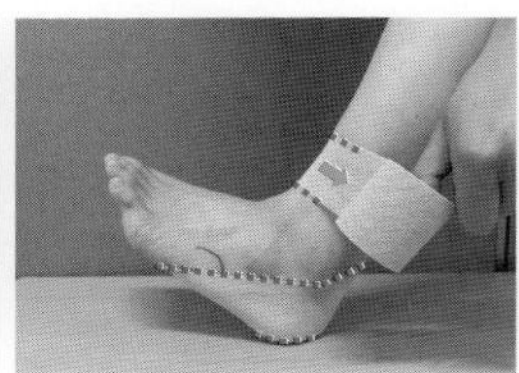

d：つま先を持ち上げてアキレス腱を圧迫しないようにテープを張り付ける

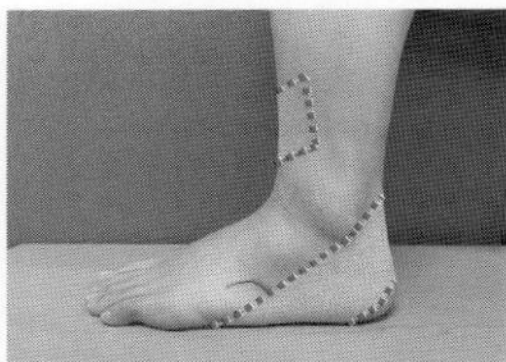

e：１枚目のテープの完成

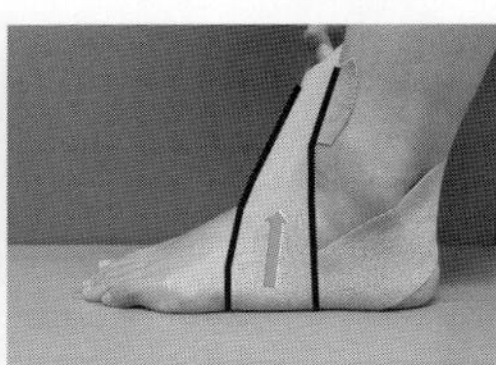

f：テープの張力を保ちながら足関節の前方を通るようにテープを張りつける

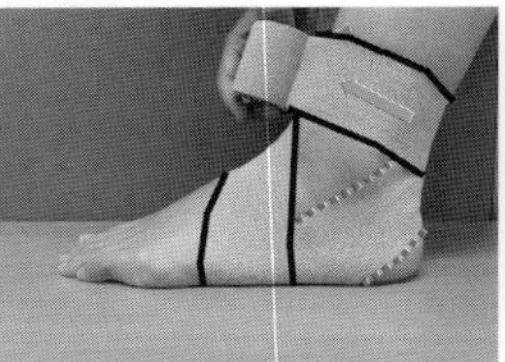

g：内果の後方で一度テープを仮留めした後に張力を下げる
アキレス腱を圧迫しないようにテープを張り付ける

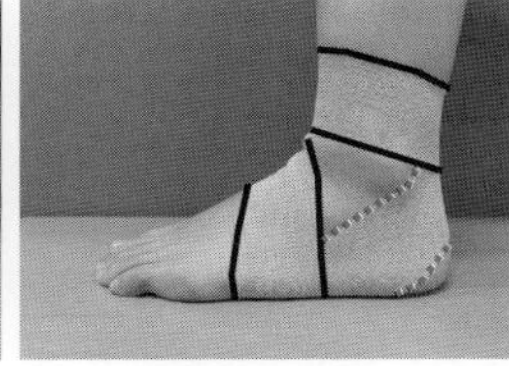

h：２枚目のテープの完成

図１　足関節内がえし捻挫の予防（② Prevention と⑥ Reinjury prevention）を目的としたテーピングの例

使用するテープ：50 mm 幅のハード伸縮テープ
肢位：b．足関節底屈位，d．足関節背屈位

学校現場でのテーピングはスポーツ現場での目的と大きな違いはないが，医療現場との対応者の違いや発生しやすい状況（体育などの授業や部活動）を考慮すると，① First aid，② Prevention，③ Protect，⑥ Reinjury prevention を目的とした実施が多くなる．ここでは，この4つに焦点をあてて学生や選手自身が実践できるテーピングの一例を紹介する．

図1には足関節外側靱帯損傷（内がえし捻挫）の予防を目的としたテーピングの例を示した．極端に動きの制限を加えたくないが，内がえし捻挫の予防テーピングを1人で巻きたいという選手や児童生徒等には非伸縮テープを用いたテーピングよりも受け入れがよいかもしれない．巻き方を指導する際にはアキレス腱を圧迫しないように選手や児童生徒等へ伝えて，アキレス腱炎のような二次的な障害を引き起こさないようにする必要がある．また，これまでに内がえし捻挫を経験した人の場合には，⑥ Reinjury prevention を目的にアスレティックトレーナーや理学療法士からその人に適したテーピングを指導してもらうことが特に必要になる．

図2には母指中手指節関節（metacarpophalangeal joint：MP 関節）の捻挫予防を目的としたテーピングの例を示した．このテーピングでは貼付開始肢位を母指外転位にすること，必要に応じてMP 関節上のテープを複数回巻くことで固定力を高める効果が期待できる．注意点としては，細いテープ（19 mm あるいは 25 mm 幅の非伸縮性テープ）を使用して自分で巻くことから，無意識のうちにテープを過剰に引っ張ってしまうことがある．このような場合には血流障害につながるリスクもあり，必ず制動とあわせて指先の変色や違和感がないかを確認するように伝える．

ここに示した部位以外でもテーピングを貼付する場合には剃毛を行い，汗や砂などをきれいにとり除いてから巻きはじめることで，テープの効果をより高めることが期待できる．また，

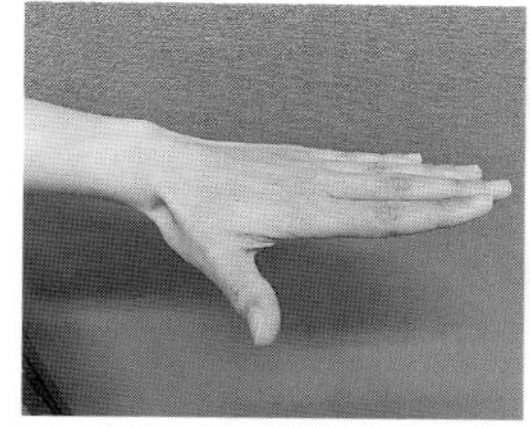
a：母指を外転位に保つ

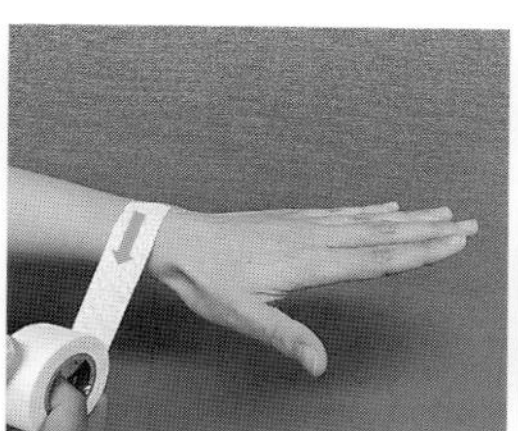
b：手関節部にテープを 1 周巻く

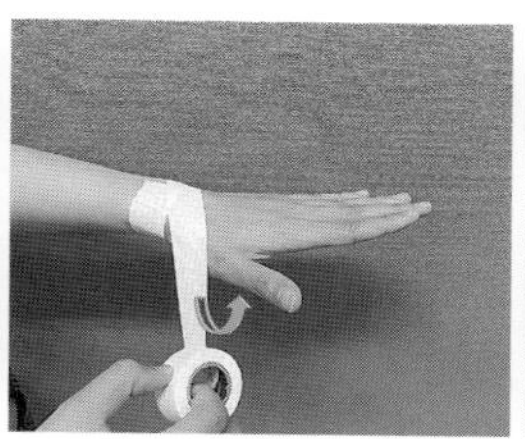
c：手背側から母指 MP 関節上にテープを引っ張る

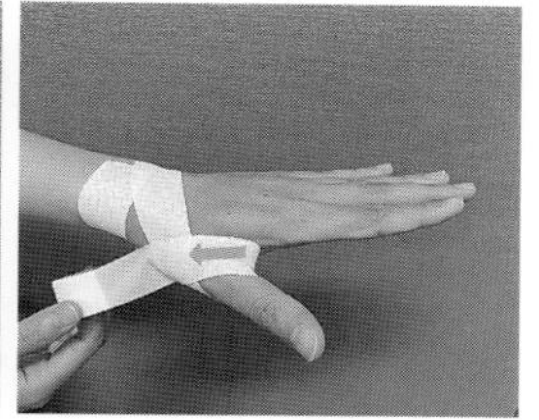
d：母指 MP 関節上をほぼ 1 周するようにテープを巻く

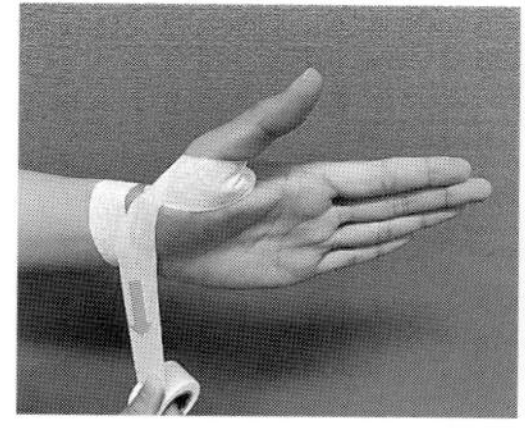
e：手関節内側方向にテープを引っ張りながら背側へ持っていく

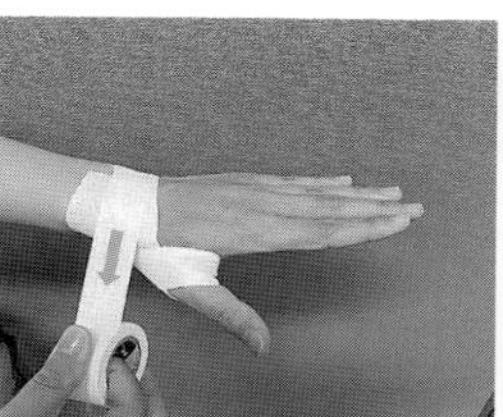
f：c ～ e を繰り返す

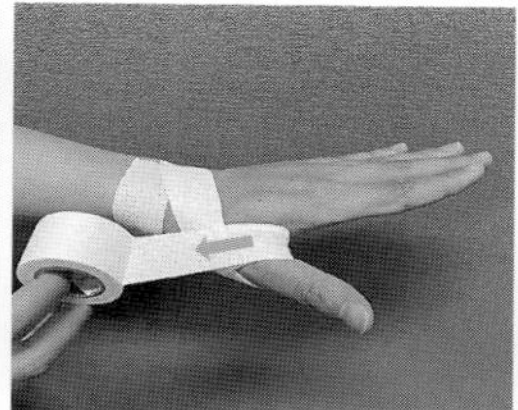
g：MP 関節上のテープの走行は指先に近い位置を通るほど固定が強くなる

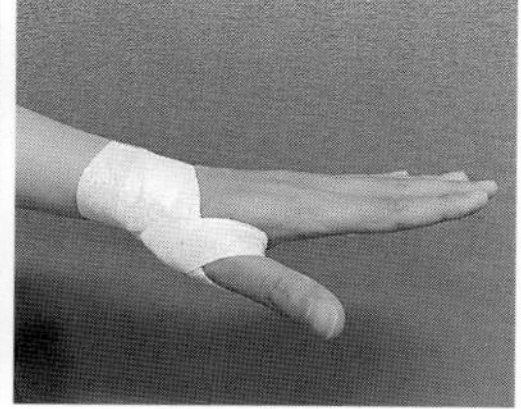
h：隙間ができないようにテープを貼付して完成

図2　母指中手指節関節（MP 関節）に対する捻挫予防（② Prevention と⑥ Reinjury prevention）を目的としたテーピングの例

使用するテープ：19 mm あるいは 25 mm 幅の非伸縮性テープ
肢位：母指外転位

テーピングをはじめて巻く選手や児童生徒等の場合には，テープかぶれの経験がないかを必ず確認することや授業，練習，試合など目的とする活動が終わり次第速やかにテープをはがすこと，テープをはがす際にも一気にはがすのではなく丁寧にはがして皮膚を守ることなど，テーピングの実施前後での対応を指導することも選手や児童生徒等のために重要となる．

文献

1) 奈良　勲（監），浦辺幸夫：PT マニュアル―スポーツ理学療法，医歯薬出版，東京，p.119，2006

04 RICEの原則（あ・れ・やった？）

スポーツ現場で生じる急性外傷後には，損傷部位の変形や出血，腫脹，熱感などが単独または同時に観察される．このような状況下では選手や児童生徒等の出血や腫脹，それに伴う痛みを軽減させることが求められるため，対応の仕方を熟知しておく必要がある．中でも，“RICE”や最近は“あ・れ・やった？”[1)]を意識した対応が知られている．“RICE”の原則はRest（安静），Ice（冷却），Compression（圧迫），Elevation（挙上）の頭文字，“あ・れ・やった？”は「圧迫，冷却，休む，高くあげる」の頭文字から構成されるため実質的には同様の対応を指すが，児童生徒等の場合には“あ・れ・やった？”が伝わりやすい．

これらの対応は，出血や腫脹，痛みの軽減に役立つ内容で[2)]，1948年にGabe Mirkinが提唱後，スポーツ現場等で活用されている．また，この対応は個別ではなく同時に実施することが望ましい．実際の現場では氷嚢だけでなくビニール袋にキューブアイスを入れてアイスパックを作製する機会も多いことから，アイスパックの作製方法や凍傷を予防するための時間管理，固定時の圧のかかり方，皮膚への配慮なども事前に確認しておくことも重要となる（p.204以下参照）．

Ice（冷却）については，冷却が治癒の促進を妨げるのではないかという報告が出てきたこともあり数年前からRICEの原則が少しずつ形を変えてきている（**表1**）．例えば，2011年にはRICEにProtection（保護）を含めたPRICEなどにより損傷組織の保護に配慮すべきとい

表1　急性期対応に関する考え方の変遷

	1948年	2011年	2012年	2019年
急性期の対応	RICE Rest（安静） Ice（冷却） Compression（圧迫） Elevation（挙上）	PRICE Protection（保護） Rest（安静） Ice（冷却） Compression（圧迫） Elevation（挙上）	POLICE Protection（保護） Ice（冷却） Compression（圧迫） Elevation（挙上）	PEACE & LOVE Protection（保護） Elevation（挙上） Avoid anti-inflammatories （抗炎症療法を避ける） Compression（圧迫） Education （病態に関する教育）
急性期以降の対応			Optimal Loading （最適な負荷）	Load（最適な負荷） Optimism （患者の楽観さ） Vascularisation （血流の改善） Exercise （適切な運動）

RICE処置では初期対応のみに目を向けられていたが，近年では日常生活や競技復帰を考慮した急性期対応の考えやその後の対応についても考慮されるようになってきている

う認識が広がってきた．2012年にはProtection，Optimal Loading（最適な負荷），Ice，Compression，ElevationからなるPOLICEを推奨する動きが見られ[3)]，2019年には急性期対応とその後の管理も含めたPEACE & LOVEが提唱されはじめている[4)]．これにより，冷却が必須という考え方から徐々に必要に応じて適切にとり扱うということ，急性期以降を踏まえて対応にあたるといった考え方に変化してきている（**表1**）．

RICEの原則が提唱されて以降，日進月歩で情報のアップデートが進んでいるが，選手や児童生徒等の外傷部位の疼痛を和らげること，治癒を妨げない方法を探り，対応していくという点は以前から変わらない．したがって，現場で活動する際にはRICEの原則にもとづきながら，日々新しい情報を収集して確かめる向上心と選手や児童生徒等のそのときどきに応じた状況に対応していく私たちの柔軟性が求められる．

文献

1）運動器の10年日本協会（監）：マンガ運動器のおはなし　大人も知らないからだの本，学習研究社，東京，p.68, 2005
2）Järvinen TA, et al：Muscle injuries：biology and treatment. Am J Sports Med **33**：745-764, 2005
3）Bleakley CM, et al：PRICE needs updating, should we call the POLICE? Br J Sports Med **46**：220-221, 2012
4）Dubois B, et al：Soft-tissue injuries simply need PEACE and LOVE. Br J Sports Med **54**：72-73, 2020

05 歩行指導のポイント

児童生徒等の姿勢や歩行の問題が指摘されはじめて久しい．しかし，これらの問題は，「スクリーンタイムの増加」や「子どもの運動習慣の二極化」などによって悪化し[1]，加えて2020年のCOVID-19感染症による活動制限などで，さらに深刻化していると考えられる[2]．歩行は人間にとって発達段階で獲得する最も基礎的な移動動作であり，生活と極めて関係の深い，重要な身体活動の1つである．通常，1歳前後で歩きはじめ，3歳をすぎると成人の歩行パターンに近似し，小学生になると基本的な歩行動作はほぼ完成するとされる[3,4]．一方，歩幅や歩行速度は脚長の伸長により増加することから，中学・高校まで変化し続けると考えられる．

また，歩行指導は「歩容*」，「歩き方」という観点からも考慮する必要がある．歩容は身体的特徴や生活・運動習慣，心理的状況等によって変化する．この時期に正しい歩き方を学び習得することは，生涯を通してwell-beingの礎になるものと考える．

A. なぜ，歩行における問題が生じるのか

下記に理由を挙げる．

①歩行は発達とともに獲得でき，歩いて目的が遂行できれば，歩容はあまり問題とされない．
②意識しない限り自分の歩行を確認することは少なく，問題意識をもてない．
③子どもの日常生活の中で歩容に影響を及ぼす姿勢やアライメントがすでに歪みを生じている．
④教育課程において箸の持ち方や姿勢について指導されるが，歩容についての指導はない．かつ，歩行動作は一様ではなく改善方法が確立されているとはいえず，周知もされていない．

B. 歩行の重要性

歩行は身体活動の基本であり，歩くことで多方面によい影響を及ぼす[5,6]．例えば，質的にも量的にも改善された歩行は身体活動量を高め，運動不足の改善，適切な体重の管理，体力増強，メンタルヘルスへの好影響，学業成績の向上など，現在の児童生徒等に多い問題を直接的，間接的に改善に導いてくれる．また，よりよい立位姿勢や歩行動作がスポーツ障害やけがを予防するとされる．

* 歩容：姿勢と四肢の運動形態のことであり，歩行と走行とに分けられる．本項では，人の歩く格好（歩き方）やその特徴を示すこととする．
[中村隆一，他：基礎運動学（第6版），医歯薬出版，東京，2003]

C. 歩行指導のポイント

1 歩行観察（全体）

まず，歩行前の立位姿勢の確認．その後，施設の大きさにもよるが，数メートル往復してもらい，下記のように矢状面，前額面で歩行をチェックする（**図 1**）．

①歩行は安定しているか？　ふらつき，跛行はないか？
②左右対称性
③動きのリズム・滑らかさ
④腕振りの向き・大きさ・タイミング
⑤歩行速度は年齢に対して適当か？

2 歩行観察（局所）

下記項目を注意して観察する．

①目線（進行方向のやや前方）
②頭・頸部の位置
③肩・肩甲帯の位置・傾き
④胸椎の後わん
⑤骨盤の前・後傾，上下左右の振幅
⑥股関節の動き
⑦膝関節の伸展角度，安定性

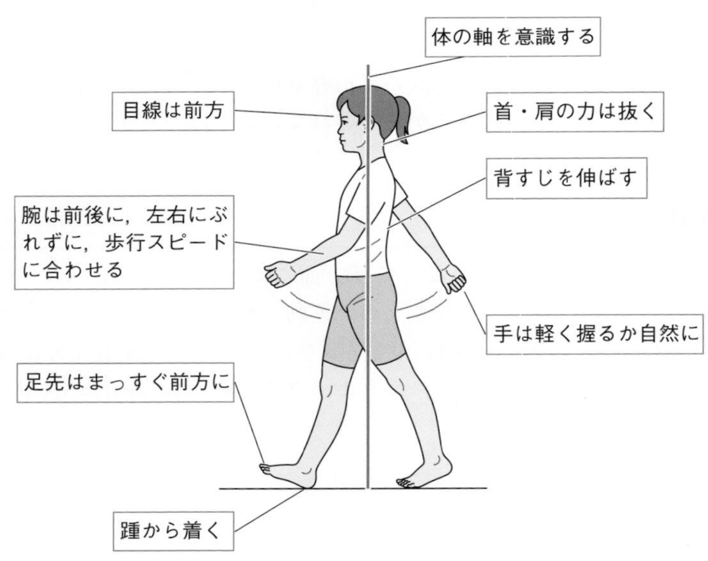

図 1　歩行指導のポイント
次項目の「椅子の座り方・姿勢指導のポイント」（p.217）で示された良姿勢から，頸部や体幹の筋緊張を低減させたリラックスした状態で歩行させる．立脚中期での下肢・骨盤の安定性と良姿勢に留意する．足尖離地では，つま先で蹴ることは意識させない．遊脚初期の足を前方に送るために対側上肢の振りを意識させる

⑧足関節の動き
⑨踵接地，立脚中期，足尖離地における足部の状態
⑩歩幅，歩隔は適当か？

3 歩行観察の工夫

①全体的に見て違和感があれば，その局所に着目する．
②頭部➡体幹➡骨盤➡下肢➡上肢とすべての部位を観察するように順番を決めておく．
③観察の精度を高めるため，自分の見るポイントにマーカーでマーキングする．
④ベルトの位置やズボンの縫い代や皺の左右差も参考にする．

前額面・矢状面にビデオカメラを設置し録画する．評価の見直し，記録用として使用する．

また，Web 上の「アプリ開発委員会」で無料提供されているタイムシフトカメラ（追いかけ再生ツール）[7]は，Web カメラで撮影した画像を 1～30 秒遅れて表示するツールで，子どもが歩いた直後に自分の歩容を確認できる．

D. 歩容改善のための留意点，トレーニング方法[8]

①よい坐位・立位姿勢の習慣化
②上肢（肩甲帯），体幹（脊柱・骨盤），下肢（股・膝・足関節・足部）のアライメントチェック
③可動性の獲得（足関節・膝関節・股関節など）
④歩行時の上肢の腕振りの向き・大きさと上下肢の協調した動きの確認
⑤身体の軸を意識したトレーニング
　例）片脚立ち（静的バランス⇒動的バランス）（**図 2**），三角倒立（高学年から）など

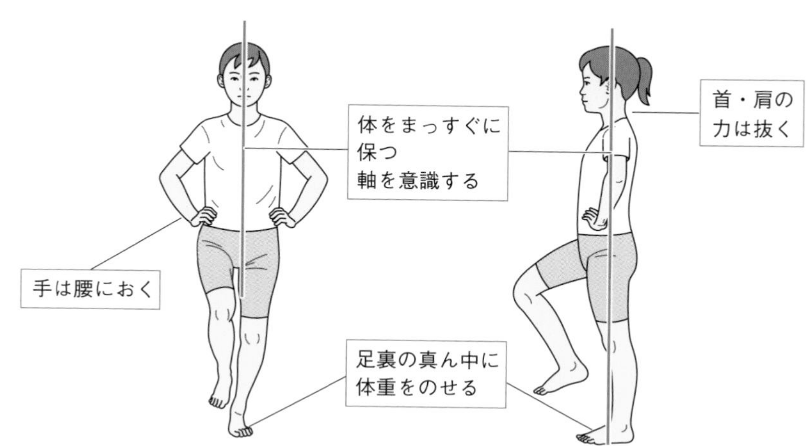

図 2　片脚バランス
身体の軸を意識して，良姿勢で片脚立位．その際，足裏全面を床に付け，足裏の中央に重心がくるように意識する．特に猫背，巻き肩，過剰な腰椎前わん，骨盤後傾，体幹の側屈，バランス不良などに気をつける

⑥体幹・下肢の筋力強化トレーニング

例）ランジ・ジャンプ・縄跳び・ケンケン（片脚前方移動）・お尻（骨盤）歩き，後ろ歩きなど

E. 理学療法士の歩行指導のあり方

児童生徒等の歩行にかかわる行動変容を促すためには，歩行の重要性を認識してもらい，自身の歩容に関心をもってもらうことが必要である．その上で，理学療法士が歩行に介入し，改善した歩行動作を実感してもらう．そして，その歩行動作が継続できるように，学校や保護者などと協力し，子どもたちへのサポート体制を整える必要がある．

歩行は指紋や顔認証のように歩容認証も行われるほど個人差がある．歩行指導にあたっては，バランスがよく，効率のよい，カッコいい歩行を目指し，歩くことが好きになるような指導を心がけたい．

文献

1) 平川和文，他：体力の二極化進展において両極にある児童生徒の特徴，発育発達研 **37**：57-67, 2008
2) 名古屋大学研究成果発信サイト：新型コロナウイルス流行により，子どもは筋力は維持できてもバランス能力は低下しやすい <https://www.nagoya-u.ac.jp/researchinfo/result/upload/20221107_med.pdf>（最終確認：2024 年 4 月 30 日）
3) 大築立志，他：歩行と走行の脳・神経科学―その基礎から臨床まで―，市村出版，東京，2013
4) 中江陽一郎，他：小児の歩行の発達．脳と発達 **33**：299-306, 2001
5) 厚東芳樹，他：小学生における立位姿勢と歩数との関係．北海道大学大学院教育学研究院紀要 **131**：145-153, 2018
6) 鈴木公啓，他：歩容と心理的特徴の関連．東京未来大学研究紀要 **15**：93-99, 2021
7) アプリ開発委員会　奥田昌夫：タイムシフトカメラ，<https://kaihatuiinkai.jp/time_shift/>（最終確認：2024 年 4 月 30 日）
8) 石井慎一郎（編著）：動作練習　臨床活用講座　動作メカニズムの再獲得と統合，メジカルビュー社，東京，pp.173-176, 2021

06 椅子の座り方・姿勢指導のポイント

学童期は授業の他，宿題やテレビなど多くの時間を座った姿勢で過ごすことが一般的である．不良姿勢として胸腰部を脱力して骨盤を後傾する“slump sitting”（**図1a**）をよく見かけるが，長期間続くと頸椎・胸椎や肩関節，腰仙骨関節に痛みや損傷を引き起こす可能性が言われている[1,2]．またslump sittingは脊椎負荷の増加と関連しており，ニュートラル姿勢よりも椎間板内圧の上昇を受け，椎間板に損傷を引き起こす可能性がある（**図1b**）[3,4]．立位においても胸椎過度後わんを呈する子どもは，坐位においても胸椎を大きく後わんした状態を維持した姿勢であったと報告されている[5]．

よい姿勢とは，どのような視点に立って見るかによって異なる．基本的立位姿勢の理想のアライメントは後方，側方から観察し頭部，体幹，四肢の各分節の解剖学的な指標が存在する（**図2**）．脊柱には生理的わん曲があり，脊柱がしなやかに動き重力に抗して動くことに役立っている．これらは筋活動やエネルギー消費の効率がよく力学的に安定している．一方で生理学的視点に立てば，長時間同じ姿勢を保持し筋疲労が生じた場合，姿勢を変化させることが筋疲労の軽減に有効である[6]．作業能率的な視点では，子どもの学習面において体に合った椅子・机の高さが重要であり，学習に適した姿勢が求められる．椅子坐位では両足底が床に接地し，骨盤が中間位，脊柱のわん曲が自然に保たれるような椅子，机が推奨されている（**図3**）．骨盤後傾，胸椎過度後わんや前額面上大きな傾きが見られる姿勢が長時間続くことは好ましくない．

運動器検診では肩関節挙上を確認するが，耳の横まで腕が上がらない場合は胸椎の後わんやそれに伴う肩甲骨の外転など不良姿勢も考慮すべきである．姿勢指導時には対象年齢に合わせ

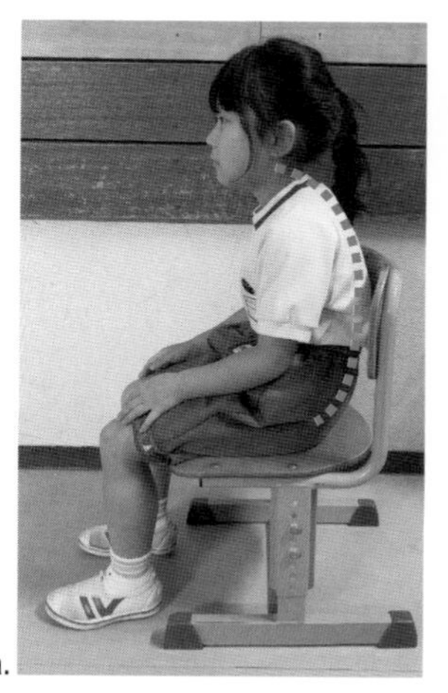
a.

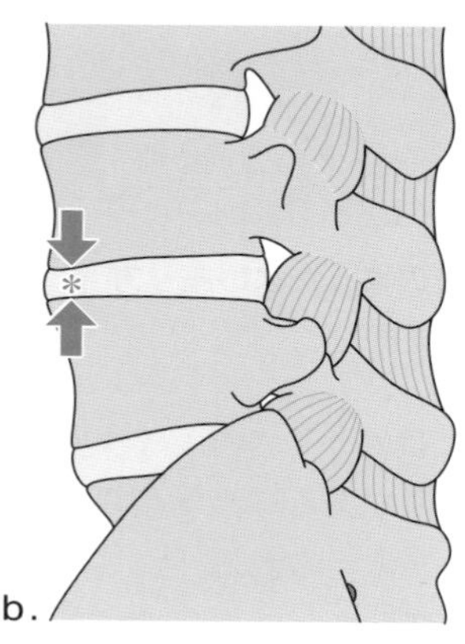

＊椎間板：前方は圧迫，後方は伸張される

図1 胸腰部が脱力した不良姿勢
a：slump sitting
b：腰椎屈曲時の椎間板の動態

巻末資料

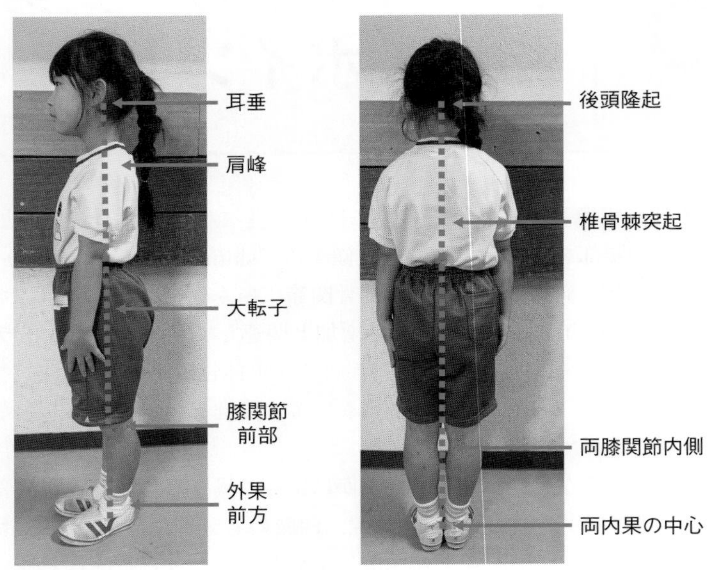

図2 基本的立位姿勢の理想的アライメント

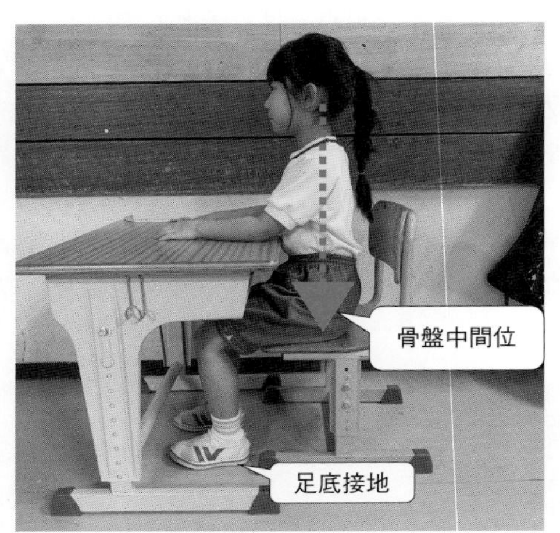

図3 環境の整ったよい座り方

た指導が必要である．小学校低学年にはわかりやすい表現を用い，言語的指示だけではなく，よい姿勢のモデルを提示することが重要である．高学年以降にはよい姿勢に対する知識や意識を高める働きかけがよい影響を与えると考えられる．

よい姿勢は推奨されるが身体が同じ姿勢を長時間保持することは困難である．また不良姿勢が長期間続くことが身体の機能異常を招く可能性があることを考慮すると，定期的によい姿勢をとる声かけ，見直しをしていくことが必要になる．

文献

1） Hunter DJ, et al：Relationship between shoulder impingement syndrome and thoracic posture. Phys Ther **100**：677-686, 2020
2） Kwon Y, et al：The effect of sitting posture on the loads at cervico-thoracic and lumbosacral joints. Technol Health Care **26**：409-418, 2018
3） 芝田京子，他：腰椎系における椎間板負荷の非侵襲的な推定法．日本機械学会論文集 **78**：129-141, 2012
4） 成田崇矢（編）：脊柱理学療法マネジメント―病態に基づき機能障害の原因を探るための臨床思考を紐解く，メジカルビュー社，東京，pp.137-138, 2019
5） 小山浩司，他：小学生における立位姿勢と座位姿勢の特徴．体力科学 **7**：443-453, 2022
6） 中村隆一，他：基礎運動学（第 6 版），医歯薬出版，東京，pp.339-340, 2003

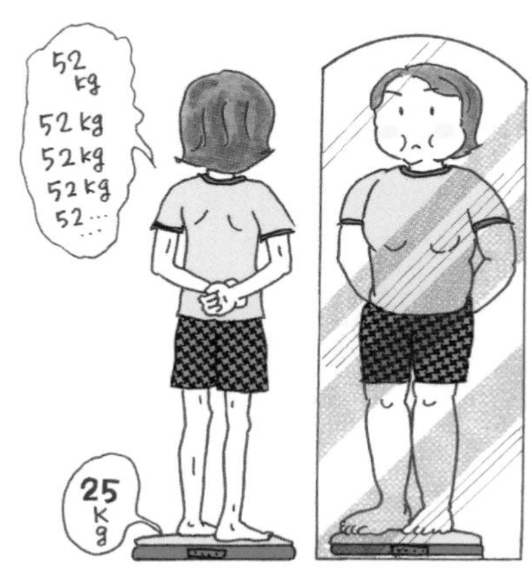

07 ランドセルの背負い方指導のポイント

わが国において，小学生の荷物の運搬方法はランドセルを用いることが一般的である．近年，ランドセルを用いることによる姿勢の変化や腰痛・肩痛など身体への影響が報告されている．しかし，ランドセルに代表されるリュックサックは，斜めかけ鞄，片側性の手提げ鞄と比較して疲労感を感じにくいとされており，効果的な運搬方法である．

子どもたちが背負うランドセルの重量は体重の18%前後であることが多く，10%を超えると頭部の前方偏位による頸椎・胸椎の屈曲増加や腰椎前わんの増加ないし減少が報告されている．そのため，一般的には15%以内に収めることが推奨される．また，ランドセル内において重量物を身体重心に近い位置（背中側）に詰めることでモーメントアームを減らすことが体感的重量を減少させ，安定性も増す（**図1**）．

では，どの位置に背負うのがよいのか．バックパックの中心をT7・T12・L3の位置に設置した際の姿勢変化と身体症状を検討した研究では，T7・L3では姿勢変化と頸部・肩・腰部の不快感が増加し，T12では姿勢変化や不快感の発生が最も少ないと結論づけている．外観的に，ランドセルの上端は肩の高さと一致ないし超えない位置である（**図2**）．

上記より，ランドセルの背負い方における大きなポイントは下記の4つである．

①重量が体重の15%以内に収まっているか？
②ランドセル内において学習用具は分散されているか？
③ランドセルは適切な高さに位置しているか？
④ランドセルと背中に過度な隙間がなく，傾いていないか？

ゴールデンエイジを迎える小学生において，身長・体重は毎年変化する．最低でも進級時にはランドセルの調整が必要である．また，夏季と冬季で服装による変化も意識できるとよい．

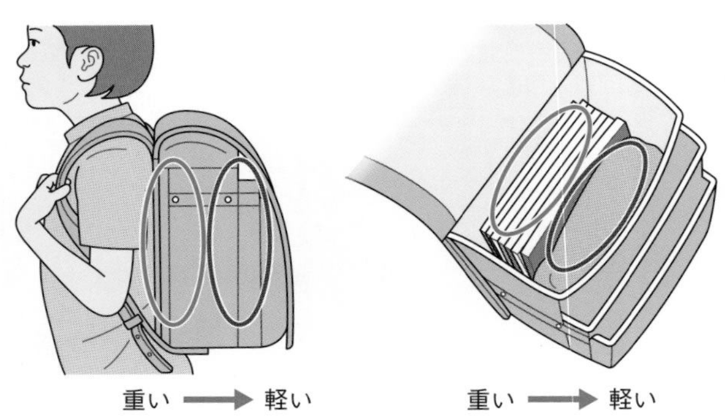

図1 ランドセルへの詰め方
ランドセルの重量は体重の15%以内を目安とする．重い物から順に背中側から配置し，偏りがないようにバランスよく詰める

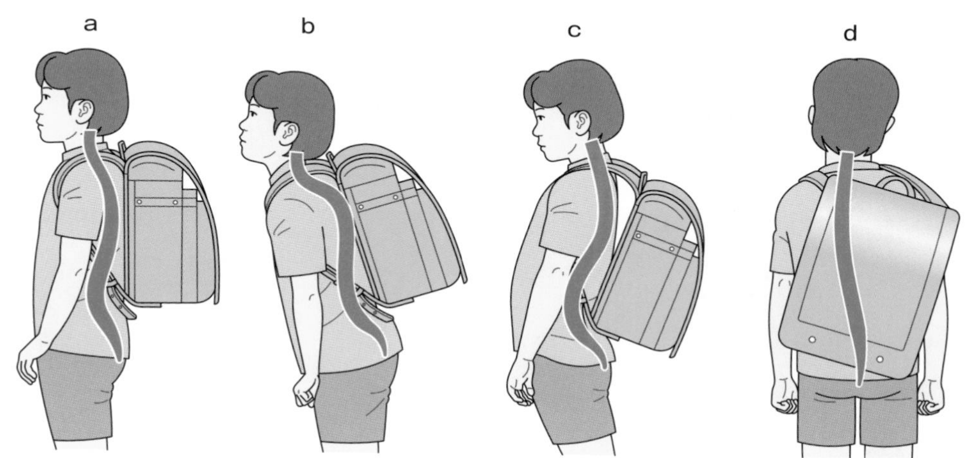

図2 ランドセルの位置と姿勢

a：背中に隙間がなく高さも適切な場合（ランドセルの上端が肩の高さに一致する．ランドセルの中心がTh12），ランドセルの重量は垂直にかかるため負荷が少ない
b：背中に隙間はないがランドセルの位置が高すぎる場合，上位胸椎から頸椎の過度なわん曲が生じる
c：背中に隙間があり，位置が下すぎる場合．ランドセルの重量が後下方にかかるため，代償動作として脊柱のわん曲が増加する
d：ランドセルが斜めになる場合（左右の重さの不均等含む），側わん方向の代償動作が生じる

文献

1) Brzek A, et al：The weight of pupils'school bags in early school age and its influence on body posture. BMC Musculoskelet Disord **18**：117, 2017
2) Vaghela NP, et al：Effect of backpack loading on cervical and sagittal shoulder posture in standing and after dynamic activity in school going children. J Family Med Prim Care **8**：1076-1081, 2019
3) Mwaka ES, et al：Musculoskeletal pain and school bag use：a cross-sectional study among Ugandan pupils. BMC Res Notes **7**：222, 2014
4) de-la-Iglesia L, et al：Upper crossed syndrome in secondary school students：A mixed-method study. J Taibah Univ Med Sci **18**：894-907, 2023
5) Chen Y-L, et al：Effects of backpack load and position on body strains in male schoolchildren while walking. PLoS ONE **13**：e0193648, 2018
6) 木岡悦子：中学生の通学用鞄による人体への負荷について．日家政会誌 **52**：647-656, 2001

巻末資料

08 予防アプローチその他の方法

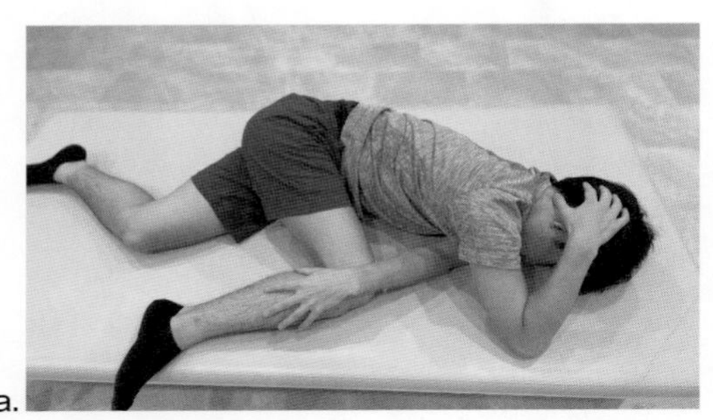

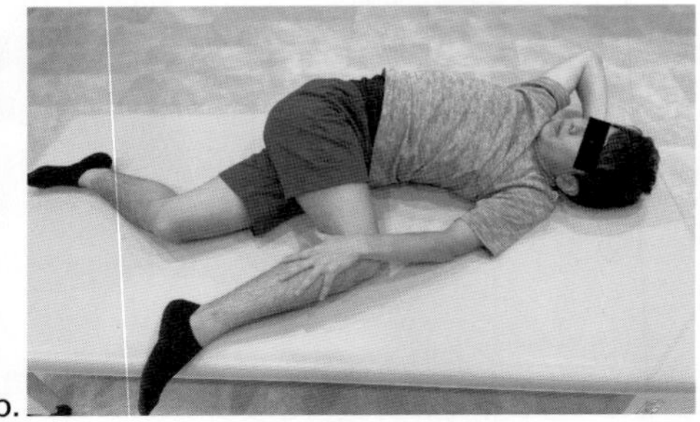

図1 **トランクローテーションを側臥位で行う場合**
a：肩甲骨外転＋回旋
b：肩甲骨内転＋回旋　胸郭の伸張を意識する
　a と b を交互に行う
　膝立て位に比べ，重力の影響がなくなるので，tightness が強い場合はこちらの方がやりやすくなる

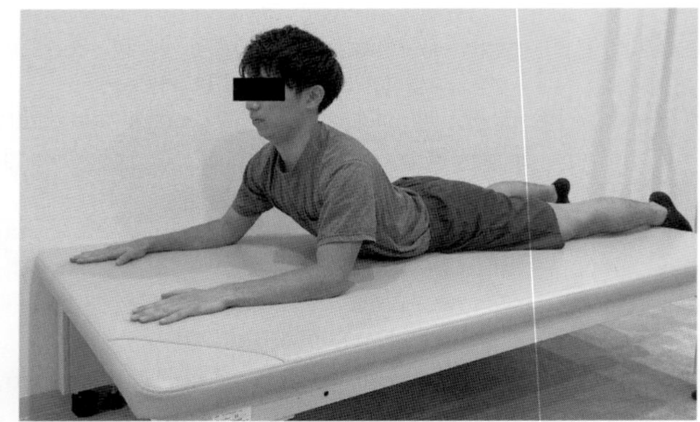

図2 **胸椎伸展ストレッチング**
胸椎の伸展 mobility を上げる目的で行う
腰椎の伸展をできるだけ抑えて，胸椎レベルでの伸展を意識して行う

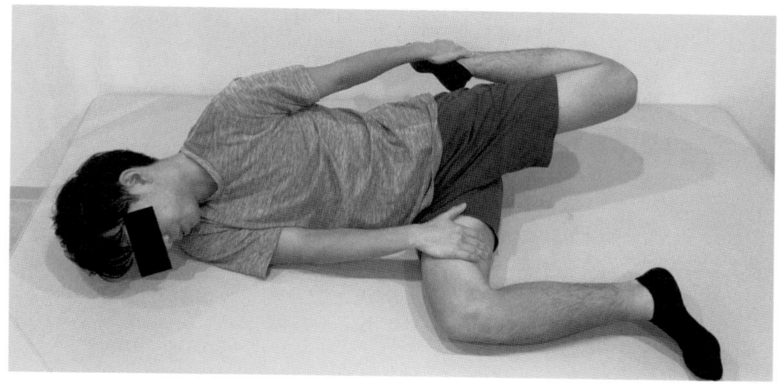

図3 **大腿前面のストレッチング**
側臥位で対側の股関節を屈曲させて行う

a.
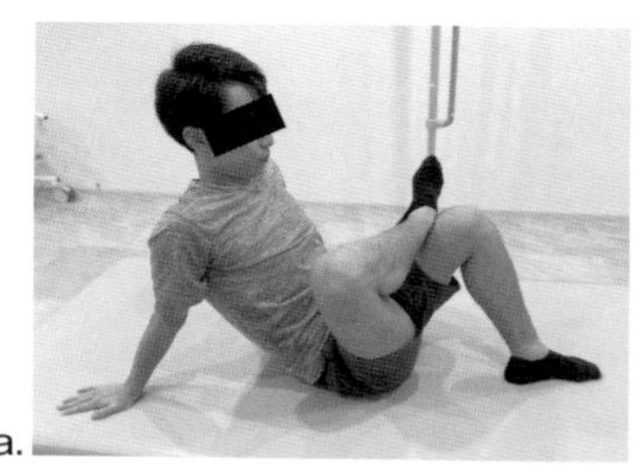
b.
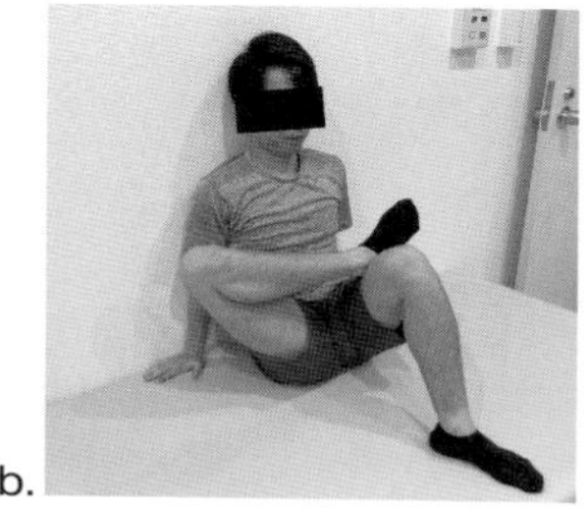
c.
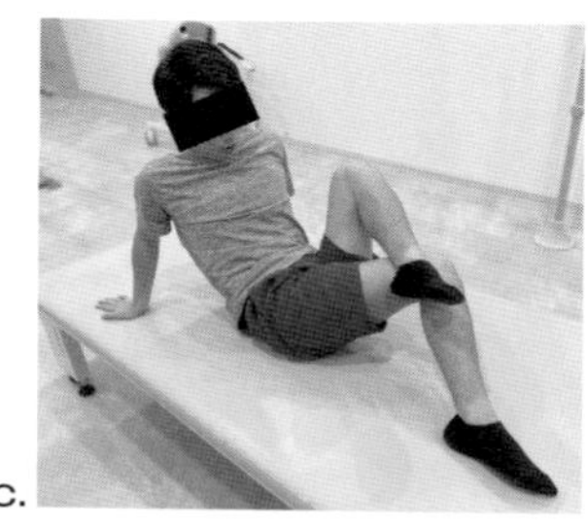

図4 **股関節外旋・内旋のストレッチング**
a：股関節屈曲・外旋ストレッチング
b：股関節屈曲・外旋ストレッチング．壁に寄りかかることで安定性が増す
c：股関節内転・内旋ストレッチング．膝関節外反による膝関節内側の痛み，股関節中心部の痛みに注意する

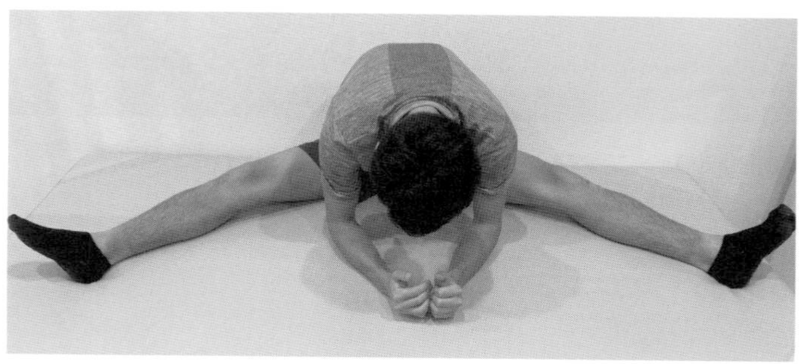

図5 **股関節開脚ストレッチング**
両肘が床につくことを目標にする

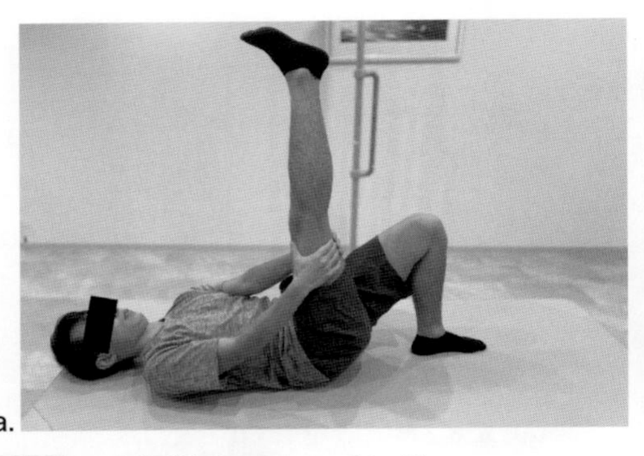

a.

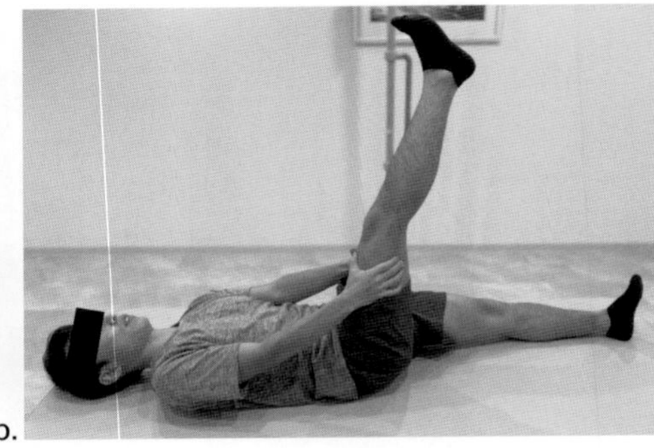

b.

図6　**大腿後面ストレッチング**

両手で大腿部も持って行う
a：tightness が強い場合は対側の股関節・膝関節を曲げることで伸ばしやすくなる
b：対側の股関節・膝関節を伸ばすことで伸張が増す
対側の股関節・膝関節を屈伸し a と b を交互に行ってもよい

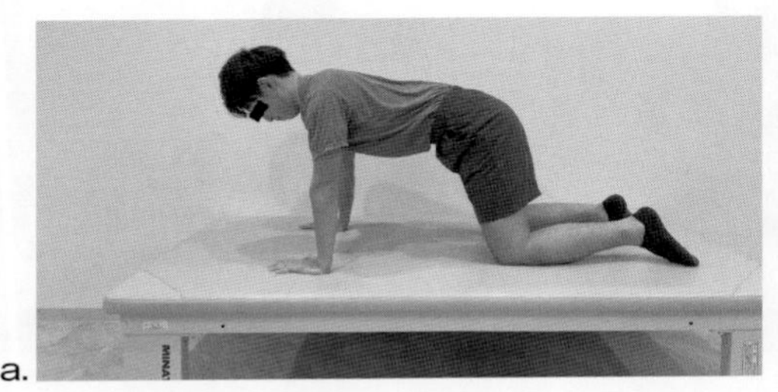

a.

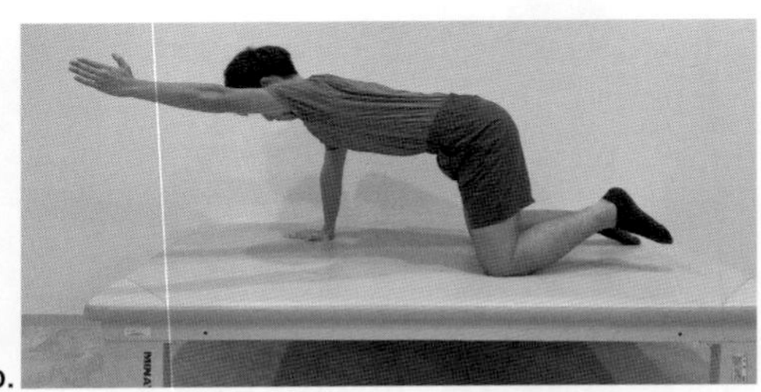

b.

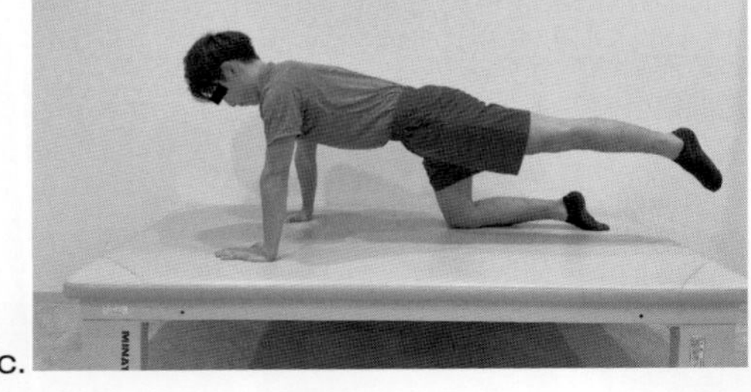

c.

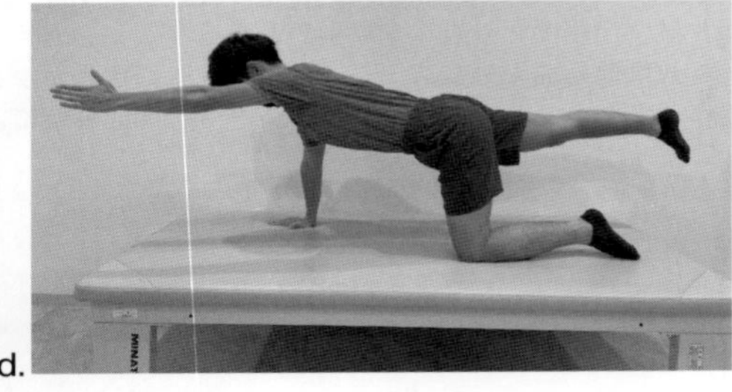

d.

図7　**体幹 stability トレーニング：hand-knee（四つ這い）**

elbow-knee（p.104）より負荷を減らした方法
a：腹圧をあげて脊柱のラインをまっすぐにする
b：上肢片側挙上
c：下肢片側挙上
d：交互に上肢・下肢挙上
　いずれも過剰な腰椎の伸展が出ないように注意する

09 学校保健安全法，同施行令，同施行規則

A. 学校保健安全法，同施行令および同施行規則の法的位置づけ

学校における児童生徒等の健康管理の義務については，昭和22（1947）年に制定された学校教育法と昭和33（1958）年に制定された学校保健法が法的根拠である．これは，『児童，生徒の健康が学習能率の向上の基礎であり，健康の増進そのものが教育の目的につながる』との理念に基づき制定された．昭和22（1947）年制定の学校教育法第十二条では「学校においては別に法律で定めることにより，学生，生徒，児童及び幼児並びに職員の健康の保持増進を図るため，健康診断を行い，その他その保健に必要な措置を講じなければならない」と定めている．

この“別に定める”法律が昭和33（1958）年に制定された学校保健法（平成21［2009］年に学校保健安全法に改正）である．本法の第一章総則第一条では，「この法律は，学校における児童生徒等及び職員の健康の保持増進を図るため，学校における保健管理に関し必要な事項を定めるとともに，学校における教育活動が安全な環境において実施され，児童生徒等の安全の確保が図られるよう，学校における安全管理に関し必要な事項を定め，もつて学校教育の円滑な実施とその成果の確保に資することを目的とする」と定めている．

この法律を実施するために行政機関（内閣）が自らの権限に基づいて定める命令が施行令（政令に位置づけられる）であって，学校保健安全法施行令がこれに該当する．昭和33（1958）年に制定された学校保健安全法施行令では，「内閣は，学校保健法（昭和三十三年法律第五十六号）第十条第二項，第十二条，第十七条，第十八条第三項及び第二十条の規定に基き，この政令を制定する」と定めている．

そして，学校保健安全法および同施行令の内容を具体的に実施するために必要な細かなルールや手続きを定めたものが，学校保健安全法施行規則である．昭和33（1958）年制定された同施行規則では，「学校保健法（昭和三十三年法律第五十六号）第十条，第十四条および第十六条第五項並びに学校保健法施行令（昭和三十三年政令第百七十四号）第四条第一項，第五条第二項，第六条および第九条第三項の規定に基き，及び同法の規定を実施するため，学校保健法施行規則を次のように定める」と謳っている．

B. 学校保健安全法の概略

学校保健安全法の章立ては**表1**のとおりである．目的を第一章総則第一条で定め，第二条で「学校」を学校教育法（昭和二十二年法律第二十六号）第一条に規定し，「児童生徒等」を学校に在学する幼児，児童生徒または学生をいうと定義し，第三条で国および地方公共団体の学校における保健および安全に対する責務を明示している．

第二章学校保健，第一節学校の管理運営等では，学校保健に関する学校の設置者の責務を第四条で，学校保健計画の策定等の必要性を第五条で，学校環境衛生基準を第六条で，保健室設

表1　学校保健安全法

第一章　総則（第一条～第三条）
第二章　学校保健
　第一節　学校の管理運営等（第四条～第七条）
　第二節　健康相談等（第八条～第十条）
　第三節　健康診断（第十一条～第十八条）
　第四節　感染症の予防（第十九条～第二十一条）
　第五節　学校保健技師並びに学校医，学校歯科医及び学校薬剤師（第二十二条・第二十三条）
　第六節　地方公共団体の援助及び国の補助（第二十四条・第二十五条）
第三章　学校安全（第二十六条～第三十条）
第四章　雑則（第三十一条・第三十二条）
附則

置義務を第七条で定めている．第二節第八条で健康相談の義務を，第九条で保健指導の義務と保護者への必要な助言を，第十条で地域の医療機関等との連携を図るよう努めることが規定されている．

第三節の健康診断では，第十一条で市町村の教育委員会就学時の健康診断の義務を，第十二条で同教育委員会の治療勧告ならびに助言および適切な措置の責務を定めている．児童生徒等の健康診断は第十三条で毎学年定期に行うことが義務化され，第十四条で「前条の健康診断の結果にもとづき，疾病の予防処置を行い，または治療を指示し，ならびに運動および作業を軽減する等適切な措置をとらなければならない」と規定されている．第十五条で職員に対する健康診断の義務を，第十六条でそれに対する適切な措置の必要性を定めている．第十七条に健康診断の方法および技術的基準等についてを政令および文部科学省令で定めるとされ，第十八条で健康診断について保健所との連絡を行うものとされている．

第四節は感染症の予防に関する出席停止，臨時休業などが定められ，第五節では学校保健技師ならびに学校医，学校歯科医および学校薬剤師の設置義務を定めている．第六節の地方公共団体の援助および国の補助では，児童生徒が，感染症あるいは疾病で政令で定めるものにかかった際の，学校において治療の指示を受けた生活保護法で規定される要保護者に対する医療費用についての地方公共団体の援助および国の補助が定められている．

第三章の学校安全では学校安全に関する学校の設置者の責務が第二十六条に，学校安全計画の策定等が第二十七条に，学校環境の安全の確保が第二十八条に，危険等発生時対処要領の作成等が第二十九条に，学校安全の確保に関する地域の関係機関等との連携を第三十条に，それぞれ規定している．

C. 学校保健安全法施行令の概略

学校保健安全法施行令では，第一条で就学時の健康診断は翌学年のはじめから4月までの間に行うことが定められている．第二条では就学時の健康診断における検査の項目を，以下のとおり定めている．

一　栄養状態
二　脊柱及び胸郭の疾病及び異常の有無
三　視力及び聴力
四　眼の疾病及び異常の有無
五　耳鼻咽頭疾患及び皮膚疾患の有無
六　歯及び口腔の疾病及び異常の有無
七　その他の疾病及び異常の有無

同施行令は第三条で市町村の教育委員会の就学時の健康診断に関する保護者への通知義務を，第四条で就学時健康診断票作成を，第五条で保健所と連絡すべき場合について規定している．出席停止の指示および報告を第六,七条で，第八条で感染性または学習に支障を生ずる恐れのある疾病を挙げている．第九条に要保護者に準ずる程度に困窮している者を規定し，第十条に補助の基準を定めている．

D. 学校保健安全法施行規則の概略

本規則では，**表 2** のとおりの章立てで制定されている．第一章では環境衛生検査を行うことが定められ，第二章第一節では就学時の健康診断の方法および技術的基準や就学時健康診断票について規定されている．特に運動器疾患に関係する規定は，「第三条の二　脊柱の疾病及び異常の有無は，形態等について検査し，側わん症等に注意する」と，「十　その他の疾病及び異常の有無は，知能及び呼吸器，循環器，消化器，神経系等について検査するものとし，知能については適切な検査によつて知的障害の発見に努め，呼吸器，循環器，消化器，神経系等については臨床医学的検査その他の検査によって結核疾患，心臓疾患，腎臓疾患，ヘルニア，言語障害，精神神経症その他の精神障害，骨，関節の異常及び四肢運動障害等の発見に努める」である．

第二節では児童生徒等の健康診断の時期や検査項目，方法および技術的基準，健康診断票などが定められている．運動器疾患では，第六条第一項第三号,「脊柱及び胸郭の疾病及び異常の有無並びに四肢の状態」が挙げられている（**表 3**）．また，方法および技術的基準の第七条

表 2　学校保健安全法施行規則

第一章　環衛生検査等（第一条・第二条）
第二章　健康診断
第一節　就学時の健康診断（第三条・第四条）
第二節　児童生徒等の健康診断（第五条～第十一条）
第三節　職員の健康診断（第十二条～第十七条）
第三章　感染症の予防（第十八条～第二十一条）
第四章　学校医，学校歯科医及び学校薬剤師の職務執行の準則（第二十二条～第二十四条）
第五章　国の補助（第二十五条～第二十七条）
第六章　安全点検等（第二十八条～第二十九条の二）
第七章　雑則（第三十条）
附則

表3　学校保健安全法施行規則における児童生徒等の健康診断の検査項目

第六条　法第十三条第一項の健康診断における検査の項目は，次のとおりとする．
一　身長及び体重
二　栄養状態
三　脊柱及び胸郭の疾病及び異常の有無並びに四肢の状態
四　視力及び聴力
五　眼の疾病及び異常の有無
六　耳鼻咽頭疾患及び皮膚疾患の有無
七　歯及び口腔の疾病及び異常の有無
八　結核の有無
九　心臓の疾病及び異常の有無
十　尿
十一　その他の疾病及び異常の有無

4では，「前条第一項第三号の四肢の状態は，四肢の形態及び発育並びに運動器の機能の状態に注意する」と明記されている．さらに事後措置については第九条に健康診断の結果を当該幼児，児童または生徒およびその保護者，ならびに当該学生に通知するとともに，疾病の予防措置，必要な医療を受ける指示すること，必要な検査，予防接種等を受けるよう指示すること等が定められている．第三節には職員の健康診断について，時期，検査項目，事後措置が規定されている．

第三章の感染症の予防では，学校において予防すべき感染症の種類，出席停止の期間の基準，感染症の予防に関する細目などが，第四章では学校医，学校歯科医および学校薬剤師の職務執行の準則が，第五章では国の補助が，第六章では安全点検等が，それぞれ定められている．

10　スクールトレーナー商標登録証と内閣府の認定書

参考資料として，スクールトレーナー商標登録証（**図 1**）と内閣府の認定通知書（**図 2**）・内閣総理大臣の認定書（**図 3**）を以降に挙げる．

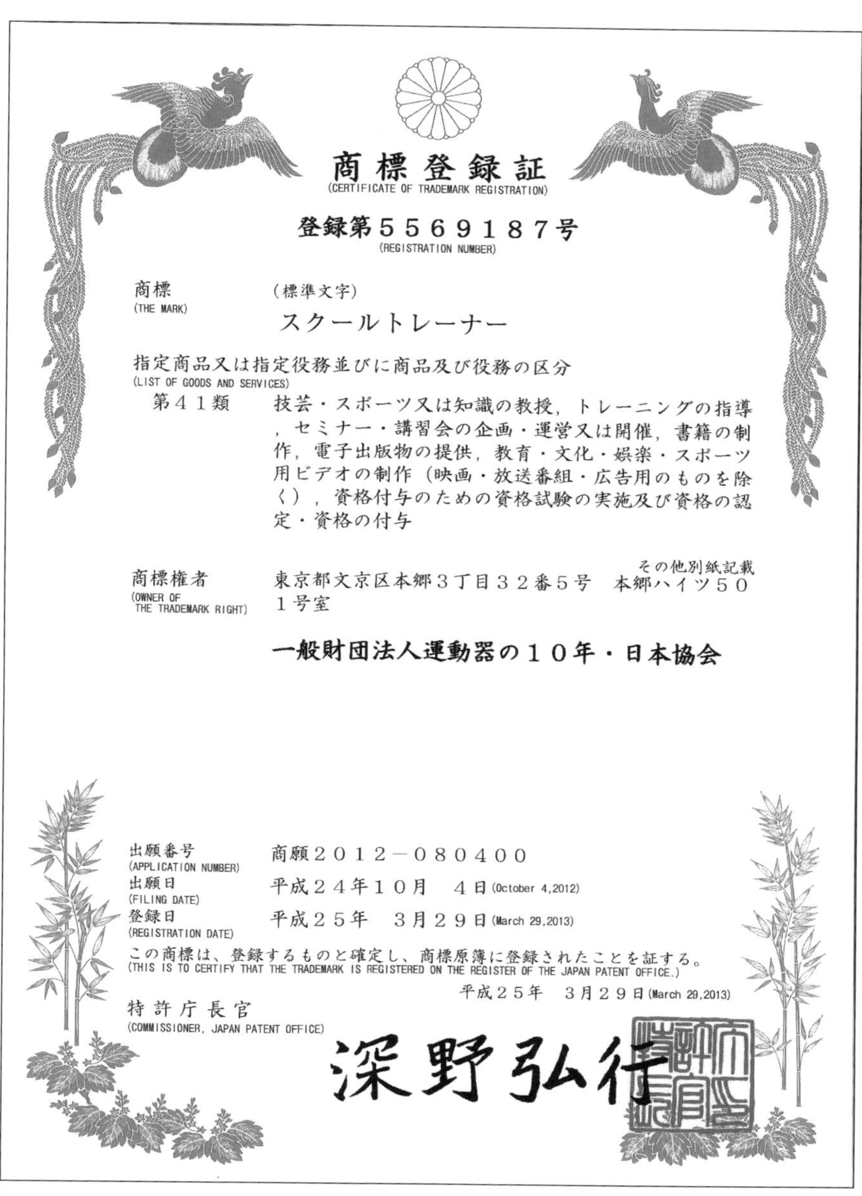

商標登録証
(CERTIFICATE OF TRADEMARK REGISTRATION)

登録第５５６９１８７号
(REGISTRATION NUMBER)

商標　（標準文字）
(THE MARK)
スクールトレーナー

指定商品又は指定役務並びに商品及び役務の区分
(LIST OF GOODS AND SERVICES)

第４１類　技芸・スポーツ又は知識の教授，トレーニングの指導，セミナー・講習会の企画・運営又は開催，書籍の制作，電子出版物の提供，教育・文化・娯楽・スポーツ用ビデオの制作（映画・放送番組・広告用のものを除く），資格付与のための資格試験の実施及び資格の認定・資格の付与

商標権者
(OWNER OF THE TRADEMARK RIGHT)
その他別紙記載
東京都文京区本郷３丁目３２番５号　本郷ハイツ５０１号室

一般財団法人運動器の１０年・日本協会

出願番号
(APPLICATION NUMBER)　商願２０１２－０８０４００
出願日
(FILING DATE)　平成２４年１０月　４日(October 4,2012)
登録日
(REGISTRATION DATE)　平成２５年　３月２９日(March 29,2013)

この商標は、登録するものと確定し、商標原簿に登録されたことを証する。
(THIS IS TO CERTIFY THAT THE TRADEMARK IS REGISTERED ON THE REGISTER OF THE JAPAN PATENT OFFICE.)

平成２５年　３月２９日(March 29,2013)

特許庁長官
(COMMISSIONER, JAPAN PATENT OFFICE)
深野弘行

図 1　スクールトレーナー商標登録証

事　務　連　絡
令和６年２月２０日

公益財団法人運動器の健康・日本協会　御中

内閣府大臣官房公益法人行政担当室

認定通知書

貴法人から令和５年１２月１４日付けでされた、公益社団法人及び公益財団法人の認定等に関する法律（平成１８年法律第４９号）第１１条第１項の認定に係る申請に対する結果を通知します。

本件担当
所属部署：内閣府大臣官房公益法人行政担当室
氏　　名：
電話番号：
ＭＡＩＬ：

図２　内閣府の認定通知書

【公印・契印（省略）】

府 益 担 第 １ ６ ９ 号
令 和 ６ 年 ２ 月 ２ ０ 日

公益財団法人運動器の健康・日本協会
松本　守雄　殿

内閣総理大臣
岸田　文雄

認定書

令和５年１２月１４日付け申請に対し、公益社団法人及び公益財団法人の認定等に関する法律（平成１８年法律第４９号）第１１条第１項の規定に基づき、別紙のとおりの公益財団法人として認定する。

図3　内閣総理大臣の認定書

別紙

1．法人コード：A024205

2．法人の名称：公益財団法人運動器の健康・日本協会

3．代表者の氏名：松本　守雄

4．主たる事務所の所在場所：東京都文京区本郷二丁目２１番３号青木ビル５階

5．公益目的事業
（1）運動器及び運動器の疾患・外傷・障害の予防に関する教育・啓発・普及活動とその推進
（2）児童生徒等の運動器の健康増進と健全な成長・発達に寄与する担い手の育成

6．収益事業等
［1］収益事業
該当なし
［2］その他の事業（相互扶助等事業）
該当なし

7．その他変更に係る事項
該当なし

※変更に係る事項
公益目的事業（2）を追加する。

図3　続き

11 Q & A

「2024 年第 1 回　認定スクールトレーナー養成講習会」に関するよくある質問にお答えする.

Q1 学校保健にかかわるには，どうしたらよいですか？

A まずは，学校のこと，学校保健のことについて，基本知識を学ぶことが大切でしょう．多くの理学療法士が働く，医療機関や介護施設とはまったく違った学校文化があり，その中の教職員らと協働して活動するという心構えが必要でしょう.

「学校保健は，学校における保健教育及び保健管理をいう」（文部科学省設置法）とされ，各教科（体育，保健体育，総合的な学習等）の教育，特別活動（部活動等），日常での学校生活での指導や個別指導（保健室での課外における保健指導等）の現場での活動が，スクールトレーナー（ScT）の活躍の場と想定されます．特に，学習指導要領にも示されている「けがの防止，病気の予防」や「健康安全の大切さ，自己の健康増進や回復」にかかわる指導・教育が，求められる内容と考えられます.

「コミュニティ・スクール」という形の地域学校協働活動の一環に位置づけられる場合には，医療の専門家として，当該学校とよく連携して，学校長やその担当の教員・養護教諭らとよく協議・相談して準備運営するのがよいでしょう．市町村等の教育委員会の地域学校協働課や担当指導主事と相談して進めるのも有効でしょう．また，2023 年度の当協会の「スクールトレーナーモデル事業」の内容一覧を見ていただくと，学校保健とのかかわり方の参考になると思います.

Q2 スクールトレーナー認定資格取得後に相談窓口はありますか？

A 第 1 回の認定試験結果発表（2024 年 8 月 15 日［金］）までに，ホームページの中に，「認定スクールトレーナーに関する問い合わせ・相談窓口」のコーナーを設け，色々な問い合わせや相談事項，質問にメール対応できる仕組みを整える予定です．想定される内容や実際に寄せられた内容を整理して，順次「Q & A」の項目や回答も充実させていきます.

それらの対応は，当協会内部に設置されている「認定スクールトレーナー制度委員会」および「同カリキュラム委員会」・「同試験委員会」・「同資格委員会」のメンバーが対応することになります．また，いずれは，認定スクールトレーナー資格保有者のネットワークが形成されれば，その組織もこうした相談や質問等への個別的な対応が可能になるように，徐々に発展すると期待しています.

Q3 認定資格を取得したら指導の依頼は来るのでしょうか？

A この資格を取得したら，自動的に全国各地域の教育委員会や学校等から，実践的な指導や講演・講義・個別相談などの依頼が，個々の認定スクールトレーナーに，直接来ることはまれでしょう．まずは，第 1 回の認定者が確定したタイミングで，当協会が,この制度および認定者についての周知広報活動を当協会参加団体（46団体）・ホームページ，および全国の各報道メディアや学校・教育・スポーツ関係組織・団体等に対して実施する予定です．

また，文部科学省の「コミュニティ・スクール及び地域学校協働活動に係る協力団体リスト」（全国都道府県教育委員会連合会・全国市町村教育委員会・全国指定都市教育委員会協議会他，全59団体：添付資料）の中に，2024年3月，当協会の名前はすでに掲載されており，8月15日の認定試験結果発表以降に，文部科学省総合教育政策局の担当部署に再度伺って，それ以降の全国での認定スクールトレーナーの活動の進め方について，協議する予定です．

そうした全国的な調整を進める一方で，各地域での医療機関と学校や教育委員会等との連携・協力関係が着実に広がり，それらの相互の信頼関係が形成されていくことが極めて重要と考えています．

〈資料：コミュニティ・スクールおよび地域学校協働活動に係る協力団体リスト <https://acrobat.adobe.com/id/urn:aaid:sc:AP:469f2f2f-ac7c-46cd-b597-bedac1460d-2b?viewer%21 megaVerb=group-discover>（最終確認：2024年4月30日）〉

Q4 資格取得者と資格がない理学療法士に違いがありますか？

A 医療国家資格である理学療法士の資格保有者であることには，まったく違いはありません．ただし，公益財団法人日本運動器の健康・日本協会が構築したこの「認定スクールトレーナー」の資格を有しているのは，次のような資格の基盤を合わせて保有していることが大きな違いと考えられます．

(1) この資格は，当協会が，内閣府公益認定等委員会から「児童生徒の運動器の健康増進と健全な成長・発達に寄与する担い手の育成」という新たな公益目的事業として認定された（2024年2月20日）資格付与事業によるものであること．

(2) 文部科学省の進める「コミュニティ・スクール」・地域学校協働活動に係る協力団体の1つとして，当協会は承認されており，児童生徒の運動器の健康増進と健全な成長・発達に資する専門家として位置付けられる資格であること．

(3) 養成講習会で，40単位に及ぶ各専門家からの教育カリキュラム（①学校教育および学校保健指導の基本的理解：12単位，②発達段階別心身の健康課題の特徴と理解・③学校における保健指導の進め方：計28単位）を受講し，かつ認定試験に合格した資格者であること．

(4) 当協会が，2000年の設立時より，「運動器の健康」世界運動の一環として，国民の運動器の健康増進と健康寿命の延伸のために，常に公益的な事業を展開してきており，日本の将来を担う子どもたちの健全な成長・発達を願って新規事業として構築した資格であること

Q5 認定資格を有していない理学療法士と一緒に活動できますか？

A 医療国家資格である理学療法士であれば，法規に従っていれば，本務以外の社会的活動することは，現在でも可能です．したがって，各地域の学校や教育・スポーツ等の組織・団体・グループ・個人等からの依頼により，実技指導や講義・講演・相談に応じ

ることは，すでに多くの事例が積み重ねられています．

一方，「認定スクールトレーナー」への依頼や相談であれば，有資格者が責任をもって対応していただく必要があります．できれば，所属医療機関の医師（整形外科医・リハビリテーション医等）にも支援・協力していただき，例えば，ScT がリーダーとしてグループで活動する中に，理学療法士であるが ScT の資格を保有してない方が協力者の立場で参加することはあり得るでしょう．実際に，2023 年度の当協会が，全国 8 都府県 11 地域で実施した，「認定スクールトレーナー・モデル事業」（添付資料）は，それぞれの地域の医療機関と各教育委員会・学校との事前協議を踏まえて，医師と理学療法士が連携して，それぞれ教育・指導活動を行いました．

〈資料：モデル事業一覧表 <https://acrobat.adobe.com/id/urn:aaid:sc:AP:edfc1e09-ade9-45a5-b677-b5a059ee4532>（最終確認：2024 年 4 月 30 日）〉

Q6 スクールトレーナーの呼称を使って活動はできますか？

A 「スクールトレーナー」は，当協会が保有する登録商標（特許庁：登録第 5569187 号/平成 25［2013］年 3 月 29 日，一般財団法人運動器の 10 年・日本委員会．平成 30［2018］年 5 月 18 日，登録名義人の表示変更登録申請：公益財団法人運動器の健康・日本協会）です．

区分は，第 41 類（資格付与のための資格試験の実施および資格の認定・資格の付与等）と第 42 類（運動器疾患・障害の予防に関する調査および分析）です．

つまりこの名称を使用できるのは，当協会のみであり，当協会が所定の手続きを経て付与した資格を保有する者のみが名乗ることができるのです（名称独占資格）．そのことを理解していただき，学校・教育・スポーツ現場で，適切な指導・教育，相談活動等行っていただければよいでしょう．

Q7 資格取得者は，公表されますか？

A 2024 年 8 月 15 日（木）に，試験結果発表が行われます．当協会のホームページに，「合格者の氏名と所在地の都道府県名」を公表します．合わせて，日本理学療法士協会と 47 都道府県士会に情報共有します．それ以後，各地域の学校・教育，行政関係者等が様々な教育・指導事業を計画するときに，その情報が役立つとともに，それぞれの地域での ScT 同士の横のつながりを形成するのに有効と期待しています．

Q8 資格取得後，運動器の健康・日本協会のフォローアップはありますか？

A 「認定スクールトレーナーのための研修会」を実施します．内容は，学校保健にかかわる動向や最新の資料・データの提供，それぞれの ScT の活動状況の発表，特に好事例や難渋した事例等を伺って，それらの課題を共有して，それ以降の全国各地域での活動計画や教育・指導内容の向上に結びつけるように，実践的な研修内容となるように工夫する予定です．2024 年は，11 月 2 日（土）午後に，オンラインで実施する計画です．

また，現在，当協会監修の『理学療法士のための学校における運動器疾患・障害予防教育マニュアル―認定スクールトレーナーの活動の手引き―』㈱南江堂より，2024 年

7月発刊予定）を制作中です．この書籍を活用して，広く理学療法士およびその教育にかかわる専門家，学校保健・学校教育関係者に，ScT にかかわる正しい理解が広がるよう普及に努めます．

さらには，2025 年度の認定スクールトレーナー養成講習会（8 月に計画予定）には，認定者で希望される方々に，その運営の補佐役を担っていただき，当協会役員・関係委員のメンバーや講習会講師らと長く良い関係が形成されるよう準備調整を図る予定です．

文献

1）運動器の健康・日本協会：【Q & A】Vol. 1「2024 年第 1 回　認定スクールトレーナー養成講習会」に関するよくある質問にお答えします <https://www.bjd-jp.org/archives/news/2934>（最終確認：2024 年 4 月 30 日）

INDEX

和文

ア・イ

アイシング　76, 204
アウティング　157
アクティブ・ラーニング　141
足幅　78
歩き方指導　180
「あ・れ・やった」 211
アレルギー疾患　65
「安全体つくり体操」 159

一次予防　25, 134

ウ

ウォーミングアップ　202
運動過多　2, 34, 43, 115, 135
運動器　3, 42
運動器機能不全　115
運動器検診　2, 22, 39, 66, 70, 194
　——実施のフローチャート　72
運動器症候群　4
運動器疼痛　43, 74
運動習慣の形成　59
運動習慣の二極化
　20, 43, 115, 135, 195
運動・生活指導　142
運動不足　2, 33, 115, 135
運動別負傷発生件数（重傷） 30
運動連鎖　91

エ

栄養教諭　8
栄養状態　62
炎症症状　204
園長　7
円背　78, 80

オ

オズグッド・シュラッター病　75
オーバーヘッドスポーツ　94
オーバーユース　44, 96

カ

外傷・障害予防　134
学習意欲　150
学習指導要領　138, 141, 233
学年別重傷負傷割合　31
学年別負傷件数　30
荷重刺激　55
鵞足炎　110
片脚立ち　75, 145
肩関節唇損傷　94
肩関節水平内転　190
肩関節脱臼　94
肩挙上　⇒バンザイ
肩痛　95
学校安全計画　14
学校医　14, 22, 28, 70
　——, 職務執行の準則　15
　——, 地域との連携　17
学校運動部における予防理学療法モデル　130
学校健診　2, 62
学校三師　14, 19
学校歯科医　19
学校と医療職の連携　196
学校における予防理学療法モデル
　130
学校病　38
学校保健　7, 233
　——分野における理学療法士　126
　——, 理学療法士の参画と課題　131
学校保健安全法　2, 39, 225
　——施行規則　225, 227
　——施行令　225, 226
学校保健委員会　17
学校保健計画　14
学校保健推進特別委員会　131
学校保健統計調査　12
　——, 児童生徒等の健康状態　13
学校保健法　2, 38
学校薬剤師　19
過労性骨膜炎　54
感染症対策　17

キ・ク

「企業等による教育プログラム」 142
基本的立位姿勢　218
教育公務員特例法　176
胸郭　62, 67
協調運動　57
胸椎伸展ストレッチング　222
教頭　7
教諭　7
嫌われる教師（指導） 151

グランドデザイン検討特別委員会
　129

ケ

頸部痛　45
結核　64
健康教育　9, 17, 128
健康診断　10, 16, 38, 62
　——, 結果の通知　67
　定期——　11
肩鎖関節脱臼　94
健診（検診）時の脱衣　68, 69
「健診」と「検診」 25
腱板損傷　95

コ

校長　7
股関節開脚ストレッチング　223
股関節伸展ストレッチング　102
股関節内旋・外旋ストレッチング
　223
骨塩量　55
骨折率推移　53
骨粗鬆症予防　55
骨盤後傾　80
骨盤前傾　80
コーディネーショントレーニング
　160
こども基本法　119
個別指導　139
固有感覚改善運動　113
コリジョン　94
コンタクトスポーツ　94
コンプライアンス　155
　——違反　156

サ

サイドブリッジ　108
「サーキットストレッチ-港10」 164
作業療法　128
三次予防　134

シ

事後措置　5, 16, 68, 70
四肢　62, 67
思春期特発性側わん症　83
司書教諭　8
姿勢　78
　——指導，修正（改善）
　97, 118, 142, 147, 217
　——不良　142, 217
　立位——　81
膝蓋腱炎　110
自転車通学　51
指導技術　152
指導教諭　7
指導効果　150
児童生徒等からの質問・相談・訴え等（運動関係） 35
指導法　152
指導目標　153
耳鼻咽喉疾患　64
しゃがみ込み
　75, 80, 81, 116, 145, 178, 190
　——, 保持できない　201
ジャックナイフストレッチング　102
尺骨神経障害　95
集団指導　139
主幹教諭　7

受診勧告　67
主任教諭　7
準備運動　202
小学校で多いけが　88
小児骨折の特徴　54
小児の疲労骨折　54
小児領域のリハビリテーション　148
踵部離地　80
勝利至上主義　158
視力　63
新型コロナウイルス感染症の影響　34
——, コロナ禍での骨折頻度　56
心身の管理　10
シンスプリント　54, 111
心臓の疾病　64
身体活動および坐位行動に関するガイドライン（WHO）　48
靱帯損傷　76
身体を反らせにくい　200
身長　62
——成長速度曲線　136

ス

スキャモンの発育曲線　88, 89, 136
スクリーンタイム　51
——増加　44
スクールカウンセラー　9
スクールソーシャルワーカー　9
スクールトレーナー　51, 138, 233
スタティック・ストレッチング　198
「ストレッチタイム」　161
ストレッチング　76, 198
スポーツ外傷・障害予防の4段階モデル　90, 135
スポーツ基本法　88, 90
スポーツ固有法　155
スポーツ・コンプライアンス　155
スポーツ実定法　156
スポーツ指導者　41
スポーツによる相対的なエネルギー不足　112
スポーツ別障害予防プログラム　45
スマートフォン　44
座っての非活動的な時間　44
座り方　218

セ

生活の管理　10
整形外科医　22, 70, 142
——への早期受診　63, 72, 116, 118
成長曲線基準図　63
静的ストレッチング　76, 198
脊柱　62, 67
脊柱側わん症　39, 41, 62, 69, 70, 83
——検診　2, 42
——, 4つのチェックポイント　70
セクシャルハラスメント　157
前屈テスト　72, 85, 146, 178, 190
——, 指先で床に触れない　200
全国体力・運動能力，運動習慣等調査　12, 51, 135
前十字靱帯　⇒ ACL
先天性股関節脱臼　75
専門医紹介　65
前腕屈筋ストレッチング　97

ソ

早期のスポーツ専門化　44
足関節外側靱帯損傷　113
足関節捻挫　206
——予防　208
足部外転　80

タ

体育事故件数　53
体幹過度伸展　78
体幹 stability トレーニング　102, 204
体幹評価　81
体重　62
代償動作　101
大腿後面ストレッチング　224
大腿後面肉離れ　206
大腿骨頭すべり症　75
大腿前面ストレッチング　223
大腿前面打撲　206
ダイナミック・ストレッチング　202
体罰　154, 157
ダイビングキャッチ　94
対物管理　10
体力・運動能力調査　12
タオルギャザー　112
多職種連携　139, 142
正しい歩き方　181
タックル　94

チ

地方公務員法　176
腸脛靱帯炎　110
聴力　63
「ちょこトレ」　117

ツ

椎間関節の形状の違い　101
使いすぎ症候群　44

テ

定期健康診断　11
テキストネック症候群　45
テニス肘　95
テーピング　208

ト

動的ストレッチング　76, 202
特別支援学級（学校）　142
跳箱運動による負傷　28
——, 原因パターン　32
——, 特徴　31
徒歩通学　51
トランクローテーション　102, 222
ドローイン　110

ナ・ニ・ネ

「中野スタンダード」　168

2型糖尿病　64
肉離れ　106
二次予防　25, 134
日本スポーツ振興センター（JSC）　28
——災害共済給付（災害統計）　28, 53
尿　64
認定スクールトレーナー制度　23
「認定スクールトレーナー制度」モデル事業　24, 235

捻挫　76

ハ

歯および口腔の疾病　64
発育性股関節形成不全　75
発育・発達　12
ハムストリングス肉離れ　206
ハラスメント　157
パワーハラスメント　157
半月板　108
——損傷　108
バンザイ　78, 146, 178
——したとき腕が耳につかない　199

ヒ

腓骨筋機能回復運動　113
膝周囲炎　110
膝前十字靱帯（ACL）　107
——損傷　107
肘が伸びにくい　198
肘関節屈曲　78
肘関節脱臼　94
肘痛　95
皮膚疾患　64
疲労骨折　54, 74, 95, 112
——, 心理的背景　77
——予防の10ヵ条　55

フ

風船膨らませ　178
部活動　35, 139, 156
——の地域連携，地域移行　156
副園長　7
副校長　7
プライバシー保護　68, 69
不良姿勢　217
分離すべり症　100

ヘ

ヘッドスライディング　94
ペルテス病　75

ホ

暴言　154, 156
暴力　156
保健管理　7, 9
保健教育　7, 9
保健室　33
保健指導　5
保健所　193
保健相談　17
保健調査票（運動器検診）　5, 62, 66, 68, 71
歩行指導　213
母指中手指節関節捻挫予防　209
歩容　213

マ・メ・モ

マクマレーテスト　109

眼の疾病　63

モアレ検査　42

ヨ

養護教諭　8, 19, 33, 70
腰椎過伸展　102
腰椎過前わん（前わん過剰）　80
　——姿勢　102
腰椎椎間板ヘルニア　74
腰椎分離症　54, 73, 100
腰痛　73, 100
腰部隆起　72
予防教育　76
予防的な運動　142

ラ・リ

ランドセルの背負い方　220

理学療法　128
理学療法士　23, 32
　学校保健分野における——　126, 131
　——による中学生への運動指導（例）　137
　——，予防領域における強みと弱み　129
理学療法士及び作業療法士法　124
立位姿勢　81, 218

ロ・ワ

漏斗胸　67
ロコモティブシンドローム　4
肋骨隆起　72, 85

ワトソン・ジョーンズテスト　109

欧文

A

ACL（anterior cruciate ligament）　107
　——損傷　107
AHKGA（Active Healthy Kids Global Alliance）　48
　——，身体活動の 10 の共通指標　49

C・D

Cobb 角　73, 86
compliance　155

dynamic stretching　202

E・F

elbow-knee　102

FFD（finger floor distance）　190

G

GIGA スクール構想　36
growth spurt　100

H・I

hand-knee　224
HBD（heel buttock distance）　190

iSPRINT ウォームアッププログラム　46

J・K

Jones 骨折　112
JSC（Japan Sport Council）　28

Kemp テスト　101

M・N

McMurray test　109
MP 関節捻挫予防　208
MTSS（medial tibial stress syndrome）　111

Nordic hamstrings　107

P

PEACE & LOVE　212
POLICE　212
PRICE　211

R

RED-S（relative energy deficiency in sport）　112
RICE　211

S

Scammon の発育曲線　88, 89, 136
sedentary time　44
sequence of prevention　90
SLR テスト（straight leg raising test）74, 190
slump sitting　217
static stretching　198

W

wall push　105
Watson-Jones test　109

理学療法士のための学校における運動器疾患・障害 予防教育マニュアル
―認定スクールトレーナーの活動の手引き―

2024 年 7 月 15 日 発行

監修者 公益財団法人 運動器の健康･日本協会
協力者 公益社団法人 日本理学療法士協会
編集者 武藤芳照，内尾祐司，稲垣克記，
高橋敏明，吉井智晴，大工谷新一
発行者 小立健太
発行所 株式会社 南 江 堂
〒113-8410 東京都文京区本郷三丁目 42 番 6 号
☎(出版) 03-3811-7236 (営業) 03-3811-7239
ホームページ https://www.nankodo.co.jp/
印刷・製本 三美印刷
表紙イラスト・カット 久保谷智子
装丁 渡邊真介

The Manual for Physical Therapists of Prevention Education of Musculoskeletal Diseases and Disorders in School—Activity Guide for Certificated School Trainers

Printed and Bound in Japan
ISBN978-4-524-21087-9

定価は表紙に表示してあります.
落丁･乱丁の場合はお取り替えいたします.
ご意見･お問い合わせはホームページまでお寄せください.